褥創治療の
常識非常識

ラップ療法から
開放性ウエットドレッシングまで

鳥谷部俊一
大崎市民病院鹿島台分院

三輪書店

Secrets of Pressure Ulcer Treatment :
Open Wet-dressing Therapy (OWT)
by
TORIYABE/Shunichi
Copyright©2005 by TORIYABE/Shunichi
Published by Miwa Shoten Co., Ltd., Tokyo, Japan.
All rights reserved.
For information address Miwa Shoten Co., Ltd.
6-17-9 Hongo, Bunkyo-ku, Tokyo, Japan 113-0033
Telephone   81-3-3816-7796
Facsimile   81-3-3816-7756
E-mail   info@miwapubl.com

口絵カラー

老人ホーム入居者の感染合併例仙骨部Ⅳ度褥創
（本書より抜粋）

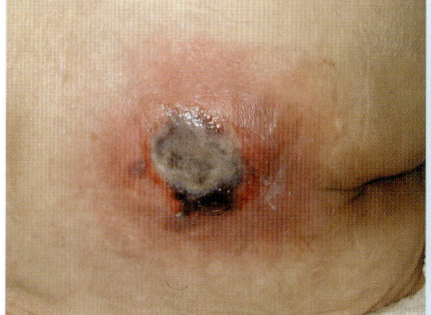

①■発症後1週経過
1週間前に仙骨部に発赤を生じ（炎症期），Ⅲ度褥創としてラップ処置。
黒色壊死組織の下に波動を伴う膿瘍を生じている。周辺皮膚は発赤・腫脹が著明で，2時から4時方向に表皮剝離を認める。

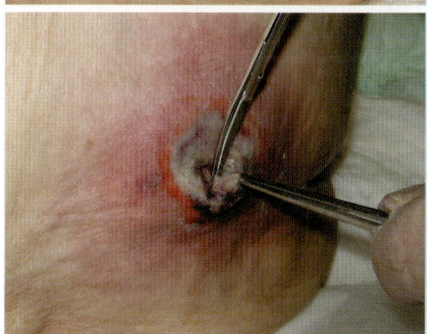

②壊死組織の中心部をデブリドマンする。切開の際には壊死組織の周辺は10mmほど残しておく。
ポケット形成があるが，摂子の後ろまたは指先を使って鈍的に剝離するにとどめる。

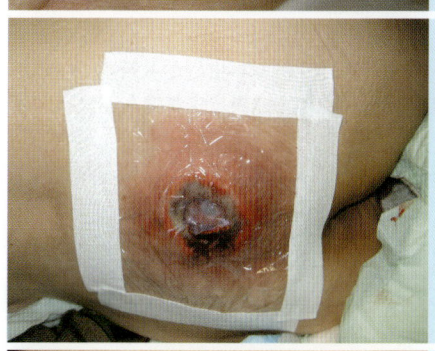

③発赤・腫脹のある部分よりも大きめにラップを貼る。経口摂取可能なので，入院しないで治療した。皮下注射により抗生物質（パンスポリン1g・生食100ml・ソリタT1 200mlを混合）×2回/日を7日間投与。

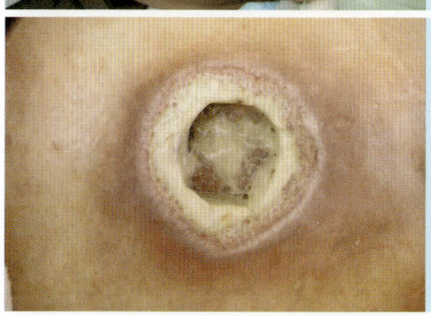

④■発症3週経過
抗生剤投与後3日で平熱になった。感染はコントロールされた。壊死組織は軟らかい黄色壊死組織（スラフ）に変化して融解した。創底も明らかになっている。創の周縁の表皮の浸軟やびらんはわずかである。

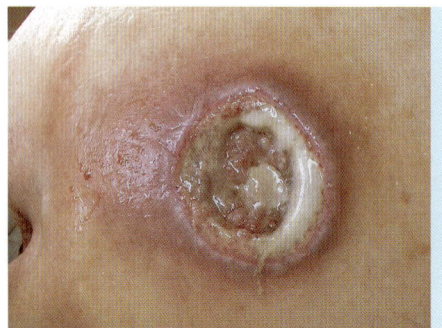

⑤ ■発症4週経過
創底に肉芽が形成されてきた。スラフの融解が進んでいる。

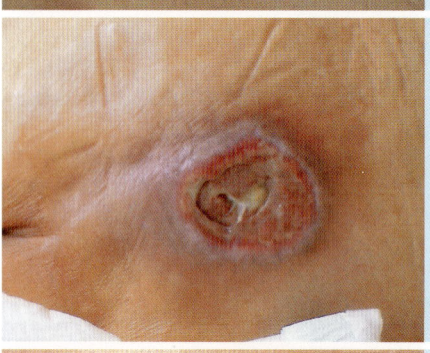

⑥ ■発症6週経過
創底の肉芽形成が進む。

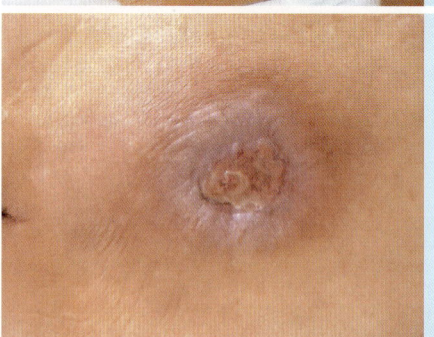

⑦ ■発症11週経過
創が平坦になった。創の周辺から表皮化が進んでいる。

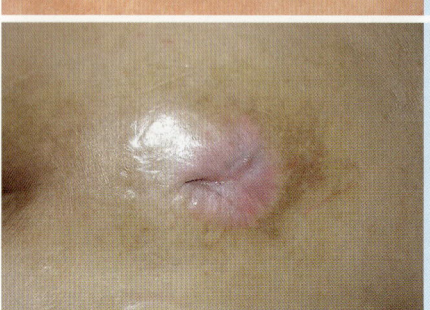

⑧ ■ラップ療法処置後5カ月経過。
創はきれいに治っている。

序にかえて
褥創予防治療対策の光と影

◆褥創対策は空前のブーム

　日本は未曽有の高齢社会を迎え，脳血管障害後遺症などに伴う長期臥床患者（いわゆる寝たきり老人）が急増しており，また，がん終末期患者，事故・災害による脊髄損傷患者のように身体機能が障害されている患者さんも増加しております。このような患者さんに発症する褥創は難治で長期間の治療を余儀なくされることが多く，社会問題化しております。

　そうした中，1999年秋に第1回日本褥瘡学会学術集会が開催され，回を重ねるごとにその規模は拡大しています。第6回学術集会（2004年）では400以上の一般演題が発表され，数多くの教育講演，シンポジウムが行われるに至りました。そして2005年には，学会主導による「ガイドライン」が発表される予定です。数多くのドレッシング材と外用薬，治療機材，介護器材（ベッド，除圧器具など）が市場に出回るようになり，その市場規模は，ドレッシングと外用薬だけで年間数百億円になろうと推定されております。褥創関連の教科書も医学看護書籍コーナーに平積みされ，数百人規模の研修会も全国各地で毎月のように開催されています。このように各界の関心が集中している褥創の予防・治療・研究は，量的拡大を遂げていますが，質的にはいかがなものでしょうか。第一線の医療・介護の現場からみると，決して満足する現状とはいえません。現場からは，悲鳴にも似た声が聞こえてきます。

- 褥創対策チームはつくった。勉強会にも行った。学会にも参加した。学会で推奨されているドレッシングも使った。体位変換も2時間おきにやった！…でも治らない…。
- 教科書に書かれているように，研修会で言われたとおりにやっているはずなのに，どうしても治らない。自分たちのやり方が間違っているのだろうか。
- 少し良くなったと思うと，翌日また悪くなって，治療の方向が見えない。
- 教科書の内容が矛盾している。消毒をしてはいけないと書いてあったり，

別な教科書では消毒しなさいと書かれていて迷ってしまう。
- 処置が煩雑で時間がかかるし，血液や膿があちこちにくっついてしまう。
- 褥創の臭いを気にしている患者さんも多いので，これは何とかならないだろうか。
- ドレッシングを貼ってもすぐはがれたり，ドレッシングを貼ったところがただれたりしてしまうので，困っている。
- デブリドマン処置のとき，麻痺で声が出ない患者さんの顔が苦痛でゆがんでいる。もっと痛みのない方法はないのだろうか，本当にこれが最良の方法なのですかと，医師に問いかけたくなる。
- ポケットを切開している治療例の写真を見ると，直径わずか3 cmの褥創が切開後に10 cmにもなっているのに，「良くなった」と書かれている。本当にそうなの？と疑問に思う。
- 「創の状態によって治療法を変えなさい」といわれるけれど，肝心の創の見方が理解できない。理解できない自分が悪いのか，教科書が悪いのか。
- メーカー主催の研修会ではその会社の製品ばかり勧める。成功例ばかり選んで見せているのではないかと不審に思う。
- 大きな褥創がいくつもある患者に，1枚何千円もするドレッシングを何枚も使う。支払基金に査定されると月額何十万円もの損失になるので怖くて使えない。健康保険の支払い制限で2～3週間しか使えず，その後は軟膏・ガーゼ処置に結局逆戻りしてしまう。なんのためのドレッシングなのかわからない。
- 療養病棟・在宅医療は定額医療なので，高価なドレッシングは使えない。
- 2時間おきの体位変換などは日本の看護師配置基準では不可能だと思う。在宅で家族に夜中も体位変換しなさいなどと，とても言えない。
- 褥創の手術をした後の感染で，1週間で亡くなった方がいる。外科手術は患者さんのために本当に行うべきだったのかと，思い悩むことがある。
- 外科手術後に傷が開いて再手術になった際，医師から「術後の看護が悪いから再手術になった」と言われた。再手術でも治らず，結局，保存的治療（ドレッシング・外用薬・ケア）で1年以上かかって治した。手術をした意味ってなんだろう。本当に手術の適応があったのだろうか。
- 褥創の手術は，体力のある丈夫な人にしかできない。術後に1,000万円もする高機能ベッドに寝かせて治療している。同じベッドに寝たら手術をしなくても治るのではないか。
- 栄養が大事なのはわかるけど，無理して食べさせてみたら肺炎になって，

かえって褥創が悪くなってしまった。
- 嚥下性肺炎の方に胃ろうを造って流動食を入れたら，肺炎を再発してもとの点滴に逆戻りしてしまったことがある。
- 末期がんの患者の栄養状態を改善しなさい，1日1,200 kcalカロリーにしなさいっていうけれど，そんなに食べられる人は末期がんではないと思う。この矛盾に気づいているのかな。
- 中心静脈栄養で高カロリー輸液をしたら，高血糖や代謝障害で全身状態が悪化して早く亡くなったような経験がある。なんでもかんでも高カロリーにすれば褥創治療によいというわけでもない気がする。

◆ 医療現場の切実な声に応えるラップ療法

　このように，高齢者医療の第一線に携わる医療者の間ではより実際的な治療指針が切望されています。「ラップ療法」は，そうした切実な期待に応えるものです。ラップ療法を知り，勇気をもって実践した医療者・家族の方々から毎日のように「喜びの声」が届けられています。

- 何年も治らなかったポケットが，たった1週間でふさがった。
- どんどん創が良くなるので，褥創の処置が楽しくなった。
- 創を見ると，治療・ケアの善し悪しが一目瞭然。いったい今まで何をやってきたのだろうか。
- 眼から何枚もうろこがぽろぽろ落ちた思い。褥創の治療に自信が持てるようになった。
- 予防もうまくできるようになり，褥創の発生が減った。
- 褥創の治り方が予測できるようになった。
- 今まで20分かかった処置がわずか3分で済むようになった。往診先のご家族と語り合う時間が増えた。
- 看護師主導で治療ができる。
- 褥創が簡単に治せるので，「褥創恐怖症」がなくなった。
- ラップ療法なら早く感染が治ってしまうので，今では褥創の感染は怖くなくなった。
- 高価なドレッシングや薬を使わないので，在宅・療養病棟に最適で，とても助かっている。
- 入院中の褥創のことで，家族の方に不信感をもたれることがなくなった。
- 家族でも処置ができる。

●褥創が臭わなくなったので，自宅にお客さんを招くことができるようになったと喜ばれている。
●お風呂に入れられるので，清潔にしてあげられる。
●体位変換をしなくて済む。
●褥創を作ってしまった，悪くしてしまったと自分を責めていたのがうそのよう（あるご家族）。

　この喜びをより多くの方々と分かち合いたいと考え，2001年にラップ療法のサイトを開設し，筆者の経験を披露してきました（http://www.pressure-ulcer.net/）。ここには，自験例のみならず，全国の方々による治療例が，数多く引用されています。この場をお借りして御礼申し上げます。

　おかげさまでラップ療法の認知度はかなり高いものとなってきておりますが，ラップ療法に関する疑問や批判も聞かれるようになってきました。そのため，ラップ療法をきちんと理解していただいたうえで，ラップ療法を正しく実践していただくために，このたび本書を執筆いたしました。

　本書の執筆にあたって，筆者はラップ療法の新しい名称を提唱いたします。それは開放性ウエットドレッシング療法という名称です。ラップ療法という呼称はそもそも食品用ラップを創に貼って治療することに由来していますが，食品用ラップというイメージのみが先行して，「台所用品を創に貼るなんて！」という感情的な意見が飛び交っています。もしそこで，「食品用ラップで治すなんて！」ではなく，「なぜ（食品用）ラップで治るのだろうか」という疑問をもっていただければ，そこから正しい褥創の治癒過程の理解へとつながっていくはずです。食品用ラップは素材的にいえば，フィルムドレッシングです。またラップを貼ると褥創はウエット（湿潤）環境になるのでウエットドレッシングにあたります。そしてラップは創を閉鎖しないので，閉鎖性ドレッシングではなく開放性ウエットドレッシングであるという理論が導き出されます。褥創治療に苦慮されているかたこそ，開放性ウエットドレッシングが，最適な創傷の治療であることを理解されることでしょう。「ラップでなぜ治るのか」を理解することによって，「なぜ今までの治療法では治らなかったのか」「なぜ今までのウエットドレッシングではだめなのか」「褥創はどのように治癒するのか」「褥

創治療に最適な治療環境とは何か」が理解できます。

　また開放性ウエットドレッシング療法（ラップ療法）では「褥瘡[註)]」のかわりに「褥創」という用語の使用を提唱します。瘡は「カサブタのある治りにくい傷」の意ですが，ラップ療法で治療すると「カサブタのない治りやすい傷」になると考えているからです。本書でも創に統一しています。

　褥創治療に真摯に取り組まれている，あるいはこれから取り組もうとされている方に本書をお読みいただいて，褥創でお困りの患者さんが一人でも多く救われることを願っています。

　ラップ療法の交流の場でもある筆者のサイトを訪問していただき，本書に対するご意見や治療に関する疑問，ご感想などをお寄せいただけたら幸いです。

2005年8月

鳥谷部俊一

註）褥瘡：カナ漢字変換では，褥（シトネ）瘡（カサ）と入力します。

目次

序にかえて——褥創予防治療対策の光と影　v
ラップ療法事始　1
開放性ウエットドレッシング宣言　7

第1章 創傷治療の基礎知識　13

1 消毒とガーゼの常識非常識 —————————— 16
　【症例提示】中心静脈カテーテル刺入後の処置の実際　23
　【症例提示】感染した胃ろうの局所治療例　25

2 ウエットドレッシングとは——乾燥環境から湿潤環境へ — 27

第2章 ラップ療法の創傷治癒理論　33

1 発症機序から読み解く褥創の深達度分類（NPUAP） – 34
　●理論編　34
　●実践編　44
　●応用編　53

2 褥創の治癒過程——ラップ療法ではこう治る —————— 57

3 ラップ療法における創の評価と治療法の選択 ———— 76
　【症例提示】仙骨部Ⅲ度褥創　79

4 ラップ療法の基本的な処置方法 —————————— 83

5 医療用ラップ・医療用紙おむつの開発に成功！──── 86

6 進化しつづけるラップ療法 ──────────── 89

第3章 ラップ療法による治療例　101

1 感染のない症例からラップ療法をはじめてみよう ── 102
　【症例1】踵にできた浅いⅡ度褥創，水疱形成　102
　【症例2】下腿の出血を伴った水疱形成例　103
　【症例3】くるぶし，踵の褥創　105
　【症例4】四肢麻痺患者，仙骨部Ⅲ度褥創　106

2 感染と壊死組織，ポケットをもつ症例こそラップ療法 ── 110
　【症例5】経過中ポケット内部の壊死を生じた右大転子部Ⅳ度褥創　110
　【症例6】多量の浸出液をもつ仙骨部Ⅳ度褥創　113
　【症例7】老人ホーム入居者の感染合併，仙骨部Ⅳ度褥創　121
　【症例8】臀部広範囲脂肪壊死を伴う褥創　124

3 在宅でもラップ療法 ──────────────── 130
　【症例9】皮弁手術後，術創が開いた坐骨結節の褥創

第4章 だれにでもできる褥創の予防とケア　133

1 さよなら神学論争，こんにちはラップ療法
　　──褥創の処置は，看護？　介護？ ─────────── 134

2 褥創の予防とケア ───────────────── 139
　1）皮膚の観察　139
　2）除圧について　体位変換は必要ない　139
　3）除圧に最適なラップ療法　143

4) ストッキングで褥創予防・治療　144
　　5) ドライスキンの傾向と対策について　146

3 栄養・口腔管理によるQOLの改善 ──────── 150
　　1) ラップ療法と栄養管理　150
　　2) 持続皮下注射による補液　152
　　3) 誤嚥性肺炎について　159
　　4) お口もきれいにしたい！　口腔ケアのすすめ　163

4 高齢者終末期医療・ケアにおける褥創とラップ療法 — 167
　　1) 高齢化社会における褥創との付き合い方　168
　　2) 医療における治療の限界とQOLの追求　170
　　3) ラップ療法は終末期ケアに最適な治療法　171
　【症例提示】ラップ療法で改善したものの，治癒に至らなかった例

　付録●高齢者終末期医療・緩和医療について　180

第5章 ラップ療法のQ&A　187

Q1　食品用ラップや紙おむつは
　　　医療目的に使用してもよいのでしょうか　188
Q2　食品用ラップの治療目的の使用はPL法（製造物責任法）で
　　　禁止されていると言われましたが？　189
Q3　ラップ療法では，どのような方法で創を評価しますか？　192
Q4　皮弁手術の適応についてはどう考えていますか　197
Q5　スキンケアはどうしたらよいでしょうか　199
Q6　浸出液が多くてもラップ療法で治療ができますか？　202
Q7　食品用ラップは，ハイドロコロイドや，ポリウレタンフォームといった
　　　ウエットドレッシング材の代用品と考えてよいのでしょうか？　203
Q8　ずり応力にはどのように対応していますか？　205
Q9　感染創もラップ療法で治療できますか？　206
Q10　体位変換はどのようにしたらよいでしょうか　208
Q11　感染創は消毒しますか？　209

Q12	湿潤環境を維持するだけなら，ラップ療法も従来の治療法と同じではないでしょうか？ 210
Q13	水圧をかけて創を洗浄しなさいと言われますが？ 212
Q14	感染創は閉鎖してはいけないといわれますが，ラップ療法は閉鎖療法ではないでしょうか？ 213
Q15	陰圧閉鎖療法についてはどう考えていますか 214
Q16	ラップ療法は肉芽の上がりは早いが，表皮化が遅いと聞いたことがありますが？ 217
Q17	「ラップ療法をはじめたら，自然に褥創の発生が減りました」という報告は本当ですか？ 218
Q18	酸性水による創の洗浄についてどう考えていますか 219
Q19	初めてラップ療法を試みる場合に注意する点を教えてください 221
Q20	ラップ療法にはエビデンスがないという声も聞いたことがありますが？ 222
Q21	褥創のガイドラインができたらラップ療法は禁止？ 226
Q22	ヘルパーが褥創の処置をしてもいいの？ 228

おわりにかえて 230
● 開放性ウエットドレッシング療法のまとめ 231

特別寄稿──ラップ療法をもっと知るために 235

【資料編】313
● 褥創の予防・治療についての説明と同意書 314
● ラップ療法を実施することについて，および検査結果，記録などの学術発表についての同意書 318
● 皮下注射による補液（点滴）に関する説明と同意書 319
● 誤嚥性肺炎に関する説明と同意書 321

【索引】324

【特別付録】329
Food-wrap as wet dressing for pressure ulcers : Open Wet-dressing Therapy (OWT)

ラップ療法事始

　1996 年のこと，自治体病院に勤務する筆者は，褥創（最大径 14〜17 cm）が 3 カ所もある患者さんを前に，途方に暮れていました。そのころすでに，消毒はせず生理食塩水で洗浄してフィルムドレッシング材（オプサイト®など）を貼ると褥創が治ってくることは経験でわかっていたのですが，しかしこんなに大きな褥創に使えるほどのオプサイト®はなく，保険適用もなかったのです。その当時，評判になった新しいドレッシング材（ソーブサン®，ハイドロサイト®，ハイドロコロイドなど）の保険上の使用期間もわずか 3 週間に制限されていました。

　いろいろ考えた末（倫理上の問題もありましたが），3 カ所ある褥創のうち 1 カ所に思い切って食品用ラップ（クレラップ®だったと思います）を貼ってみました。するとどうでしょう，創がどんどんきれいになっていくではありませんか。患者さんも創の痛みを訴えなくなりました。創がだんだん小さくなってきたので残りの褥創も同じように治療してみました。結果は満足のいくものでした。

　スタッフの評価はさまざまで，「とても良い」という看護師もいましたが，この治療法に反対意見もあり，筆者が出勤しない週末には，以前と同様に白糖・ポビドンヨード（ユーパスタ®）を処置に用いられることがしばらく続きました。そんなわけで，創の観察をかねて勤務する日には必ず処置に立ち会うようにしていました。

　筆者と一緒にラップ療法の最初の症例を経験した看護師の証言から，当時の様子を再現してみましょう。

「ラップ療法」発祥の地
鹿島台町国民健康保険病院から
――その時看護師は見た――

櫻井和子　齋藤ひろみ

　1996年のことだった。それまでのガーゼと軟膏による褥創治療に替わり，新しいドレッシングが市販され，あちこちで研修会が開かれていた。「湿潤環境」といった用語を初めて耳にした。研修会に参加した私たちはドレッシングのサンプルをもらって帰った。それはソーブサン®（アルギン酸の綿のようなドレッシング）だった。目当ては，1年以上かかっても改善の兆しのない褥創の患者である。脳梗塞後遺症のため寝たきりになって直径10〜20 cmもの大きな褥創が3つもあった。従来どおりの治療（イソジン®消毒後ユーパスタ®を塗布し，ガーゼで被覆する）では，処置のたびに痛みのために悲鳴を上げ，処置が終わっても体位を変えるたびに苦痛に呻いていた。「鳥谷部先生，新しいドレッシングを使っていいですか？」と聞いたら，「あ，いいよ」とあっさり許可をいただいた。

　初めのうちはおっかなびっくりで，消毒した後にソーブサン®を載せてガーゼを貼っていた。翌日ガーゼをあけてみると，ソーブサン®が乾いたままでくっついていた。私たちは乾いたガーゼのためにソーブサン®がゲル状にならないことを知らなかった。今度はエレース®軟膏（蛋白分解酵素配合）を塗った上にソーブサン®を載せてガーゼを貼ってみた。創が水っぽくなった。これが湿潤環境というものなのだろうか。試行錯誤しながらも，少しずつ創がきれいになってきたのが実感できた。鳥谷部先生も毎日処置を見に来た。2週間経ち，サンプルを使い切ってしまった。治療を続けたいと思い，ドレッシングを病院で採用してもらおうと考えた。

　「先生。これを（病院で）採用してもらえませんか」と言ったら「うん，事務に聞いてみるね」と言葉を濁した様子。私たちは，新しいドレッシング材が高価で，健康保険上の使用期間もわずか3週間に制限されていることを知らなかった。創の処置は，エレース®軟膏・ガーゼに戻ってしまった。

それから1週間経った日のこと，鳥谷部先生が「クレラップ®」を片手に病室にやってきて「ソーブサン®の代わりに今日からこれを使います」と言った（図1-①）。

開いた口が塞がらない！とはこのようなことをいうのだろうか。ケアの手が止まった。鳥谷部先生は3つある褥創の1つを生理食塩水で洗い，エレース®軟膏をたっぷり塗ってからラップを貼った。ほかの2カ所は従来どおりのエレース®軟膏・ガーゼである。皮膚科勤務経験のある看護師のなかには「ラップを使ったODT（閉鎖性ドレッシング療法）だよね」とすぐに理解した者もいたが，大部分の看護師は「台所用品のラップを使用するなんて！」「今の時代になぜそのような物を使わなければならないの！」「科学的根拠があるのか！」などと拒否反応を示した。しばらくの間は，病院内でセンセーションを引き起こしたと記憶している。別の看護師が担当の日は，ラップの代わりにしっ

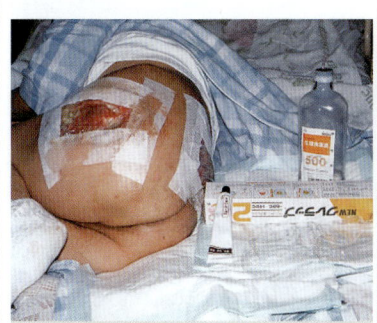

図1-①■
クレラップ®とエレース®軟膏。

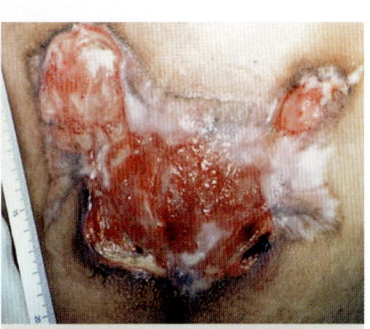

図1-②■
仙骨部褥創。ラップ貼付10日目。

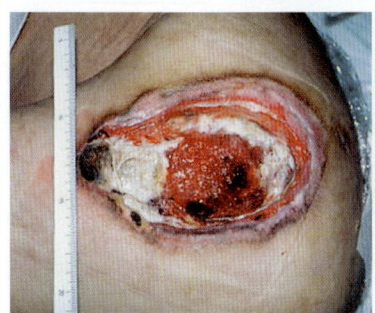

図1-③■
ラップ療法治療前の左大転子褥創。

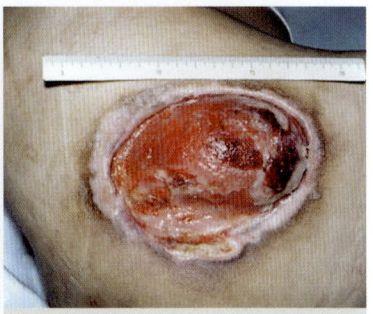

図1-④■
ラップ療法治療前の右大転子褥創。

かりユーパスタ®・ガーゼが貼られていたこともあった。

　一時期臭い膿汁が増えて不安になったが，鳥谷部先生は治療方針を変えなかった。私たちの葛藤をよそに創は日増しに改善して行った。臭いのある膿汁が少なくなり，黒ずんだ壊死組織が溶けてきれいな肉芽が見えてきた（図1-②）。

　10日目に残り2つの褥創にもラップが貼られた（図1-③〜⑦）。

　ほかの病棟の看護師もこっそり処置を見に来るようなった。

　やがて，3カ所の褥創は治ってしまった。（図1-⑧〜⑪）

　私たちは，この症例を第36回全国自治体病院学会（1997年山形市）で発表した。

　初めての学会発表に緊張した。「ラップ療法」の演題は多くの看護師

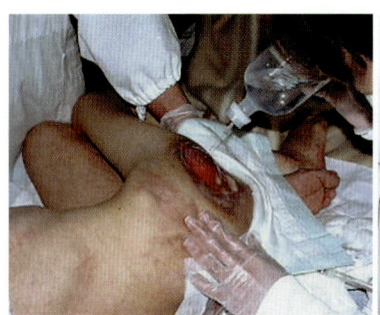

図1-⑤■
生理食塩水による洗浄。

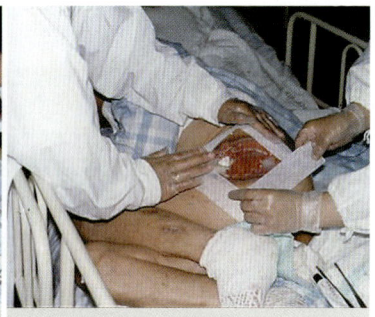

図1-⑥■
創全体をラップで覆い，シルキーポア®で固定。

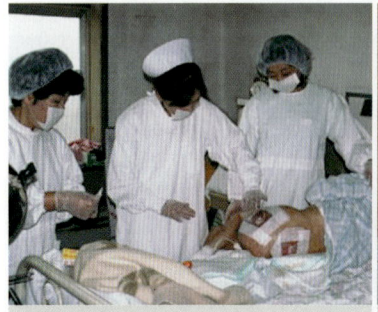

図1-⑦■
創処置の様子。
写真中央が齋藤ひろみ氏。

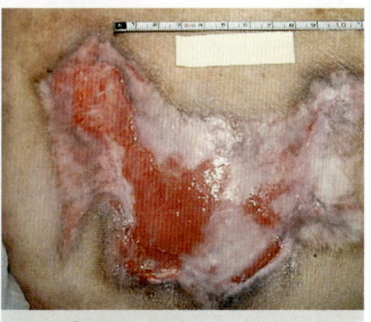

図1-⑧■
ラップ療法7週目。
周囲より表皮形成が進んでいる。

の興味を引いた。会場は聴衆で埋め尽くされた。発表のあとは質問が殺到した。「どうして食品用ラップを使うのか」「もっと良いドレッシングを使うべきだ」「外用薬を使ったらもっと速く治るはずだ」「消毒はしないのか」「ラップは滅菌されているのか」など，会場を出てからも質問の輪ができた。日本褥瘡学会が発足する以前で褥創は看護師任せが当然とされている中，医師が褥創の研究発表に関わっていることも珍しがられた。

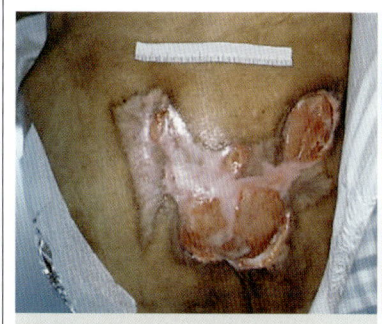

図1-⑨
24週目。
創全体が表皮化。

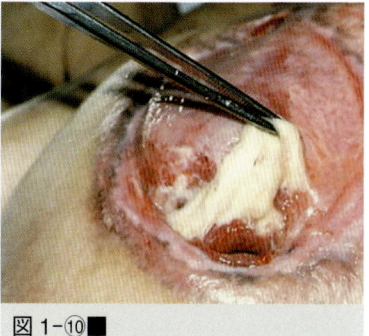

図1-⑩
ラップ療法開始2週後。左大転子褥創。
壊死組織の自己融解が進んでいる。
壊死組織を完全にとり除かなくとも創の治癒が進むのがわかる。

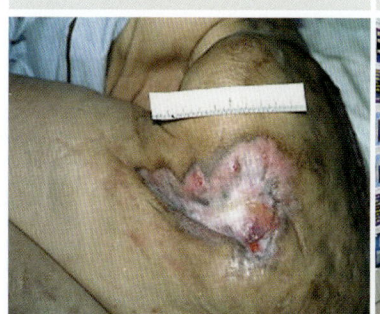

図1-⑪
ラップ療法開始16週間後に創は治癒した。左大転子褥創。
創縁が平坦化し，白色の表皮が創の中心に向かって伸びて創全体が上皮で覆われる。

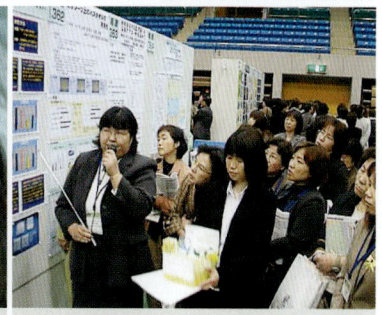

図1-⑫
第42回全国自治体病院学会（2003年盛岡市）での発表。

こうして当時の様子を振り返ってみると，今ではラップ療法を当たり前のように行っている看護師も，最初の1例のときは不安でいっぱいだったことがよくわかります．ラップ療法に興味がありながらも今一歩踏み込めずに迷っている方は，本書を読んで開放性ウエットドレッシング療法（OWT）の理論をしっかりと理解してください．そして巻末のラップ療法を実践されている全国の方々の特別寄稿を読んでください．迷っていたのはあなただけではなかったことがおわかりになると思います．

■文献
1) 鳥谷部俊一：トレンド—褥瘡のラップ療法．看護技術，48：984-990，2002．
2) 齋藤ひろみ，櫻井和子，小関友子，鳥谷部俊一：私たちの褥瘡ケア—食品包装用フィルムを用いたODT療法．全国自治体病院協議会雑誌，21-23，1998．

開放性ウエットドレッシング宣言

開放性ウエットドレッシング療法
Open Wet-dressing Therapy (OWT)
ラップ療法の新しい名称です

> What's in a name? that which we call a rose
> By any other name would smell as sweet;
> 「名前が何だというの？　バラの花を違う名で呼んでも，甘く香るもの。」
> ―ロミオとジュリエット第2幕第2場

◆ラップ療法改め"開放性ウエットドレッシング療法"へ

　ラップ療法という名で世に知られている本法ですが，本書よりラップ療法を改め，"開放性ウエットドレッシング療法"という名称を提唱していきたいと思います。名称を変更する理由は2つあります。一つは"ラップ"という言葉によりいろいろな誤解を生んでいるからということ，もう一つは，ラップ療法は単にラップというドレッシング材を用いた治療法というだけでなく，新しい褥創の治癒理論を提唱しているものだからです。

　ラップ療法という呼称は，食品用ラップを創に貼って治療することに由来します。その後ラップ療法を実践された多くの方々により改良が積み重ねられ，いろいろな「ラップ療法・変法」が派生しました。そうした治療法は必ずしもラップを用いているわけではありませんが，共通の創傷治癒理論に基づいています。また，ラップ療法による治療経験の積み重ねから，「創の開放」と「創の湿潤（ウエット）」が褥創治癒の最適条件であることが明らかになってきました。名称を変更する目的の一つは，この新しい理論（"開放性＋ウエット"ドレッシング）を正しく理解していただくことにあります。

　褥創は体圧（体重による皮膚や創の圧迫）で生じます。原因である体圧を完全に取り除くことができれば治療は容易であるはずですが，

実際にはそうはいきません。体圧で創に押し付けられたドレッシングは，創を閉鎖します。それが外傷の治療との違いであり，外傷で有効とされるドレッシングが褥創では必ずしも有効ではない理由がそこにあります。どのようなドレッシングをどのように使えば，褥創の治療を成功させることができるかの鍵は，創を「開放」すると同時に「ウエット」にする条件を追求することにあります。この二つの条件を同時に満足させる医療用ドレッシングは現在までのところ販売されていません。開放性ウエットドレッシング材が上市されるまでの代替品として，食品用ラップなどの日用品を「説明と同意」のもとで使用していただきたいと思います。

　褥創治療の発展の鍵は新しい治療理論の採用にあり，ラップの使用の問題は二義的であることを理解ください。

◆ラップ療法に対する誤った認識

　ラップ療法への批判に次のようなものがあります。
◆創を閉鎖して浸出液を溜めやすい。
◆感染創を閉鎖するのは間違いだ。
◆創を閉鎖しないので，汚染により感染する。

　これらはすべて誤解に基づくものです。正しい解釈は次のとおりです。
●ラップ療法は創を閉鎖しない。したがって浸出液を貯留しない。
●創を閉鎖すると感染の危険性を増すが，ラップは創を閉鎖しない。
●創の汚染だけでは感染は生じない。創の閉鎖が加わって感染が成立する。

　これらの誤解はすべて「ラップ療法は閉鎖療法である」とする誤った認識から生まれています。誤解の原因を知るには，ドレッシングの歴史を辿る必要があります。
　20世紀中ごろより創傷の治療法は大きく変わりました。ガーゼを当てて創を乾燥させる方法からワセリン軟膏ガーゼやポリウレタンなどのプラスチックフィルムを貼って治療する方法への転換は，湿潤環境が創傷治癒を促進させるという理論を生み出しました。

その理論は次のような根拠に裏づけられています。
- ガーゼを貼り，消毒をすると創感染が増加する。
- 低酸素条件下で線維芽細胞や栄養血管の増殖が促進され，創の修復が進む。
- 湿潤環境下で創の修復が進む。
- 抗菌薬（抗生物質ではない）は生体細胞に有害である。

ガーゼに替わって登場したウエットドレッシングのほとんどは創に密着し閉鎖するので，ガーゼドレッシングと差別化する意味で「閉鎖性ドレッシング療法 Occulusive Dressing Therapy（ODT）」とよばれました。「創を閉鎖して乾燥を防ぐ結果，浸出液が創面に保持され浸潤（ウエット）環境が保たれる」というのは自然な考え方です。そして，閉鎖療法＝ウエット療法 Wet Dressing Therapy，ガーゼドレッシング＝開放療法＝乾燥療法というドレッシングの二分類法ができあがり，現在まで広く受け入れられてきたものの，その後の褥創治療の混乱の原因になりました。

創傷治療の専門家の多くは，異なった性質の治療法をこの二分類に当てはめようとしてきました。例えば，ユーパスタ®やカデックス®軟膏は吸水性が高いため創を乾燥させるのですが，創内にこれらの外用薬を入れてプラスチックフィルムを貼付して"閉鎖"すると，"ウエット"療法であると思い込むといった具合です。その反対に，創にラップを貼付して"ウエット"にすると，創が"閉鎖"されたと考え，ラップは浸出液を閉じ込めず創を"閉鎖しない"にもかかわらず，「感染創に閉鎖はいけない」とラップ療法を批判しています。こうした混乱を収拾するため，筆者はドレッシングの新分類（4分類）を提案し，開放性ウエットドレッシングの正しい位置づけを提唱しています。

註）ドレッシング dressing，ドレッシング材 dressing material
ドレッシングとは創を覆う（dress）行為（治療法）と使われる材料の双方を意味して使われています。ドレッシング材は，創を覆う材料を指します。複数のドレッシング材を組み合わせて使う場合は，用語に混乱がみられます。たとえば，ガーゼはドレッシング材ですが，ガーゼ単独で創を覆う行為をガーゼドレッシングといいます。この処置はドライドレッシングまたは開放性ドレッシングに分類されます。一方，ワセリン（軟膏）をなじませたガーゼで創を被覆した場合は，「ワセリン軟膏ガーゼドレッシング」と表現され，「ウエットドレッシング」に分類されます。本書では特にことわらない限り，「ドレッシング」の用語を用います。

◆ドレッシングの新しい分類

　ドレッシングを分類するには，ウエット（湿潤），ドライ（乾燥），閉鎖性，開放性の4つのポイントから区別していく必要があります（表1）。そうして区分された分類表をみると，ラップを貼布することは創をウエットにしながら，開放性をもつドレッシングであることがわかります。すなわち，「ラップ療法は閉鎖療法なので感染創に使用してはいけない」というのは，ラップ療法に対する誤った認識から生じているのです。

　まず「ウエットとドライ」，そして「閉鎖性と開放性」の2つに分けてドレッシングを分類します。

表1-1　ドレッシングの4分類

	ウエットドレッシング（湿潤）	ドライドレッシング（乾燥）
開放性	Ⅰ．開放性ウエットドレッシング	Ⅱ．開放性ドライドレッシング
閉鎖性	Ⅲ．閉鎖性ウエットドレッシング	Ⅳ．閉鎖性ドライドレッシング

(1) ウエット×ドライ

　ウエット（湿潤）とは，浸出液の多寡ではなく「生体細胞の周囲が等浸透圧的である」条件と考えるのが，創傷治療の理論的な考え方です。この考え方を敷衍すると，ドライ（乾燥）とは「生体細胞の周囲が高浸透圧的である」ということになります。このような基準でいろいろなドレッシングを分類しました（表2）。

　現在使用認可されているウエットドレッシングのなかでも，「浸出液を吸収させる」考え方に基づいて開発された商品は，結果的にドライな創面をつくることが多いようです。これらの商品をウエットドレッシングとよぶことも，先述の湿潤環境理論に対する認識の誤解から生まれています。

(2) 閉鎖性×開放性

　ドレッシングが創の深部から外部に向かう浸出液の流れを妨げれば"閉鎖性"ということになり，妨げなければ"開放性"といえます（表3）。

表2 ウエットとドライによる分類

ウエット	ドライ
生体細胞の周囲が等浸透圧的	生体細胞の周囲が高浸透圧的
フィルムドレッシング 食品用ラップ ハイドロコロイド ポリウレタンフォーム	乾燥ガーゼ カデックス®軟膏 白糖ポビドンヨード（ユーパスタ®） マクロゴール基剤の軟膏（ブロメライン®）
ワセリン軟膏ガーゼ	ハイドロコロイド （浸出液が少ない場合）
生食ガーゼ＋フィルムドレッシング 紙おむつ＋穴あきポリエチレン	ポリウレタンフォーム （浸出液が少ない場合）
*紙おむつ（大量の浸出液がある場合）	*紙おむつ （浸出液が少ない場合）

*紙おむつはラップ療法において，浸出液の多い創に使用している（ウエットドレッシング）。浸出液の少ない創に使用すると吸収力が高いため，創を乾燥させる（ドライドレッシング）。

表3 閉鎖性と開放性による分類

閉鎖性	開放性
ハイドロコロイド，ポリウレタンフォーム （ドレッシングが水を含んで膨らみ，体圧のために創が"閉鎖"する） 軟膏ガーゼパッキング （ポケットに軟膏ガーゼを充填することを指す。ガーゼが水分を含んで膨らみ，創を"閉鎖"する）	フィルムドレッシング （浸出液が貯留すると容易に剥離して"開放"になる） 食品用ラップ（同上） 持続陰圧閉鎖療法（V.A.C.） （浸出液の流出という観点では，"開放"になる）

(3) ドレッシングの再分類

次にウエット，ドライ，閉鎖性，開放性の4つの区分を組み合わせてドレッシングを分類します（**表4**）。ガーゼドレッシングは**表4**のように，創を乾燥させ，治療を妨げます。創を湿潤環境にすることが創治癒に必要な条件とわかっていながら，現在のガイドライン[1]では，Ⅰ-Ⅱ度褥創が閉鎖ドレッシング療法の適応とされ，Ⅲ-Ⅳ度褥創はガーゼドレッシングの適応となっています。なぜでしょうか。

湿潤環境理論に基づいた前述の基礎研究はもっぱら「表皮欠損」が研究対象とされました。すなわち比較的簡単な創について行われた比較研究にすぎないのです。言い換えるとⅢ-Ⅳ度褥創のような「皮膚全層欠損」に関する研究はほとんど存在しないのが実情です。「Ⅲ-Ⅳ

表4　ドレッシングの4分類（鳥谷部）

> Ⅰ．開放性ウエットドレッシング
> ●食品用フィルム（ラップ）
> ●紙おむつ＋穴あきポリエチレンフィルム
> ●持続陰圧閉鎖療法（浸出液が強制的に排出されるため"開放性"）
>
> Ⅱ．開放性ドライドレッシング
> ●乾燥ガーゼ
>
> Ⅲ．閉鎖性ウエットドレッシング
> ●いわゆる閉鎖性ドレッシング（ODT）がこれに相当する。
> （粘着性ポリウレタンフィルム，ポリウレタンフォーム，ハイドロコロイド，軟膏ガーゼ（ゲーベン®，オルセノン®，アクトシン®など）
> ●ガーゼドレナージ
> 　創をデブリドマンしてカーゼを詰め込むと，膿がガーゼに吸着されて糊のようになる。創に対しては"ウエット"だが，浸出液の排出が妨げられるので"閉鎖"になる。
> 　壊死組織で閉鎖されたⅢ-Ⅳ度褥創では，エスカー（全層の皮膚が壊死したもの）がまるで閉鎖性ウエットドレッシングのように創を閉鎖し，浸出液の排出を妨げている。
> 　低温熱傷で生じる壊死した皮下組織も同様に"閉鎖性"に働き，創感染を起こしやすい。
>
> Ⅳ．閉鎖性ドライドレッシング
> ●軟膏ガーゼ（カデックス®，ユーパスタ®，ブロメライン®などのマクロゴール基剤の軟膏）
> 　浸出液の量を調整する機能が謳われているが，実際は脱水作用（浸出液を吸収）で，創を乾燥させている。すなわちドライドレッシングになる。

度褥創はガーゼドレッシングの適応」とされるのには，そのような事情からくるものもあるのではないかと思います。

　開放性ウエットドレッシング療法（ラップ療法）なら，Ⅲ-Ⅳ度褥創も湿潤環境にて治療することができます。

　開放性ウエットドレッシング療法という新しい創傷治療概念に由来する名称が受け入れられ，実践されることを願ってやみません。

■文献
1) 厚生省老人保健福祉局老人保健課（監）：褥瘡の予防・治療ガイドライン．照林社，東京，1998．
2) 穴沢真夫（監），倉本秋（編）：ドレッシング．新しい創傷管理．ヘルス出版，東京，1995．

第1章
創傷治療の基礎知識

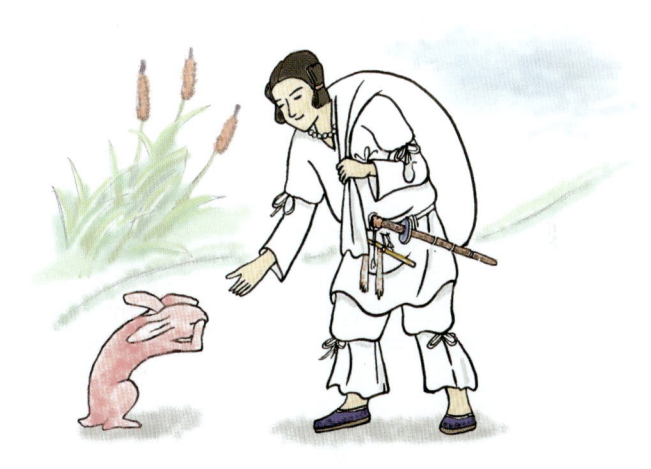

因幡（イナバ）の白（シロ）ウサギ（古事記）

オオクニヌシノミコトは、赤裸で泣いている白ウサギに出会いました。わけを聞いてみると、だましたワニに、皮をはがされたそうです。
「先に行った大勢の神様に『海の水を浴びて風にあたって寝ているがよい』といわれました」
「そのとおりにすると、皮がひび割れてかえって痛くなりました」
「川口の水で体を洗い、蒲の穂の粉を体にまぶしなさい」
ウサギが教えられたとおりにすると、痛みが消え、毛が生えてすっかり元通りの体になりました。

日本最古の皮膚欠損創治療の比較研究
因幡の白ウサギのお話

　因幡の白ウサギのお話をご存知ですか。いっしょに物語を読んでみましょう。

　むかしむかし，因幡の国の気多の岬（鳥取県）に一匹の白ウサギが住んでいました。ある日，白ウサギは洪水のため沖合いの沖の島に流されて気多の岬に帰れなくなってしまいました。白ウサギが途方にくれていると，ワニ（海の鰐鮫）が大勢やってきました。

　白ウサギは，「ワニさん，ワニさんとぼくたちウサギと，どっちの数が多いか比べてみようよ」と言ってだまして，沖の島から気多の岬まで一列に並ばせ，ワニの背中を「一匹，二匹，三匹……」数えながら渡って行きました。いよいよ岸に着くというときに，白ウサギはつい口をすべらせて「やーい，だまされたね。ぼくは向こう岸に渡りたかっただけのさ！」と言ってしまいました。怒ったワニは，白ウサギをつかまえて，その毛をむしって丸裸にしてしまいました。

　あまりの痛みに白ウサギが泣いていると，八上比売（やかみひめ）に求婚するために因幡の国に行く途中の大国主の命の兄たちが通りかかり，理由をたずねると，

　「それなら海水で体を洗い，風にあたってよく乾かせばよくなる。風のよく吹く高い山の頂上で寝ているのがよかろう」……治療①

　と言いました。

　白ウサギは言われたとおりにしましたが，海水が乾くと痛んだ皮がひび割れてもっと痛くなりました。

　さらに激しく白ウサギが泣いていると，今度は兄たちの荷物を担いだ大国主の命が通りかかりました。泣いている理由を聞くと大国主の命はやさしく，

　「川口の水で体を洗って，蒲の穂を取って敷き，そこにくるまりなさい」…治療②

　と教えました。

　ウサギがいわれたとおりにすると，痛みがおさまり，毛が生え，すっかり元通りの体になりました。喜んだ白ウサギは，お礼に美しい八上比売の所に大国主の命をお連れしました。そして大国主の命は八上姫と結婚することができました。

第1章　創傷治療の基礎知識

※蒲の穂：黄色い花粉は止血治療薬として用いられていました。
※川口の水：海水は3％の塩水ですが，川の水でうすまって汽水（0.9％の塩水＝生理食塩水）になっていたのです。

　因幡の白ウサギのお話は日本（世界？）最古の，皮膚欠損創治療の比較研究といえます。
　創傷治癒理論に基づいて解説しましょう。
　治療①は，濃縮した海水で「創を乾燥させ，かさぶたをつくる」乾燥療法であるのに対し，
　治療②は，「創を湿潤させドレッシング（蒲の穂）をあてる」湿潤療法にあたります。
　われわれの祖先は，湿潤療法を標準的治療と考えていたようです。戦国時代（16世紀）には，温泉が戦傷の治療に使われました。温泉病院の元祖です。当時は刀傷，槍傷，銃創などの開放創を温泉の湯で洗い，がまの油（馬脂）をたっぷり塗ってさらしを巻いて治療していたようです。現代風に表現すると，「酸性水で洗って軟膏・ガーゼのウェットドレッシングで処置していた」ということになります。

　それから〇千年！　20世紀に入り，消毒・ガーゼの暗黒時代が到来します。
　傷はイソジン®で消毒してガーゼをあてて乾燥して治療するのが標準的治療になってしまいました。それ以来，治療（消毒）すればするほど傷が治らないようになったのです。

　「えっ，消毒しないと化膿するんじゃないの？」なんて思っていませんか。それならあなたも大国主の命のお兄さんたちのお仲間ですよ。
　第1章では褥創治療にまつわる消毒とガーゼの害について，そして湿潤療法について述べます。

1 消毒とガーゼの常識非常識

◆消毒してガーゼを貼ると感染します！

ウッソー…，という声がどこから聞こえてきそうですが，本当です。
夏井睦氏の著書「創傷治療の常識非常識」（三輪書店，2004）を引用しながら，どうして消毒・ガーゼ処置が有害なのかを考えてみます。

◆創傷ケアの「常識の嘘」

下記に述べることは正しいことだろうか？　正しいと思う項目に○を付けてください。

- ◆傷（裂傷，挫傷，縫合創，熱傷，褥創など……）は必ず消毒する。消毒しなければいけない。
- ◆傷は消毒しないと化膿する。傷が化膿しないように消毒している。
- ◆傷が化膿したので消毒する。
- ◆傷は濡らしてはいけない。縫った傷は濡らしてはいけない。
- ◆かさぶた（痂皮）は傷が治るときにできる。かさぶたができたら傷が治る。

おそらく，現役の医者・看護師のほとんどがこれらに丸を付けるのではないでしょうか？　実はこのすべてが間違っています。このとおりにすると，傷の治癒は遅れるばかりなのです。
正しい知識は次のようになります。

- ●傷を消毒してはいけない。
- ●消毒は細菌を殺す代わりに生きている細胞（白血球，線維芽細胞，表皮細胞）を殺す。その結果，感染を誘発し，傷の治癒を遅らせ

- ●消毒しても創感染は防げない。創感染は別のメカニズムで起こっている。
- ●一度起きた感染は，消毒では治らない。感染を治すのは，デブリドマンとドレナージと抗生物質の内服・注射である。
- ●傷にガーゼをあてると感染を誘発する。
- ●傷の中に入ったガーゼの繊維は，異物として感染の温床になる。
- ●ガーゼをあてて傷を乾燥させると，かさぶたができる。
- ●かさぶたは創治癒の大敵である。
- ●傷は水道水でどんどん洗ったほうがよい。

大国主命（大黒様）が現存していたら，同じようなことを言ったかもしれません。ここに述べたことは，創傷治癒理論として30年も前にすでに確立されています。この「創傷治癒理論」が一日も早く医療現場の「常識」にならなければなりません。

◆消毒薬の化学
毎日当たり前のように使われている消毒薬の正体を明かす

代表的な消毒薬であるイソジン®（ポビドンヨード；povidon iodine）はどのようにして殺菌作用を及ぼすのでしょうか。

吉田製薬消毒薬テキスト http://www.yoshida-pharm.com/には，下記のように記載されています。

作用機序：ポビドンヨードはヨウ素をキャリアであるポリビニルピロリドン（PVP）に結合させた水溶性の複合体である。ポビドンヨード1g中に含まれる有効ヨウ素は100 mgであるので，例えば10％ポビドンヨード液は有効ヨウ素1％（10,000ppm：チオ硫酸ナトリウム定量）の液である。

ポビドンヨードは水溶液中で平衡状態を保ち，水中の遊離ヨウ素濃度が減少するにつれて，徐々に遊離ヨウ素を放出する。この遊離ヨウ素が殺菌作用を発揮するため，殺菌力は遊離ヨウ素濃度が高いほど強くなる。10％ポビドンヨード液中での遊離ヨウ素濃度は約1ppmであ

るが，0.1%付近の液では，キャリアの保持力が最も弱くなり，遊離ヨウ素濃度が最大（約 25ppm）となる。さらに希釈すると，遊離ヨウ素濃度は低下し，0.001%の水溶液では約 1ppm となる。

なんともややこしい表現をしていますが，簡単にまとめると遊離ヨウ素の酸化作用によって蛋白質を変性して微生物を殺す（焼き殺す）ということです。遊離ヨウ素の酸化作用の化学式は，

（化学式） $I_2 + 2\bar{e} \rightarrow 2I^-$

となります。I を O に置き換えると，酸素の酸化作用を説明する化学式にそっくりです。

さて一方，イソジン®の色消しとして使われるハイポアルコール（チオ硫酸ナトリウム；$Na_2S_2O_3$）は，以下の化学反応により遊離ヨウ素を還元してヨウ素イオンにします。

$$Na_2S_2O_3 + 4I_2 + 5H_2O \rightarrow 2Na^+ + 2H_2SO_4 + 6H^+ + 8I^-$$

すなわち，イソジン®の色が消えたら消毒作用はなくなってしまうということです。皮膚にイソジン®を塗って直ちにハイポアルコールで色消しをしている光景を手術室で見かけることがありますが，まったく無意味な行為であることがおわかりでしょう。また，希釈したイソジン®で膀胱洗浄するのも無意味な行為です。経験がある方はわかると思いますが，膀胱に入ったイソジン®は，直ちに脱色されて回収されます。それは，イソジン®に含まれる遊離ヨウ素が膀胱内の粘膜（蛋白）に接触して即時にヨウ素イオンに変わる（＝失活する）証明なのです。創内に入れたイソジン®も同様の運命を辿っていることでしょう。

消毒薬は毒薬

　イソジン®を含めほとんどの消毒薬は，微生物や生体細胞の種類を問わない蛋白変性作用により殺菌効力を及ぼします。逆性石ケン®（塩化ベンザルコニウム），ヒビテン®，エタノール®，オキシドール®，ゲーベン®（銀イオン）なども同じです。これは相手かまわず（細菌も生体細胞も）殺してしまうということです。これを非特異的作用とよびます。さらに悪いことに高濃度でないと効き目がありません。細菌には細胞壁があり，消毒薬は細胞内部になかなか到達しないからです。言い換えれば中途半端な濃度では細菌は死なないのに生体細胞は死滅してしまうということになります。これが，毒物の特性です。

　一方，抗生物質などは，特異的作用により効力を及ぼします。例えば，ペニシリンは細菌の細胞壁の代謝を阻害して菌を殺します。生体の細胞には細胞壁がないのでなんら影響を及ぼしません。この作用は特異的なので，低濃度（治療域）で効力を発揮します（表1）。

　では，どうして手術の前に皮膚を消毒してもよいのでしょうか。

　表皮は，角質層（死んだ表皮細胞）で覆われています。角質の細胞膜は密着（閉鎖）結合（tight junction）で相互に結合しており，異物の進入を防いでいます。よって消毒薬は皮膚の深部に容易に到達しません。消毒薬はもっぱら皮膚の表面の細菌を殺しているので，傷のない皮膚ならば消毒しても大丈夫なのです．しかしいったん皮膚を切ったらそうはいきません。開放した創内部に入った消毒薬は，生体に対してひたすら毒として働くのです。気管，咽頭，膀胱などの粘膜に接触したイソジン®は，慢性炎症を起こしている可能性がありますし，ヒビテン®のアナフィラキシーショックは死亡例が毎年報告されており，あまりにも有名です。

表1■抗生物質と消毒薬の違い

抗生物質・消毒薬の濃度	抗生物質（クスリ）		消毒薬（ドク）	
	細胞毒性	抗菌力	細胞毒性	抗菌力
高濃度	＋	＋＋＋	＋＋＋	＋
中濃度	－	＋＋	＋＋	－
	細菌は死ぬが，生体細胞は死なない		生体細胞は死ぬが，細菌は死なない	
低濃度	－	－	－	－

創を消毒すると何が起こるか,イラストでみてみましょう(図1)。

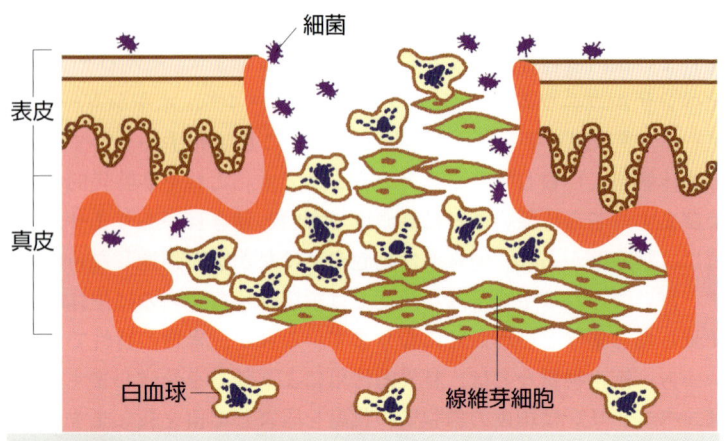

図1-①■
創に菌が検出されました。消毒を徹底するよう指示が出ました。

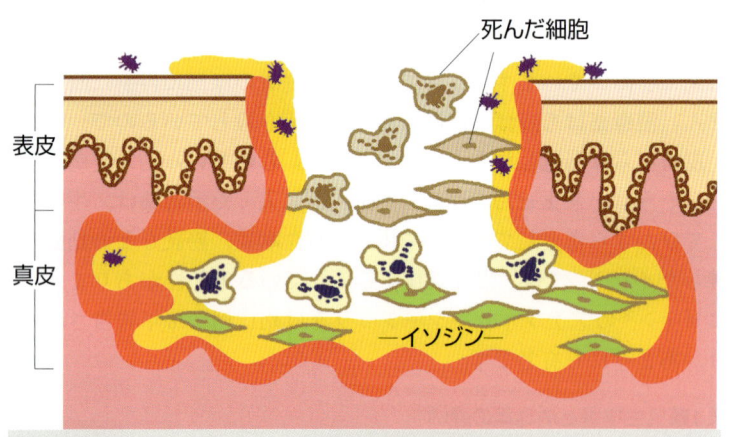

図1-②■
消毒薬(イソジン®)をたっぷり塗ります。
ぬるぬるしているところがあれば,念を入れて綿棒でこすります。
さて,菌は少し減りましたが,消毒薬や綿棒により白血球や線維芽細胞などがどんどん死んでいきます。

第1章　創傷治療の基礎知識

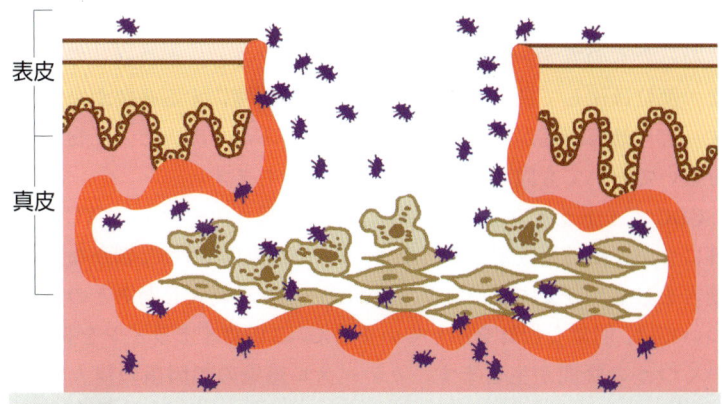

図 1-③
消毒薬（イソジン®）は，浸出液，細胞（生死にかかわらず）の蛋白質に吸着され，失活しています。
菌が増えてきました。白血球や線維芽細胞の死骸は菌にとってごちそうです。菌は深部で増殖します。
今度こそ本物の感染となってしまいました。

　さて，では血管内カテーテル，ドレーン，気管カニューレ，胃ろうチューブなどの刺入部はどうでしょうか。消毒すべきでしょうか，しないべきでしょうか。次に詳しく述べます。

◆血管内カテーテル，ドレーン，気管カニューレ，胃ろうチューブなどの刺入部を消毒してはいけません

　カテーテル，ドレーンの刺入部には，種々の細胞，液性因子が存在し，感染防御に働いています。すなわちここを消毒すると，感染経路を作ることになります。消毒すると，刺入部周囲に小さな潰瘍ができ，そこに菌が生着してしまうのです。そもそも消毒して，刺入部周囲が無菌化したというエビデンスはないのです。
　では刺入部はどう処置したらよいかというと，刺入部を乾燥させてかさぶたを作ると，細菌の進入路を絶つことができます。かさぶた（crust）とは液性成分と細胞成分から成る創の浸出液（フィブリン層

ともよばれ，創の局所免疫に関与している）が乾燥して黄色の固形物になったものです。皮膚を人工物（チューブなど）が貫通しているままの部位は決して創治癒しないので，湿潤環境にする必要がないのです。どうせ傷が塞がらないのだから，かさぶたで皮膚と人工物の隙間を塞いでおいても同じことという理論がたちます。

CDC ガイドライン 2004 年版は，中心静脈カテーテル（CVC）の管理について指針を改定しました。刺入時の消毒について，細かな指示・勧告をしておりますが，いったんカテーテルを刺入したあとの処理については，明確な指針を示していません。このガイドラインを読むと，いくつかの疑問が生じます。カテーテル感染の起因菌の侵入経路は①カテーテルの内側（点滴バッグや三方活栓）か②外側（刺入部付近の皮膚）なのかということです。

国内の専門家（ICD）の一部は，①と②は同等のリスクがあると考え，カテーテル刺入部に消毒薬や抗菌薬（イソジン®ゲルなど）を塗ることを強く提唱しています。

ところが，カテーテル刺入部に消毒薬を塗ると，皮膚炎や刺入部に小さな潰瘍ができて，むしろ細菌の侵入経路をつくっているように見えます。

カテーテル刺入部や，胃ろう刺入部のような塞がることのない穴は，消毒せずに水洗いして乾燥させたほうが，感染のリスクが少ないと考えています。

以下は自験例です。

中心静脈カテーテル刺入後の処置の実際（図2，3）と，感染した胃ろうの局所治療の実例（図4）を示します。

症例提示 1
中心静脈カテーテル刺入後の処置の実際〈その一〉（図2）

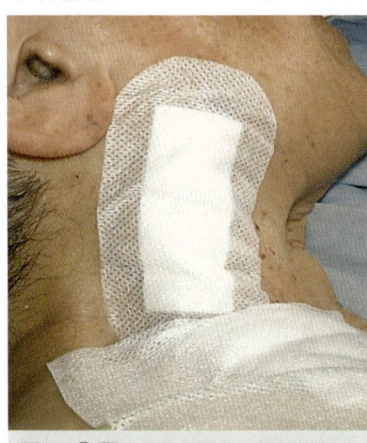

図2-①■右外頚静脈に中心静脈カテーテルが入っている。カテーテルの刺入部は消毒せずにシルキーポアドレッシングで覆い，乾燥させる。

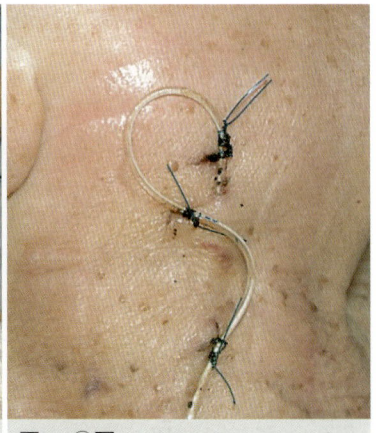

図2-②■カテーテルはナイロン糸で固定する。

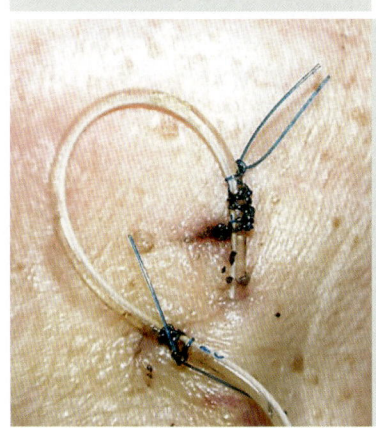

図2-③■消毒しないと皮膚はきれいである。刺入部およびナイロン糸付近に発赤は見られない。刺入部はフィブリン膜（乾いたかさぶた）に覆われている。

中心静脈カテーテル刺入後の処置の実際〈その二〉(図3)

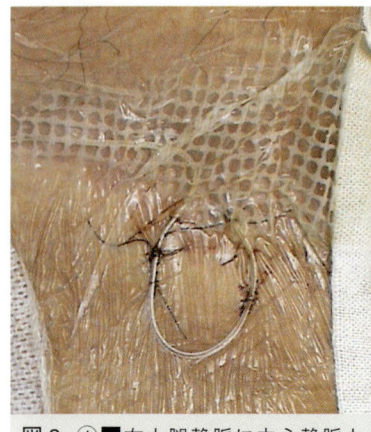

図3-①■右大腿静脈に中心静脈カテーテルが入っている。ナイロン糸で固定し，オプサイト IV3000® を貼ったが，濃縮した黄色い浸出液が貯留している。したがってオプサイト IV3000® には謳われているほどの水蒸気の透過性はないように思われた。

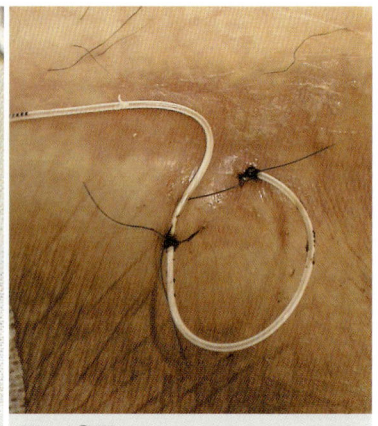

図3-②■水道水で洗浄した。消毒剤を使っていないので，表皮の発赤はない。そけい部の表皮が軽度びらんしているが，これはオプサイト IV3000® の粘着剤によるものと思われた。

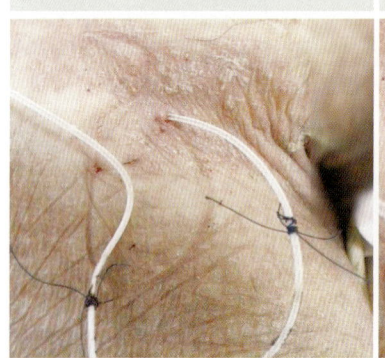

図3-③■糸を切って，カテーテルを少し引き抜いた。

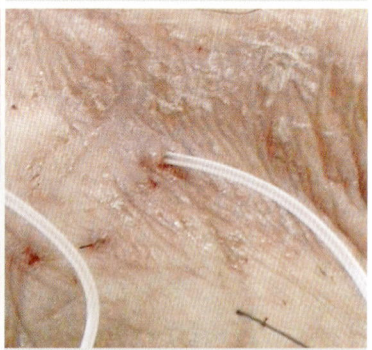

図3-④■ナイロン糸の入っていた箇所とカテーテル刺入部に発赤は見られない。

症例提示 2

感染した胃ろうの局所治療例（図 4）

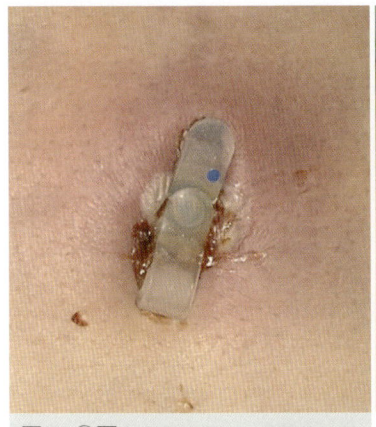

図 4-①■内視鏡的胃ろう手術後 5 日目。創感染が見られる。術後は生理食塩水で洗い，消毒をしていない。この症例では，胃ろうチューブが短めであったこと，刺入部の皮切が短かったことが感染の原因と考えられる。

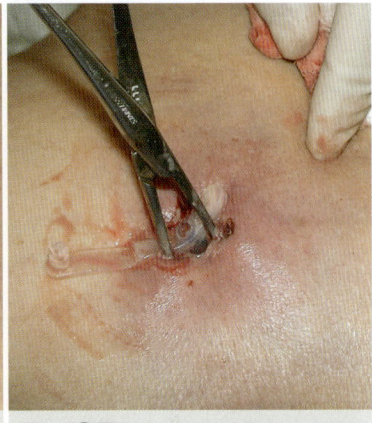

図 4-②■チューブが皮膚に食い込んでいるので，大きめに皮切を入れ，皮下組織まで十分に開放する。抗生剤は，パンスポリン®を 3 日静脈投与した。処置後は生理食塩水で洗浄し，ガーゼを軽くあてておく。Y ガーゼなどははさまない。

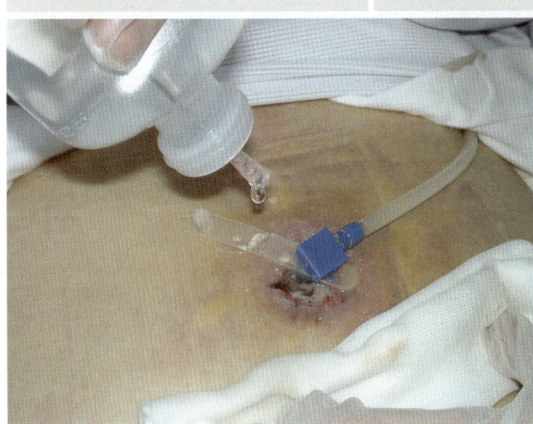

図 4-③■ドレナージ 3 日目。創は生理食塩水で洗う。決して消毒はしない。

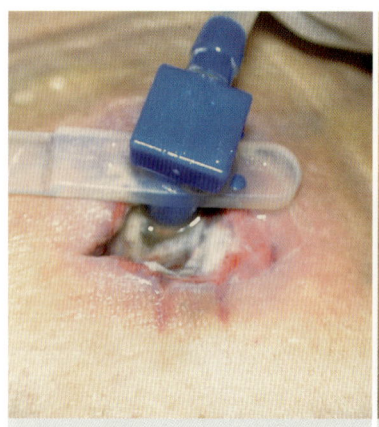

図4-④ 創の周囲の皮膚は発赤を認めない。感染はコントロールされている。もうチューブは皮膚に食い込んでいない。膿汁のようなものがあるが、いずれ消えるはずである。

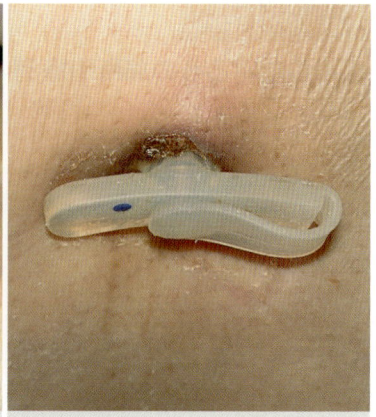

図4-⑤ ドレナージ3週後。きれいに治っている。ガーゼをはさまないと、チューブの周囲の皮膚はこのようにきれいである。

結論

消毒薬を使わずに水洗いして乾燥させた場合，カテーテル刺入部付近の皮膚傷害は最小限である。

教訓

消毒薬を抗生物質の代わりに使ってはいけない。いかなる消毒薬も無傷の皮膚以外に接触させてはいけない。

消毒禁止例

・傷の消毒をしてはいけない。
・体腔内，粘膜の消毒をしてはいけない。
・希釈したイソジン®，ヒビテン®，逆性石ケン®で，体腔内洗浄（胸腔，膀胱，膣など）をしてはいけない。

第1章 創傷治療の基礎知識

2 ウエットドレッシングとは
乾燥環境から湿潤環境へ

◆ウエットドレッシングによる湿潤治療のはじまり

　創傷を覆う材料は一般にドレッシングとよばれています。傷に服を着せるといった語感です。千年の昔から人類はドレッシングとして，植物の葉，木皮，獣皮，綿布などさまざまな材料を使用してきました。綿花が廉価で入手できるようになってからは，20世紀中ばまでの皮膚欠損症（挫創，熱傷など）の治療は，消毒してガーゼを貼付（ガーゼドレッシング）し，乾燥させて治療するのが常識でした。熱傷の標準的治療は，タンニン酸でかさぶたをつくるという治療法で，手間がかかり，苦痛を伴うものでした。しかも感染などの合併症が多く，治療成績が低かったのです。

　その常識を覆したのが，492人もの死者を出した1942年のココナッツグローブ大火 The Coconut Grove Fire in Boston として知られる事件でした（図5）。ハーバード大学のオリバーとコープ医師は，129人もの熱傷患者をホウ酸ワセリン・ガーゼで一律に治療したのでした（図6）。これが，第2次世界大戦中，米軍の熱傷の標準的治療になります。ホウ酸ワセリン・ガーゼで治療する方法は，"ガーゼドレッシング" に対し "ウエットドレッシング" とよばれるようになりました。

◆モダンドレッシングとは

　1962年ウィンターは，ブタの表皮欠損の治療にポリエチレンフィルムが有効であることを報告しました。対照群と比較して2倍の表皮形成が認められたのです。その後，ポリウレタンフィルムや塩化ビニリデン（食品用ラップの材料）などさまざまなプラスチックフィルムが検討されました。ポリウレタンフィルムにアクリル粘着剤を塗って商

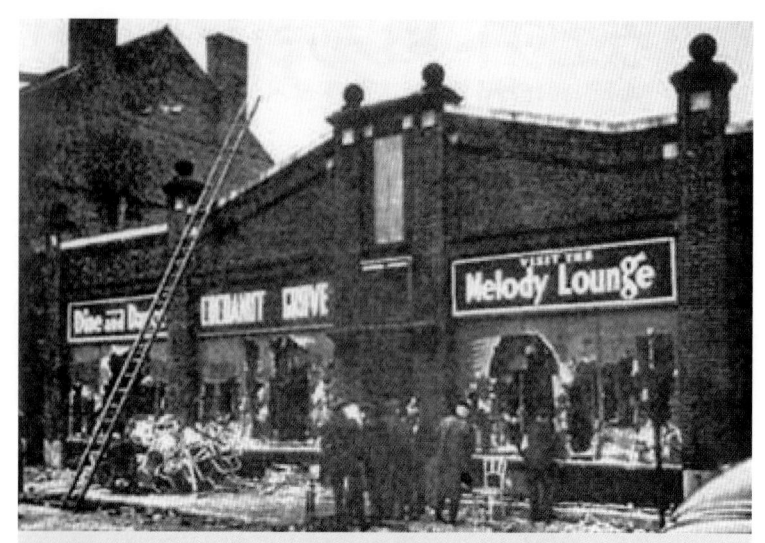

図5■火災にあったナイトクラブ（ココナッツグローブ）
（Basic Disaster Awareness for Healthcare Providers booklet より）

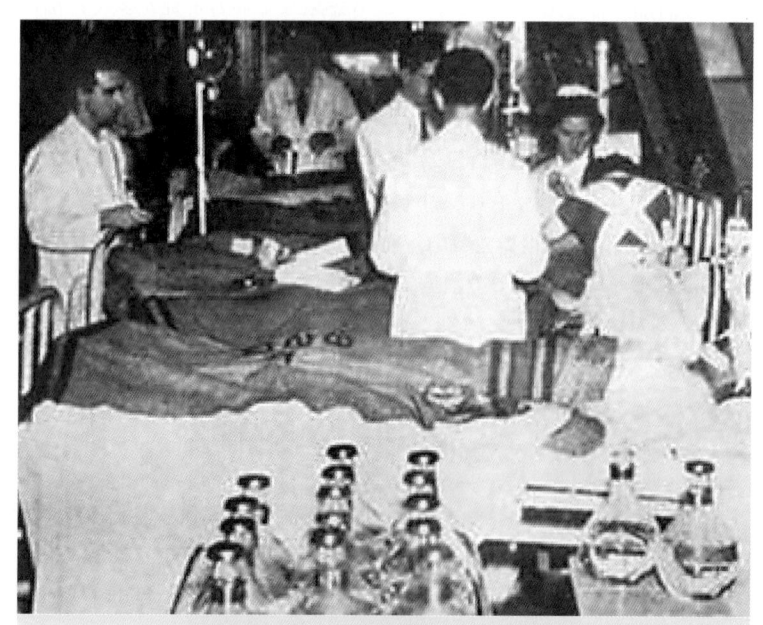

図6■多数の熱傷患者が病院で治療を受けた。
（Basic Disaster Awareness for Healthcare Providers booklet より）

品化したものが,オプサイト®などとして知られています。その後,浸出液を吸収する能力をもたせたドレッシングが数多く商品化され現在に至っています。例えば,浸出液の吸収材としてポリウレタンフォーム(おしろいをはたくパフと同じものです)を使ったハイドロサイト®があります。ポリウレタンフォームをオプサイト®でサンドイッチしたものと考えてください。吸収面には小さな穴をたくさん開けてあります。これらのドレッシングは,ガーゼドレッシングに対しモダンドレッシングとよばれています。

　このようにしてドレッシングの歴史を辿っていくと,最初のモダンドレッシングは,食用品ラップと同じ,粘着性のないフィルムだったことがおわかりになるでしょう(表2)。

　ラップ療法に使われる食品用ラップは,ウエットドレッシング,モダンドレッシング,フィルムドレッシングに相当しますが,筆者はラップを2005年3月,ラップ療法から開放性ウエットドレッシング療法に名称を改めました。

表2■モイストウンドヒーリング(moist wound healing)とドレッシング材の歴史

■1942　ココナッツグローブ大火事件発生。オリバーとコープは129人の熱傷状傷患者をホウ酸ワセリン・ガーゼで治療。ウエットドレッシング療法のさきがけとして知られる。
■1945　熱傷にセロファンを貼って治療(Bloom)。
■1962　ポリエチレンフィルムを貼ったら(ブタの)傷が早く治る(Winter)。
■創傷治癒における湿潤環境の役割に関する理論的研究が進む。
　ウエットドレッシングの開発が進む。
　モダンドレッシング(ガーゼ・ドレッシングに代わって登場したドレッシングの総称)
■1998　褥創のラップ療法(鳥谷部)
■2003　外傷のラップ療法(夏井)
■2004　熱傷のラップ療法(夏井)
■2005　開放性ウエットドレッシング療法(鳥谷部)

◆感染と壊死組織のある褥創は，ウエットドレッシングで治療できない？

　ウエットドレッシングは急性外傷に用いられ，その有効性が証明されてきました。それを慢性創傷である褥創に適応しようと考えるのは自然の理でした。ところが褥創，とりわけ深い褥創の治療にウエットドレッシングを使用するのには下記のようなさまざまな問題があるのです。

- ◆創に常に体圧が加わり，厚みのあるウエットドレッシングでは，新たな循環障害を生じ，二次損傷を生ずる。
- ◆多量の浸出液をドレナージできない。
- ◆壊死組織がある創には，使用が困難。
- ◆感染創に使用できない。

　そうした問題に対処するため，褥創の標準的な教科書やガイドラインは，深い褥創に対しては感染コントロールと壊死組織除去後にウエットドレッシングを使用するように指示しています。そして，感染と壊死組織のある創に対しては，消毒，ガーゼおよび外用薬を使用するよう定めています。しかし，感染と壊死組織のある創は，いうなれば治療が難しい創です。褥創に対する湿潤環境の有効性と重要さは認識されているのに，最も治療が難渋するそれらの創に対してウエットドレッシングが使用できないのであれば意味がありません。ここに従来のドレッシング材の限界があります。

表3■褥創治療に求められるウエットドレッシングの条件

- ■創の圧迫を減らし，局所循環を維持する。
- ■湿潤循環を維持する。
- ■多量の浸出液をドレナージする。
- ■デブリドマンを促進する。
- ■感染を制御する。
- ■創床の清浄化（Wound bed preparation）。
- ■創を二次損傷しない。
- ■介護者の負担に考慮。
- ■医療経済に配慮。

それでは，このような治療が難しい創は本当にウエットドレッシングでは治療できないのでしょうか。ラップという「開放性ウエットドレッシング」なら治療ができます。なぜなら開放性ウエットドレッシングは上記の問題を解決する条件（**表3**）を備えたドレッシング材だからです。

　開放性ウエットドレッシングとは感染創治癒に必要な"湿潤"と"開放性"という条件を両方兼ね備えたウエットドレッシング材のことを指します。

　開放性ウエットドレッシング（ラップ）では，どのように褥創が治癒していくのか，第2章で述べていきます。

第2章 ラップ療法の創傷治癒理論

What custom wills, in all things should we dot,
The dust on antique time would lie unswept ,
And mountainous error be too highly heapt

なんでも慣例通りにやれというなら
昔からの塵がそのままたまりにたまるだろう。
（コリオレーナス　第2幕第3場　シェイクスピア）

1 発症機序から読み解く褥創の深達度分類（NPUAP）

理論編

◆褥創とは

　褥創（床ずれ）とは，ふとんによってできる傷のことです。褥創は主に骨の飛び出した部分にできます。麻酔をかけた長時間の大手術の後や，脳卒中などの重い病気で自力で寝返りをうてない状態になると，一定の部位に圧力が加わり続け，皮膚に血液が流れなくなり壊死が生じます。これが褥創です（図1）。お年寄りでやせている方が風邪などで寝込むと，たった2，3日でできてしまうことがありますので注意が必要です。

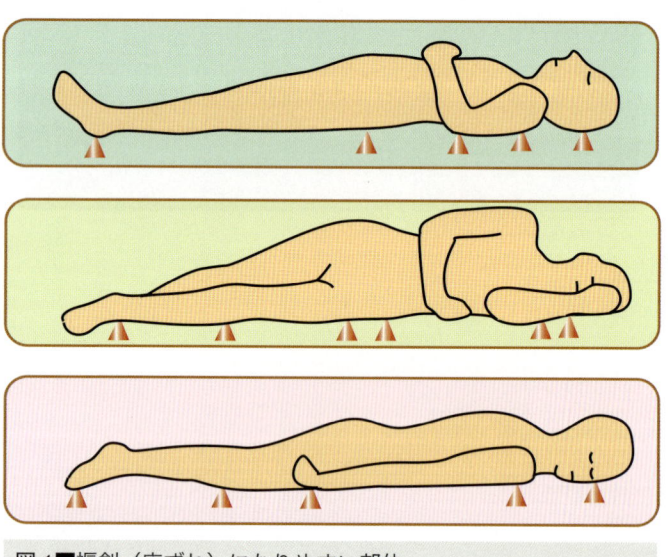

図1■褥創（床ずれ）になりやすい部位

◆皮膚の解剖と皮膚の再生・修復

褥創の発症機序とその治癒過程を理解するためには，皮膚の解剖（構造）を知る必要があります．図2は皮膚の断面図です．上から「表皮」「真皮」「皮下脂肪層」ですが，通常「皮膚」とよばれているのは表皮と真皮です．表皮はいくつかの層から成っていますが，一番下の基底細胞層で再生され，しだいに角化して（死んだ細胞になって）角質層になり，最後は垢となってやがて剥がれ落ちていきます．表皮の細胞は，密着接合装置などで結びついて水分の蒸散を防ぐと同時に，外界の異物（細菌を含む）や酸素の侵入を防いでいます．すなわち，体の内部と外部を隔てる障壁の役目をしているのです．

発生学的には表皮は外胚葉に属します．外胚葉には，脳や神経細胞も含まれます．腸管の粘膜（上皮細胞）は内胚葉に属し，真皮，皮下脂肪，筋膜，筋肉などは中胚葉に属します．外胚葉，中胚葉，内胚葉は，発生の初期には同一の細胞から生じるのですが，いったん分化すると，脱分化といった特殊な条件を与えないかぎり，もはや入れ替わることはありません．言いかえると，真皮（中胚葉）の細胞が表皮（外胚葉）の細胞になることはできないのです．褥創の治癒過程は皮膚

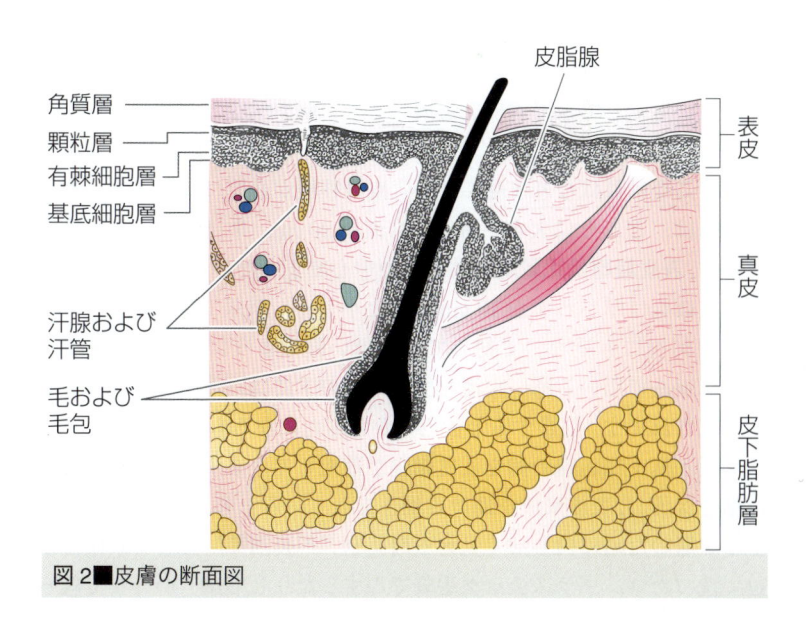

図2■皮膚の断面図

のどの層が欠損しているか,すなわちどのステージの褥創なのかにより異なりますから,皮膚を構成するそれぞれの細胞がどの胚に属するのかを知っておくことはとても大事です。

ではそれぞれのステージにおける皮膚欠損をみてみましょう。

浅いⅡ度褥創:浅い皮膚欠損の場合,表皮の基底細胞が残っていれば,その細胞が増殖して表皮を再生することができます。

深いⅡ度褥創:表皮の基底細胞が残らないほどの真皮に及ぶ深い皮膚欠損の場合はどうでしょう。幸いなことに,皮膚付属器(汗腺,汗管,毛包)の細胞は外胚葉由来であり,これが残っていれば,そこから表皮が再生します。この実例は後で提示しますが,修復された真皮(様組織)から春の芽吹きのように白く再生する表皮は,まさに壮観です。ラップ療法では,このような春の芽吹きを目撃することは稀ではありません。他のドレッシングを用いた治療法では,ドレッシングによる圧迫や研磨作用によって皮膚付属器を死滅させてⅡ度褥創なのにⅢ度褥創にしてしまったり,せっかく生えかけた薄い表皮細胞を研磨してしまうので,このような春の芽吹きを観察することは少ないようです。

Ⅲ-Ⅳ度褥創:真皮がまったく残らない皮膚全層欠損(Ⅲ-Ⅳ度褥創)の場合はどうでしょうか。時間をかけて真皮(様組織)が修復されても,そこには皮膚付属器はありません。この場合は創の辺縁の表皮細胞が遊走してきて表皮を形成します。腕や足など全体に及ぶ火傷の場合は,表皮が伸びてくるためには数十 cm もの長い道のりをたどってこなければなりませんから,皮膚移植が必要になります。褥創の場合は,どんなに大きい褥創でも直径 20 cm,半径で 10 cm 程度ですから,表皮細胞は比較的容易に創の中心部までたどり着けるのです。

表皮細胞は厚さわずか 10 μm 程度と小さく,肉眼では見えません。これが何層にも重なって初めて白っぽい膜のように見えてきます。ラップ療法で用いる薄い平滑なフィルムの下には,薄いフィブリン層が形成されます(乾燥すると黄色いかさぶたになるもの)。このフィブリン層と真皮様組織の間を表皮細胞が遊走してきます。フィブリン層は創を保護し,表皮形成を助ける働きをしていると考えられます。フィブリン層のために白っぽく見える肉芽を"不良肉芽"として水圧をかけて洗ったり,プラスチック手袋でこすったりしては,いつまで経っ

ても表皮細胞が生着しません。吸水性の高い厚みのあるドレッシング材や軟膏ガーゼを貼付して処置すると，やはりフィブリン層と表皮細胞が剥離します。「肉芽が上がって創が平坦になったのに，なかなか表皮化しない」という声がよく聞かれるのは，このような事実に無自覚であるからです。

◆血管支配から見た褥創の発症機序

　褥創の教科書に必ずといっていいほど引用されるのが，Reulerの論文（Reuler JB, et al：The pressure sore：Pathophysiology and Principles of Management. 94, 661-666, Ann Int Med, 1981.）と図3-①（原図）です。このレビューは，褥創の病態生理と治療理論に関するいわば「古典」というべきものです。

　筆者はあるとき，この原図に描かれた三角形の向きに疑問をもち，原著を取り寄せて読んでみました。

　Reulerらは褥創の成因として①圧力，②ずり応力，③摩擦，④湿潤の4点を挙げ，そのうち「圧力」がもっとも大きな役割を生じると論じています。そのうえで圧力により褥創が生じる機序について「軟部

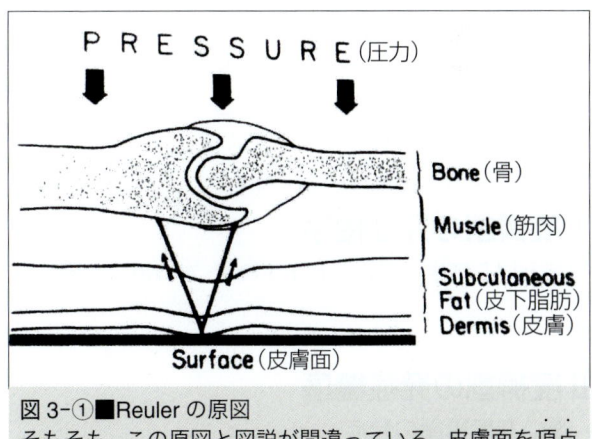

図3-①■Reulerの原図
そもそも，この原図と図説が間違っている。皮膚面を頂点としてではなく，「皮膚面を底面として骨に向かって円錐形に圧力が集中する」とするのが正しい。

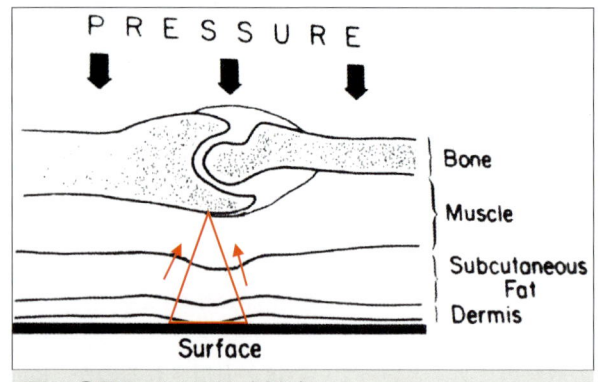

図3-②■Reulerの図（修正）
皮膚に加わった圧力は骨に集中する（圧力円錐）。圧力は深部で高い。

組織がベッドと突出した骨の間に挟まれて、骨側を底面とする円錐状の圧勾配を生じる」と説明しています（図3-①）。

しかしこの説明は明らかに「皮膚側を底面とする円錐状の圧勾配を生じる」の間違いです。

Reulerの図を正しい理論にのっとって修正した図を掲載しました（図3-②）。

修正したReulerの図（図3-②）をあらためて見直すと、浅い褥創と深い褥創の発症機序の違いがはっきりします。すなわち、Ⅰ-Ⅱ度褥創は皮膚の表面付近の血管の閉塞で生じ、Ⅲ-Ⅳ度褥創は穿通枝などの深部の血管の閉塞で生じると考えられます。

では、褥創の発症機序について、ステージごとに解説します。

1）Ⅰ度褥創の発症機序

Ⅱ度褥創と同じ機序と考えられますので、次の項を参照して下さい。

2）Ⅱ度褥創の発症機序
（1）浅いⅡ度褥創の発症

表皮を栄養する血管はいきなり太い動脈から分かれるわけではなく、図4のように交通枝を分枝して浅部動脈叢を形成し、網の目のよ

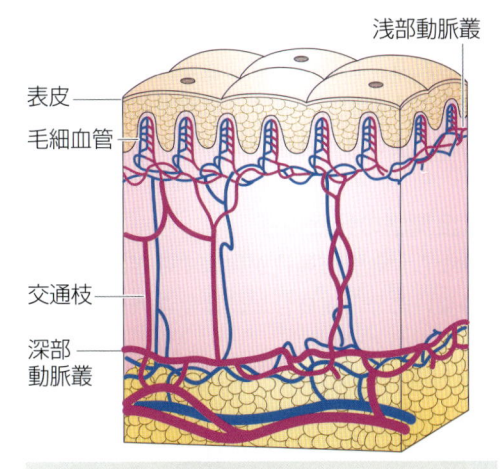

図4■皮膚の血管系の模式図

うな毛細血管に血液が循環していきます。この血管構築は，皮膚の可動性を維持するうえで，まさに目的にかなっています。皮膚がよじれても，交通枝は簡単に閉塞したりちぎれたりしませんし，ある交通枝が圧迫されても隣の交通枝から血液が回りこむ（側副血行）というスグレモノです。毛細血管から組織間液や白血球などの細胞成分が出ていきます。酸素は，皮膚の深部から浅部（内から外）に向かって拡散します。循環系の言葉で表現すると，皮膚の深部は中枢，浅部は末梢ということになります。よく「皮膚呼吸」という俗語がありますが，これは明らかな誤りです。呼吸とは外（空気中）から酸素を体内（血液中）に取りこみ，逆に血液中の二酸化炭素を空気中に出すことをいいますが，酸素が皮膚を通して外から中に入るということは，カエルなどの両生類にのみ観察されています。

　表皮角質は，皮膚の外側をシールしています。表皮角質＝ラップと考えると，ラップ療法は表皮欠損に対する人工表皮にほかなりません。ラップ療法の科学の本質はここにあります。

　だいぶ回り道しましたが，ここからが本題です。

　長時間寝ていると，毛細血管が閉塞して局所の循環不全を起こし，その部分が痛くなります。健康な人の場合は無意識に寝返りを打ち，血流が回復します。ある研究では，平均15分に1回の寝返りを打つそうです。この寝返りが打てないときに褥創ができます。毛細血管が

閉塞すると，血栓が生じ，血液が永久に流れなくなります。すると，表皮の壊死を生じたり，血管壁の透過性が亢進して表皮と真皮の間に組織間液が貯留して水疱ができます。表皮基底細胞の一部は，真皮側に残ります。これが浅いII度褥創といわれるものです。

（2）深いII度褥創の発症機序

毛細血管のみならず血管交通枝が閉塞すると，真皮も壊死します。しかし，真皮の深い部分と皮膚付属器は生き残ります。これが深いII度褥創といわれるものです。

3）III-IV度褥創の発症機序

III-IV度褥創の発症機序も，I-II度褥創と同様に毛細血管の閉塞により生じるのでしょうか。筆者はIII-IV度褥創の発症機序を下記のように考えています。

やせて骨が飛び出している高齢者の場合，ふとんに加わった体重による圧力は骨に集中します。力学的に説明すると，圧力は皮膚面を底面として骨に向かって

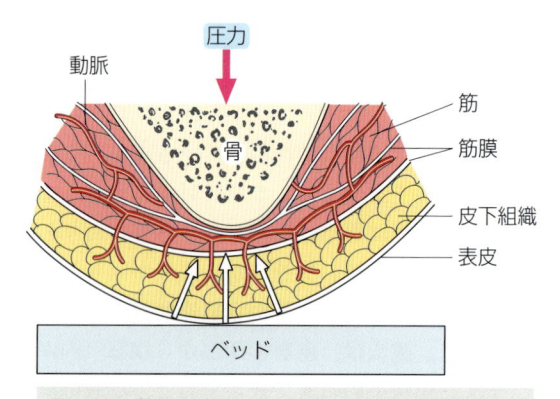

図5■皮膚面を底面として骨に向かって円錐形に圧がかかる。

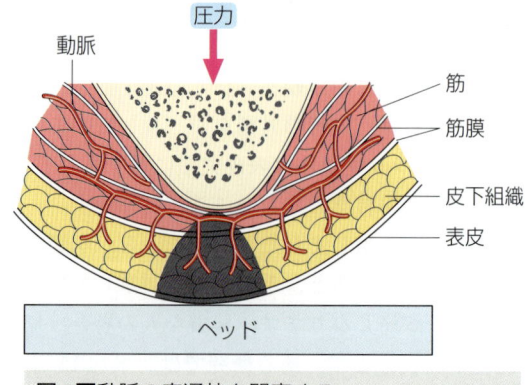

図6■動脈の穿通枝を閉塞する。

円錐形に集中し（図5），筋膜に沿って伸びている動脈の枝（穿通枝）を閉塞します（図6）。あたかも閉塞性動脈硬化症による梗塞と同様の機序です。穿通枝はそれぞれの血管流域の皮膚を栄養していますから，閉塞領域に相当する皮膚の壊死を生じるので，解剖学的に考えると，外側が広く内側が狭い楔形の壊死となるはずです。以上は作業仮説ですが，これは実際の褥創の形態に一致します。

　もし，Ⅲ-Ⅳ度褥創の発症を，Ⅰ，Ⅱ度の浅い褥創と同様にReulerの原図を使って先に述べた毛細血管の閉塞で説明しようとすると，困ったことが生じます。Reulerの皮膚に加わる圧力は均一ではないわけですから，壊死はまだらに生じるはずです。しかしⅡ度褥創でまだらに生じたものはよく見かけますが（図13），Ⅲ度褥創でまだら状の壊死は今まで観察したことがありません。

　閉塞性動脈硬化症で壊死を生じた足は，最初から黒くなるわけではありません。血流を失った組織は最初は冷たく蒼白，ついで赤くなり，紫になって，ついには黒くなるのです。この間1週間ぐらいの経過です。感染はそれよりもっと後のことです。

　Ⅲ度褥創も同じような経過を辿ります。肺炎などのために救急車で運ばれた高齢の患者さんは，それまでの数日間硬いふとんで身動きすることなく寝ていた可能性があります。救急室で最初に診察したときは，発赤だけが見られることが少なくありませんが，これをⅠ度褥創と診断してご家族に説明してはいけません（図6）。3〜7日経過して，はじめて皮膚の全層が黒くなってきて，Ⅲ度褥創であったことがわかることもあるからです。本書の資料編に掲載した「ラップ療法の説明と同意書」にはこのことが明記してあります。「入院して褥創をつくられた」と言われないように，初診時に丁寧に説明しましょう。

　さて，感染した褥創と骨膜に達した褥創はⅣ度と分類されます。骨膜の血管支配は解剖学的に穿通枝血管とは別の血管に由来するものですから，骨膜の壊死は二次的に生じている可能性があります。創が骨膜に及ぶほど深くなるのは，不適切なデブリドマンやガーゼパッキングなどの局所治療による二次損傷の可能性があるのです。

◆褥創の深達度分類（NPUAP）を読み直す

　以上の予備知識をもとに褥創の深達度分類（NPUAP）を読み直してみて下さい。一層理解が深まると思います（図7）。

NPUAP Ⅰ度：表皮までの損傷。指で押しても消えない発赤。
NPUAP Ⅱ度：真皮に及ぶ損傷。浅いものは，表皮剥離，水疱形成を伴う。深いものは，赤い創底が見られる。

　最近では，NPUAP Ⅱ度褥瘡を浅いⅡ度褥創と深いⅡ度褥創に二分することが多いので，分けて記載します。

浅いⅡ度褥創：皮膚欠損が表皮にとどまる。熱傷における，SDBに相当。
深いⅡ度褥創：皮膚欠損が真皮に及ぶが，毛包が残っている。熱傷における，DDBに相当。毛包から表皮形成が起こるので，表皮化が比較的早期に生ずる。
NPUAP Ⅲ度：皮膚全層の損傷。皮下組織，脂肪組織，筋膜にまで及ぶものを含む。初めは発赤のみでNPUAP Ⅰ度と紛らわしいが，しだいに厚い壊死組織が明確になっていく。
NPUAP Ⅳ度：NPUAP Ⅲ度褥創に感染が合併したもの，あるいは筋肉，骨，支持組織に及ぶもの。

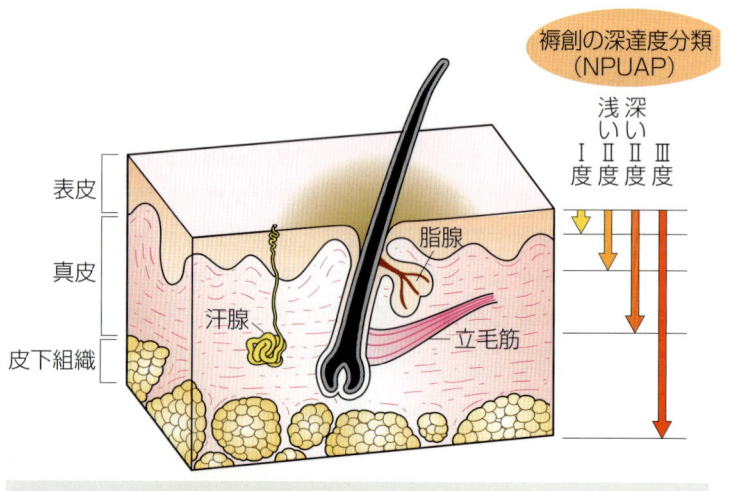

図7■皮膚の構造とNPUAP分類

◆褥創の発症機序のまとめ

①Ⅰ-Ⅱ度褥創は毛細血管の閉塞で生じます（図8）。
②Ⅲ-Ⅳ度褥創は，栄養血管の閉塞で生じます（図9）。その結果，楔状の壊死を生じます。二次的に感染が生じ，膿が筋膜に沿って広がり，皮下組織を分離します。こうして生じた空間がポケットとよばれます。もともと皮膚全層が分離した仮想的な空間でしかなかったポケットに軟膏ガーゼを詰め込むと，本物の空間（死腔）になります。壊死組織をデブリドマンしたあとにガーゼパッキングをすると，壊死は深部に及び，ついには筋肉や腱，関節包，骨にまで及びます。これは医原性のⅣ度褥創といえます。

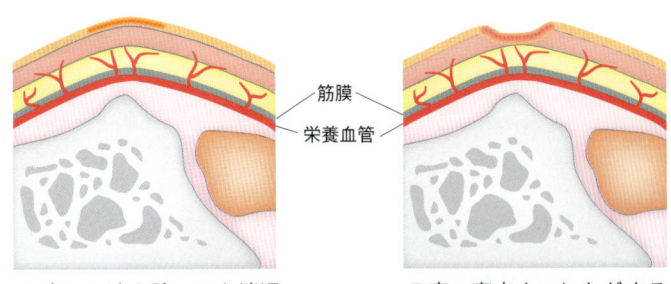

Ⅰ度：圧迫を除いても消退しない発赤，紅斑

Ⅱ度：真皮までにとどまる皮膚傷害，すなわち水疱やびらん，浅い潰瘍

図8■Ⅰ度，Ⅱ度褥創の発症機序

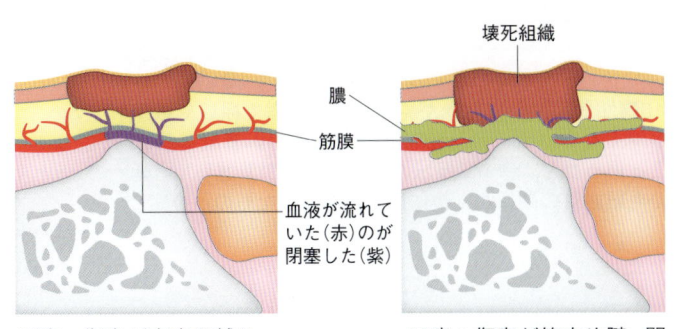

Ⅲ度：傷害が真皮を越え，皮下脂肪層にまで及ぶ褥創

Ⅳ度：傷害が筋肉や腱，関節包，骨にまで及ぶ褥創

図9■Ⅲ度，Ⅳ度褥創の発症機序

実践編

　ここでは実際の症例でⅠ〜Ⅳ度の褥創とはどのようなものか，どのように見分けるのかをみていきます。Ⅰ度褥創と思った発赤が実は他の疾患であったり，Ⅲ度褥創のように思えた症例がⅠ度の褥創であることもありますから，きちんと見分けられるようになってください。

Ⅰ度褥創

Ⅲ度褥創に思えたⅠ度褥創（図10）

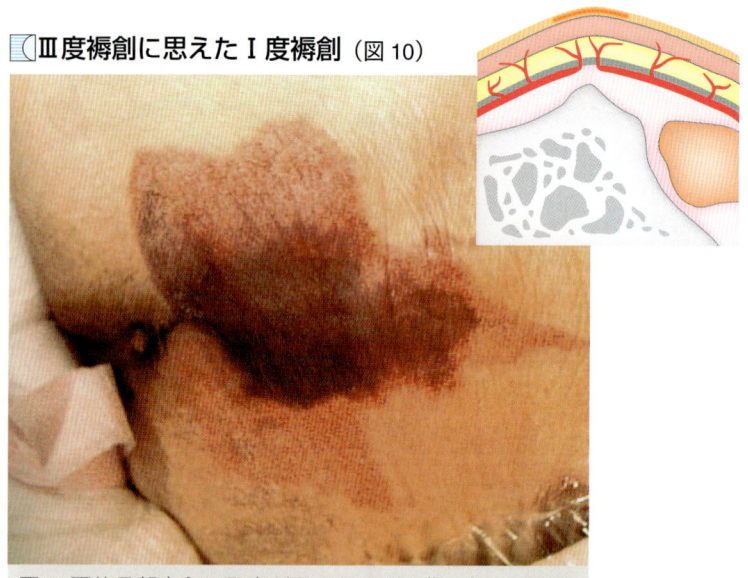

図10■仙骨部中心に発赤が見られるが，指で押しても赤みが消えない（non-blanchable erythema）。Ⅲ度褥創かな？と思ったが，ラップ療法5日目で発赤が消退した。真皮の毛細血管の閉塞が，後に血流再開通したものと推定。

第 2 章　ラップ療法の創傷治癒理論

Ⅰ度褥創とまぎらわしい皮膚所見（blanchable erythema）
（図11，図12）

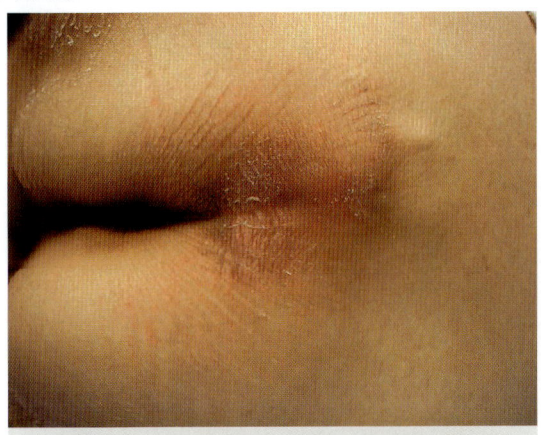

図11■車いすなどによるずり応力が原因の発赤。
仙骨部中心に発赤が見られるが，指で押すと赤みが消える。表皮角質の剝離も見られるが，損傷は表皮の深部に及んでいない。したがってⅠ度褥創ではない。

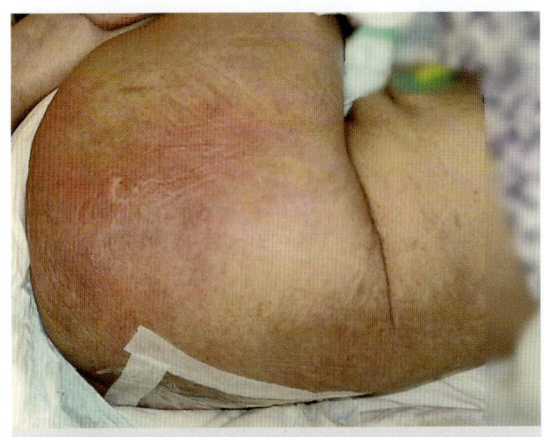

図12■細菌感染が原因の発赤。
左大転子中心に発赤が見られるが，指で押すと赤みが消える。これもⅠ度褥創ではない。抗生剤投与2日目に発赤消失した。

浅いⅡ度褥創

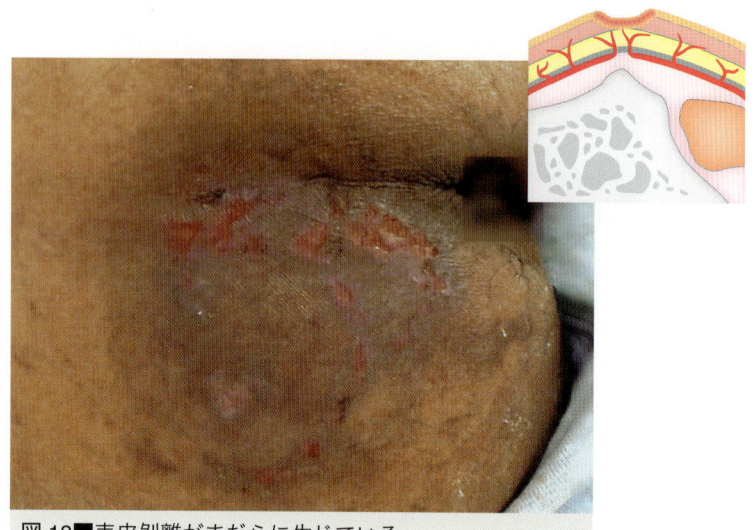

図13■表皮剥離がまだらに生じている。

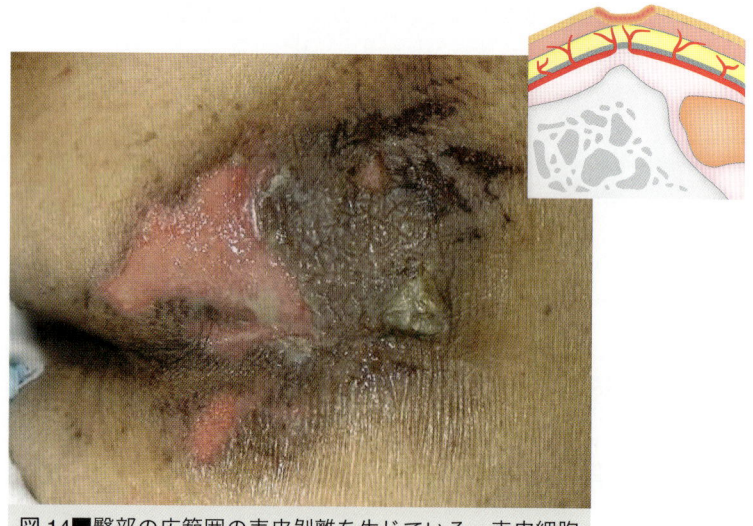

図14■臀部の広範囲の表皮剥離を生じている。表皮細胞が残存しているため白っぽく見える。

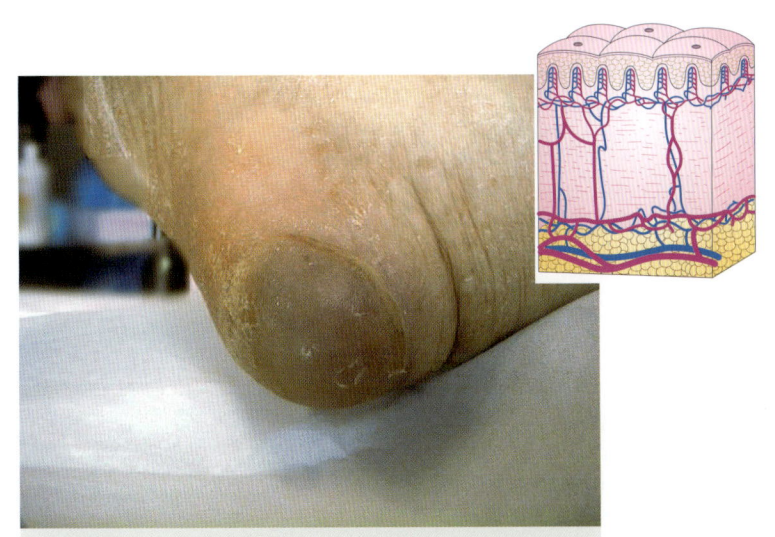

第 2 章　ラップ療法の創傷治癒理論

図15■踵に生じた水疱

深いⅡ度褥創

右大転子に生じた深いⅡ度褥創（図16）

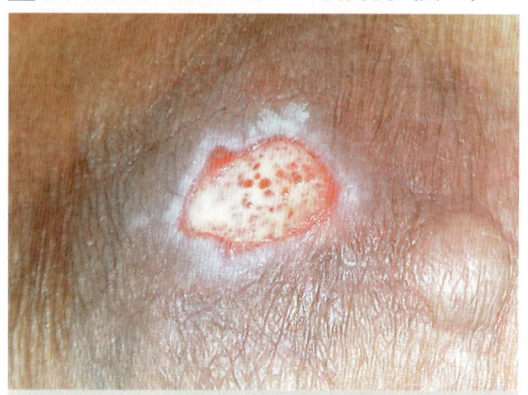

図16■右大転子に生じた深いⅡ度褥創
直径4cm。黄色壊死組織の間に，肉芽が乳頭状に再生する様子が観察される。

仙骨部に生じた深いⅡ度褥創（図17）

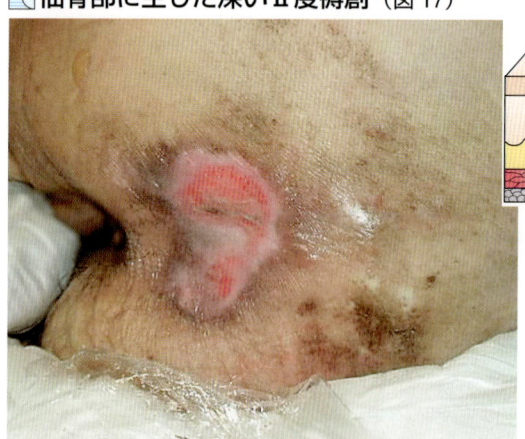

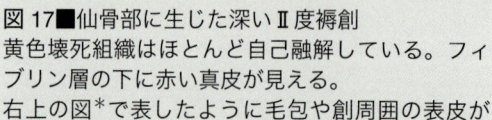

図17■仙骨部に生じた深いⅡ度褥創
黄色壊死組織はほとんど自己融解している。フィブリン層の下に赤い真皮が見える。
右上の図*で表したように毛包や創周囲の表皮が真皮の表面を覆い表皮が再生する。
（*夏井　睦：これからの創傷治療，5，医学書院，東京，2003より一部改変）

Ⅲ度褥創

仙骨部のⅢ度褥創（図18）

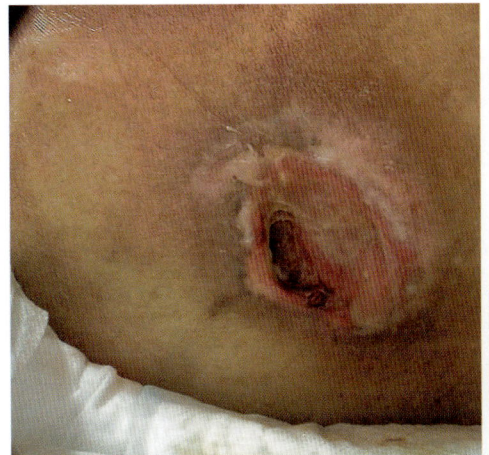

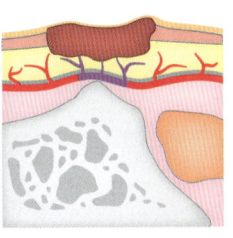

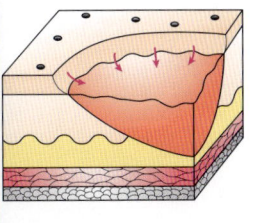

図18■右半分に肉芽形成が見られ，創縁が平坦になると周囲から表皮が遊走してくる（右下の図参照）*。
（*夏井 睦：これからの創傷治療．5，医学書院，東京，2003 より一部改変）

Ⅳ度褥創

発症1週目の仙骨部Ⅳ度褥創。感染合併例（図19）

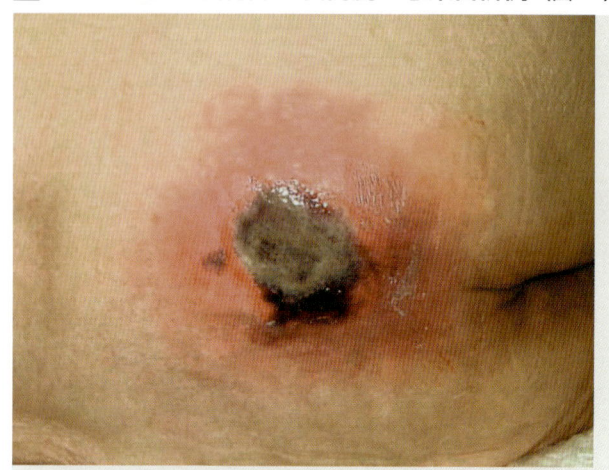

図19-①

1週間前に仙骨部に発赤を生じ（炎症期），Ⅲ度褥創としてラップ処置。高熱を生じ，黒色壊死組織の下に波動を伴う膿瘍を生じている。周辺皮膚は発赤・腫脹が著明で，2時から4時方向に表皮剝離を認める。

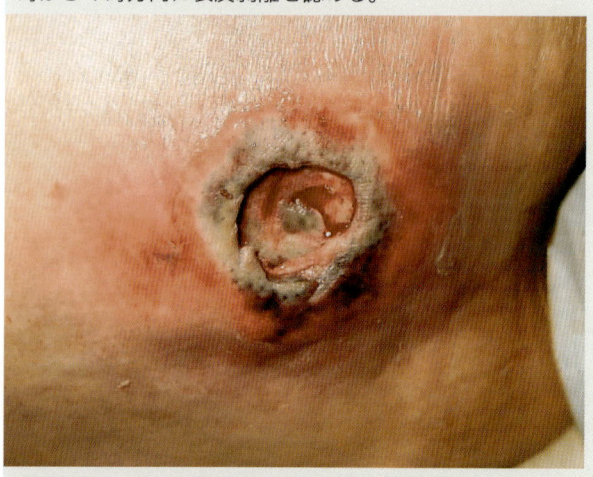

図19-②

壊死組織の中心部をデブリドマンし，膿汁が排出された。

仙骨部Ⅳ度褥創，感染合併例（図20）

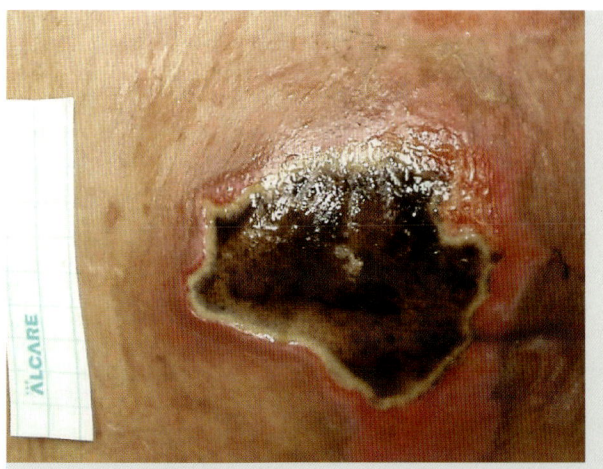

図20-①

黒色の厚い壊死組織が見られる。水分を含んで軟らかくなった部分は黄色になっている。

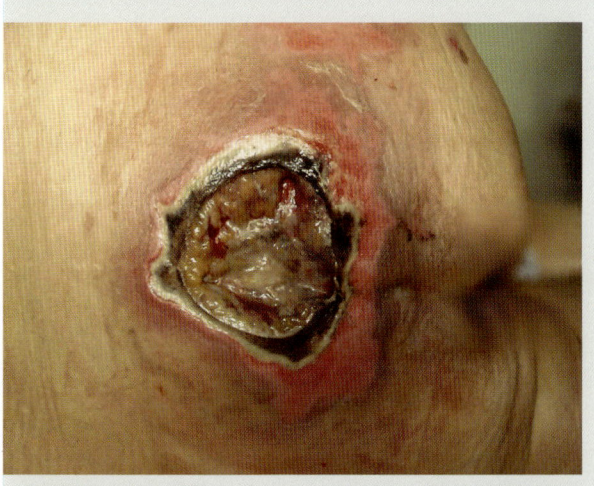

図20-②

壊死組織の中心部をデブリドマンすると，膿汁が排出された。壊死組織の周辺は 10 mm ほど残しておく。深さ方向も控えめに切除し，出血を最小限にする。ポケット形成があるが，指を入れて鈍的に剥離するにとどめる（ドレナージの促進目的）

仙骨のⅣ度褥創感染合併例（図21）

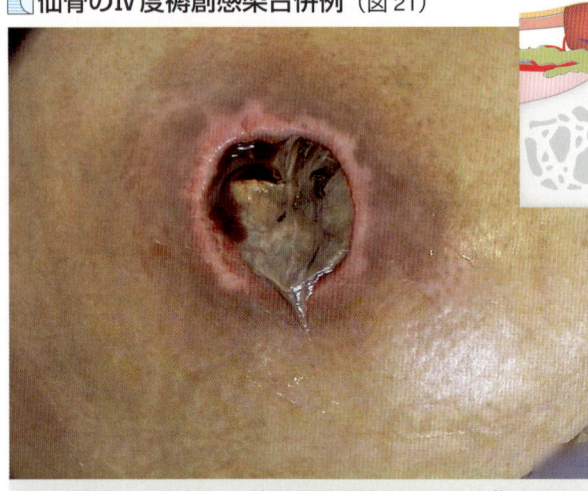

図21■膿汁と融解した壊死組織が排出される。指を入れると骨膜が触れるが，ガーゼを詰めてはいけない。

応用編

複数のステージをもつ創

　ここから先は応用問題です。

　実際の創では，一つの創の中に複数のステージの病変が見られます。褥創の発症機序を考えれば，当然のことです。「壊死組織を除去しなければ正確なステージングができない」と考えていると，生きている皮膚も切ってしまい，その結果，Ⅱ度褥創をⅢ度の褥創にしてしまうこともあります。それでは何のための診断かわかりません。

　ここでは複数のステージをもつ褥創例を提示します。複雑な病変も見分けられる目を身につけてください。

浅いⅡ度褥創＋深いⅡ度褥創（図22）

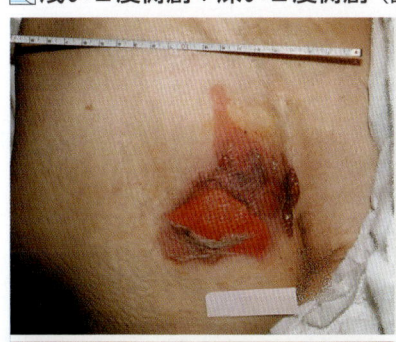

図22-①■発症時は，創における2つの部分はステージの見分けがつかなかった。

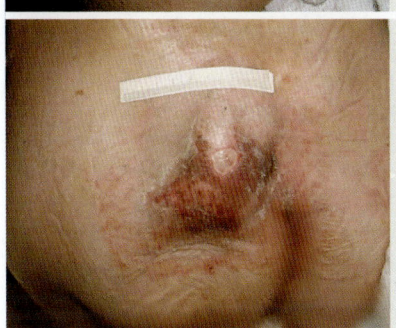

図22-②■ラップ療法3日目に，浅いⅡ度褥創の部分はすみやかに上皮化され，深いⅡ度褥創の部分が残った。周辺の淡い発赤は，体部真菌症によるもの。暑い夏の症例である。

仙骨部Ⅲ度＋深いⅡ度褥創（図23）

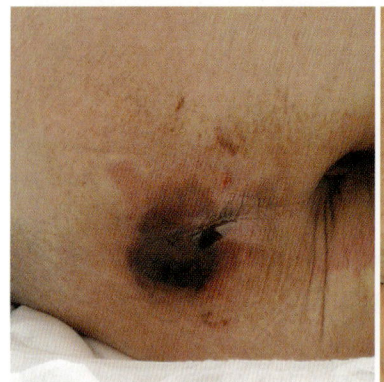

図23-①■ラップ療法1日目
少し赤みが残っており，急性期・炎症期の終わりごろと考えられる。

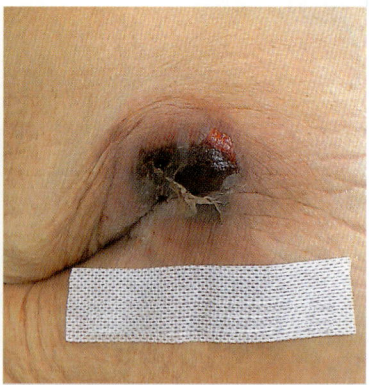

図23-②■ラップ療法2日目
仙骨部Ⅲ度褥創。黒色期。急性期を過ぎ，黒色壊死組織が形成されている状態。

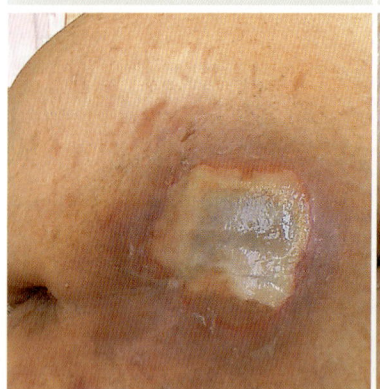

図23-③■ラップ療法7日目
仙骨部Ⅲ度褥創。37度台の発熱，創周囲の発赤腫脹があり，感染合併とすればⅣ度褥創である。経過を追うとわかるが，実は中心部の黒っぽいところだけがⅢ度褥創で，黄色味の強い部分は深いⅡ度褥創である。

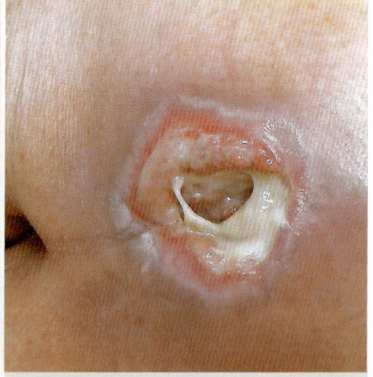

図23-④■ラップ療法29日目
仙骨部Ⅲ度褥創の部分の壊死組織はほとんど融解している。その周囲の黄色壊死組織のなかに赤い顆粒状の真皮乳頭が透けて見えるのが，深いⅡ度褥創の部分である。デブリドマンしてステージを診断する考え方では，この部分を切除することになるが，このようにデブリドマンしなくとも創のステージング（見分け）は可能である。

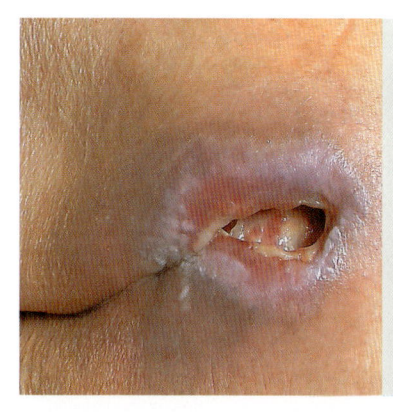

図23-⑤■ラップ療法45日目
深いⅡ度の部分は表皮形成が進み，白色期にある。Ⅲ度の部分は，スラフがほぼ消失した。
スラフ：やわらかい黄色壊死組織

ポケット形成のある感染合併右大転子Ⅳ度褥創（図24）

深いポケットができている

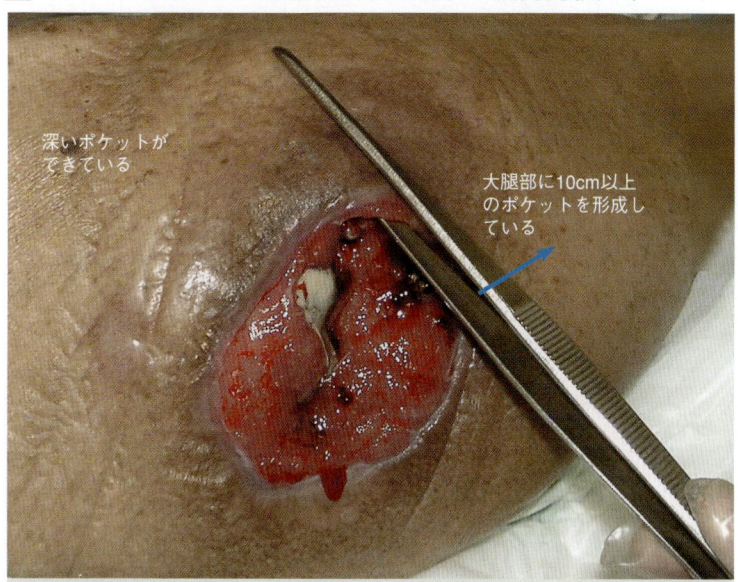

大腿部に10cm以上のポケットを形成している

図24■膿の排出が見られる。深いポケットを形成している。

臀部の広範囲脂肪壊死例（図25）

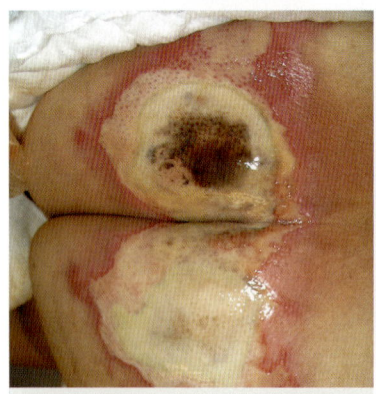

図25-①■ラップ療法14日目
上が布団側。他の写真との比較のために上下反転している。両側臀部の褥創。黄色の部分は深いⅡ度黄色期。左側臀部の黒い部分は皮膚全層欠損Ⅲ度褥創黒色期。周囲の皮膚に発赤あり，感染合併とするとⅣ度褥創になる。仙骨部には褥創を認めない。

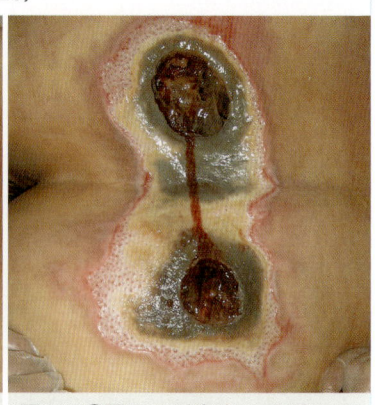

図25-②■ラップ療法18日目
デブリドマンを行った。出血をしない範囲にとどめている。壊死組織は大変もろく崩れやすい。

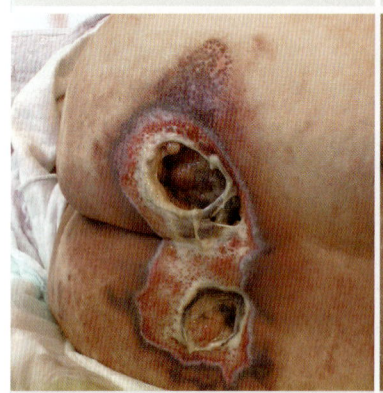

図25-③■ラップ療法35日目
壊死組織はほぼ融解消失した。創底に肉芽が形成されている。辺縁の深いⅡ度褥創の部分は壊死を免れた。黄色期から赤色期にさしかかっている。

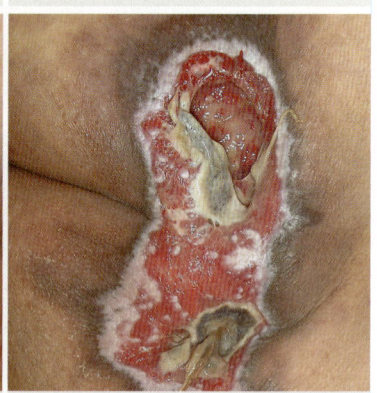

図25-④■ラップ療法49日目
深いⅡ度褥創の表皮形成（白い斑点）が進んでいる。創底の肉芽形成が進む。

2 褥創の治癒過程
ラップ療法ではこう治る

　いよいよラップ療法の場合の褥創の治り方の解説です。

　成書で勉強して，褥創の治癒過程がよくわからなかった方に朗報です。今までいくら勉強しても理解できない原因は，従来の治療法が間違っていたからなのです。治せない治療法をいくら勉強したところで，治るはずがないから，治癒過程も理解できないのです。

　皮膚の構造と創の深さの関係がわかれば簡単に理解できます。創の治癒過程がわかったら，あとはその治癒過程に最適な環境を提供する治療法を行うだけです。その治療法がラップ療法なのです。

◆皮膚の構造と創の深さについて

　もう一度，褥創の深達度分類について復習してみましょう。

　褥創の深さ（深達度）は，熱傷と同じ考え方で分類されます（NPUAP：National Pressure Ulcer Advisory Panel）。

- **NPUAP Ⅰ度**：表皮までの損傷。指で押しても消えない発赤。
- **NPUAP Ⅱ度**：真皮に及ぶ損傷。浅いものは，表皮剥離，水疱形成を伴う。深いものは，赤い創底が見られる。
  - **浅いⅡ度褥創**：皮膚欠損が表皮にとどまる。熱傷における，SDBに相当。
  - **深いⅡ度褥創**：皮膚欠損が真皮に及ぶが，毛包が残っている。熱傷における，DDB に相当。毛包から表皮形成が起こるので，表皮化が比較的早期に始まる。
- **NPUAP Ⅲ度**：皮膚全層の損傷。皮下組織，脂肪組織，筋膜にまで及ぶものを含む。初めは発赤のみで NPUAP Ⅰ度と紛らわしいが，しだいに厚い壊死組織が明確になっていく。
- **NPUAP Ⅳ度**：筋肉，骨，支持組織や骨に及ぶ損傷。骨髄炎や敗血

症を併発することがある。

> SDB：superficial dermal burn
> DDB：deep dermal burn

　表皮と真皮は，前述のように発生学的に別の組織です（図26）。表皮と毛，毛包は外胚葉由来で真皮は中胚葉由来です。したがって皮膚が再生する場合，真皮から表皮ができることはありません。深いⅡ度褥創の場合は毛包が残っており，ここから表皮が再生します。例えていうなら，花壇の土の下に球根が残っていれば春になって一斉に芽が出て花が咲くのに対し（深いⅡ度褥創），土を深く掘り返して球根をすべて枯らしてしまった場合は，となりの花壇から球根を移植しなくてはならないようなものです（Ⅲ-Ⅳ度褥創）。

　では深達度分類の違い（創の深さの違い）による褥創の治癒過程をラップ療法治療症例をみながらみていきます。

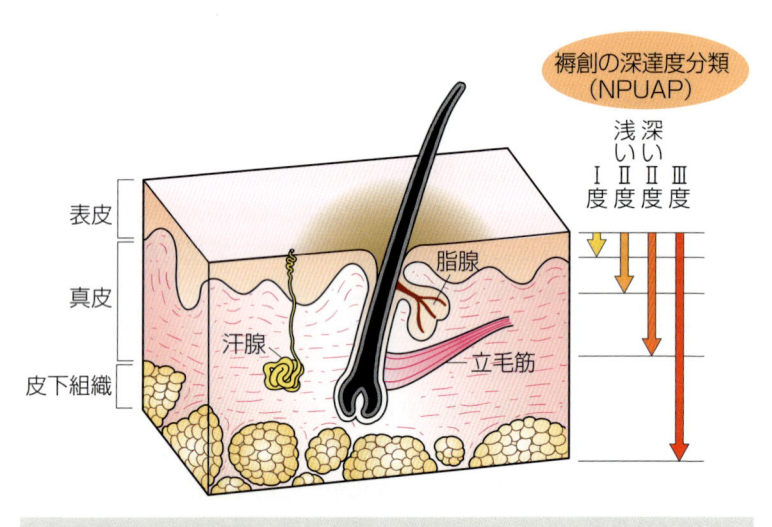

図26■皮膚の構造とNPUAP分類

◆ラップ療法によるⅡ度褥創の治癒過程(図27)

≪ラップによる治療法≫

浅いⅡ度褥創：基底細胞が残っています。水疱が破れたらフィルム（ラップ）を大きく貼ります。

深いⅡ度褥創：毛包が残っています。やはりフィルムを大きく貼ります。

ラップは,人工表皮（水疱の皮の代わり）と理解してください(図27)。

浸出液の中で,真皮が形成されます。真皮が十分形成されると,毛包や汗管から表皮が再生します。これが創床形成（Wound Bed Preparation）といわれるものです。

真皮と表皮の細胞は,フィブリン層に保護されています。フィブリン層は乾燥すると黄色いかさぶた（カヒ）になります。要するに,かさぶたをぬるぬる状態にして治療するのです。フィブリン層に覆われた肉芽は白っぽく見えますが,不良肉芽と思って削り落としてはいけません。グローブや歯ブラシでこするなどといったやり方は,表皮の再生を阻害しますので,行ってはいけません。

治療症例を図28, 29に提示します。

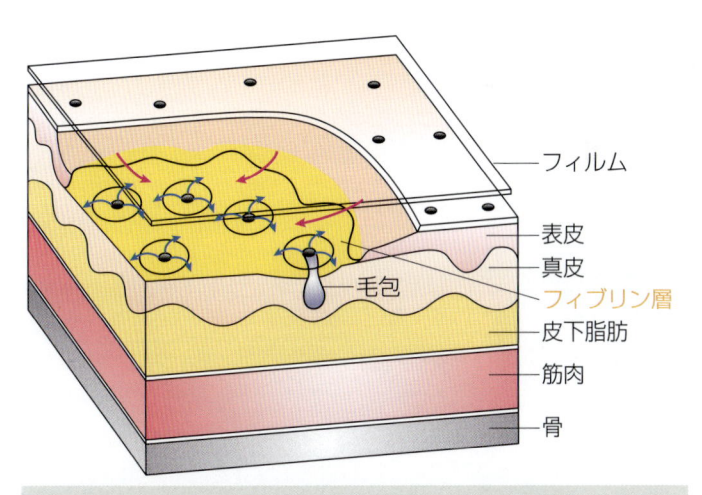

図27■深いⅡ度褥創。毛包が残っている。皮膚欠損部にフィルムを貼ると,いわば,人工表皮の役割を果たす。浸出液の中で表皮が再生する。真皮と表皮の細胞は,フィブリン層に保護されている。

【症例提示】踵にできたⅡ-Ⅲ度褥創,水疱形成例（図28）

　水疱のできる仕組み：褥創の場合,圧迫により交通枝や毛細血管に循環障害が生じると毛細血管の透過性が亢進して浸出液が出て,表皮基底細胞とそれより表層の表皮の間に水が溜まって水疱ができると説明されています（図28-①）。

　熱傷の場合によく水疱を破ると治りが悪くなるといわれますが,その理由は,
①水疱は創を物理的に（ズレ,摩擦,乾燥から）保護する。
②水疱は浸出液を保持する。浸出液には細胞成分（白血球,線維芽細胞,表皮細胞など）,液性成分（サイトカイン類）が含まれており,表皮の再生を促す。
③水疱は痛みをコントロールする（水疱が破れると本当に痛いですね）。
からです。本当の理由は別のところにあります。それは水疱があると,消毒しても消毒薬が剥離した表皮の下に入っていかないので,消毒薬

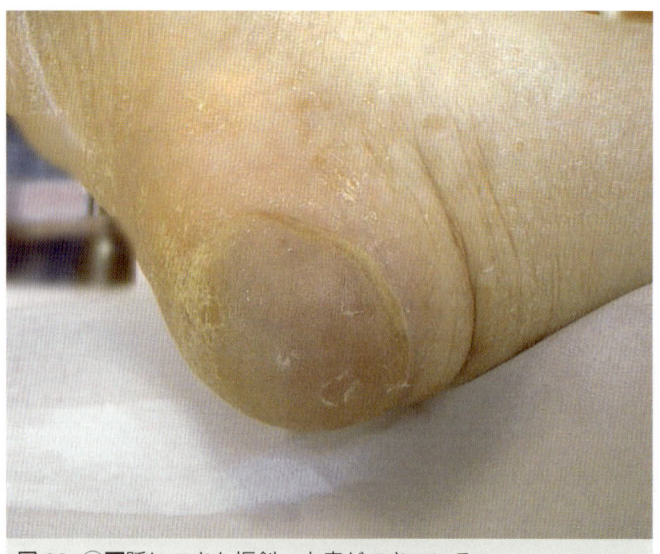

図28-①■踵にできた褥創。水疱ができている。

第2章 ラップ療法の創傷治癒理論

による組織傷害が起きないから治りが早いということなのです。ところがいったん水疱が破れると，消毒薬はむき出しになった表皮細胞を傷害して，黒いかさぶたができます。そうすると，いつまでたっても治らないという結果になります。水疱は消毒の害から皮膚を守っているのです。繰り返しますが，創を消毒してはいけません。

　水疱を破らずに治療する裏技を伝授します（図28-②）。

　水疱より大きめにフィルム（オプサイト®など）を貼ります。フィルムの上から注射針で水を抜きます。その上にフィルムを重ね貼りします。翌日水が溜まっていたら，フィルムを貼ったまま針を刺して水を抜きます。その上からまたフィルムを重ね貼りします。これを繰り返して約1週間経つと，8枚重ねになります。およそこのへんでフィルムが剥がれてきます。そしてフィルムの下に新しい表皮が完成しているというわけです。

　応用編：水疱より大きめにフィルムを貼ります。注射針で水を抜きます。ついでに何カ所か穴を開けておきます。フィルムを剥がさず全体を紙おむつで覆います。染み出した浸出液は紙おむつに吸収されます。約1週間経つと，フィルムが自然に剥がれてきます。フィルムの下には新しい表皮が完成しています。

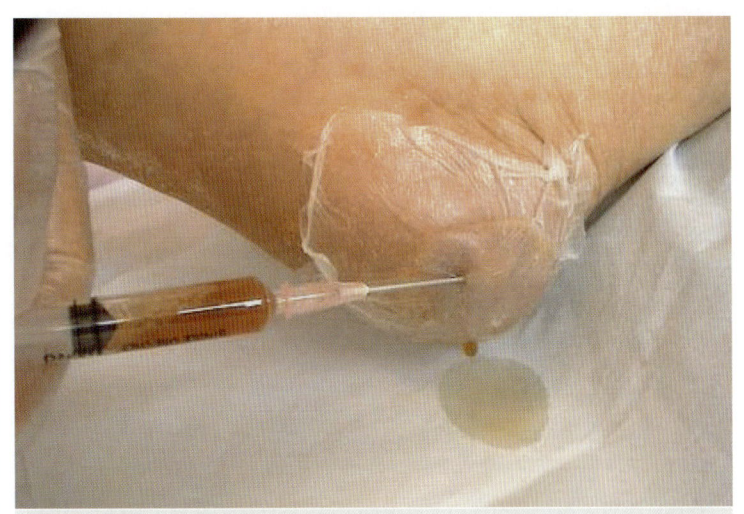

図28-②■フィルムを貼ったまま針を刺して水を抜く。

【症例提示】仙骨部Ⅱ度褥創（図29）

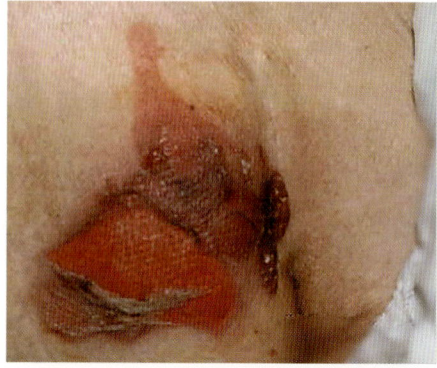

図29-①■ラップ療法前
浅いⅡ度褥創と深いⅡ度褥創が併存している。

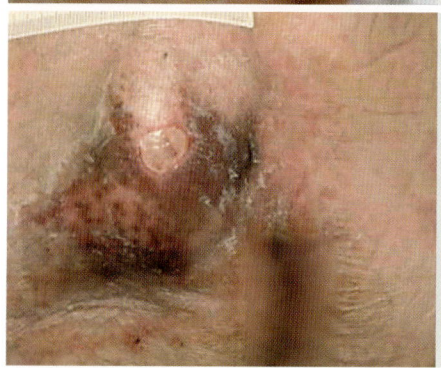

図29-②■ラップ療法開始3日後
フィルムを貼ると，浅いⅡ度の部分はすみやか（3日目）に上皮化された。深いⅡ度褥創の部分は創辺縁，残存毛包から表皮再生が起こる。

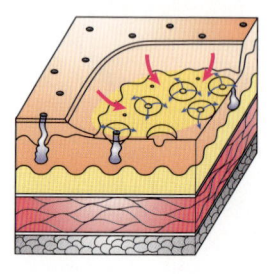

肉芽形成

（夏井　睦：これからの創傷治療．5，医学書院，東京，2003より一部改変）

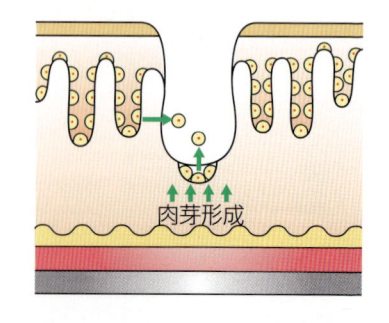

真皮にまで欠損が及ぶ深いⅡ度褥創では，創底部に毛包が残存するので，創底部と創辺縁より表皮再生が起こる。

◆ラップ療法によるⅢ度褥創の治癒過程(図30)

　Ⅲ度褥創では全層皮膚欠損のため毛包が失われています。肉芽（真皮様組織）が十分形成され，創縁が平坦になってはじめて周辺より表皮細胞が遊走します。表皮細胞の遊走も，フィブリン層の下で生じます。フィブリン層は褥創の治癒に大変重要な役割を果たしているのです。

　ラップによるⅢ度褥創の治療症例を図31に提示します。

　創の洗浄方法としてグローブ洗浄法も提唱されています。グローブ指腹で愛護的に洗浄するというのですが，ラップ療法では，水で軽く創を洗い流すだけで治癒しているのでこのような洗浄は必要ないと考えます。ラップ療法は褥創に最もやさしい治療法なのです。

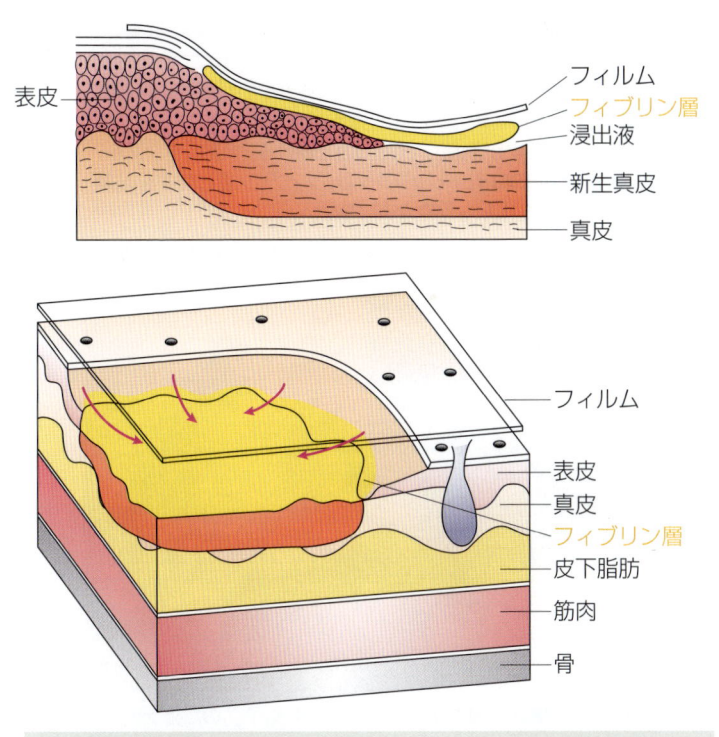

図30■Ⅲ度褥創の治癒過程
フィブリン層の保護下で，肉芽形成と表皮形成が生じる。
夏井　睦：これからの創傷治療．5, 医学書院，東京，2003より一部改変

【症例提示】Ⅲ度褥創の表皮形成例（図31）

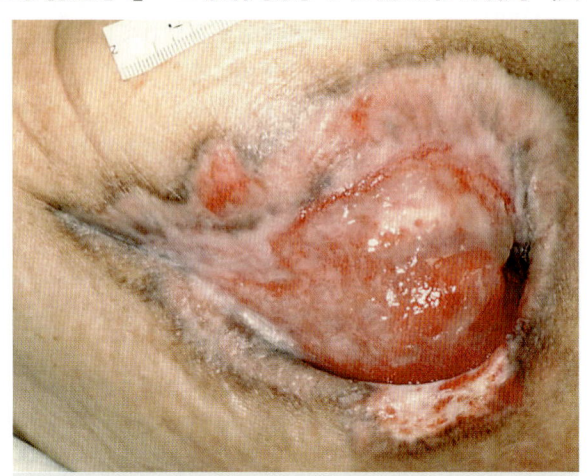

図31-①■9時から2時の方向で創縁が平坦になり，フィブリン層の下で表皮細胞が遊走してくるのがわかる。ゼリー様に見えるのが，フィブリン層。水圧をかけたりこすったりすると，フィブリン層と表皮が剥離してしまうので避ける。ポリウレタンフォームやハイドロコロイドドレッシングは，フィブリン層と表皮を剥離するので表皮化がなかなか起こらない。

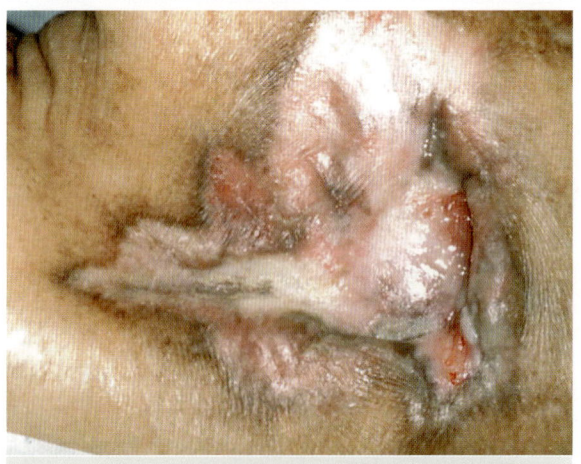

図31-②■創は表皮で覆われたが，再発予防のためラップを貼り続ける。ラップ療法はコストがかからないので，再発予防目的のウエットドレッシング療法を行うことができるのも利点である。

◆ラップ療法によるⅢ-Ⅳ度褥創の治癒過程（図32）

　まず，Ⅲ-Ⅳ度褥創の治癒過程を，仙骨部の断面図で解説します（図32）。上が背中側，下が腹側です。

　乾燥した黒色壊死組織（eschar）を有する場合，ラップを貼っただけではいつまでたっても自己融解が始まりません。ユーパスタ®やカデックス®で創を処置すると，乾燥して壊死組織ができてしまいます。このような状態からラップ療法をはじめる場合には，プラスチベース®またはワセリンを壊死組織に少量塗布し，ラップを貼付します（図32-①）。2～3日経過すると，壊死組織が水分を含んで軟らかくなります。

　最初からラップ療法で治療すると，はじめから軟らかな黒色壊死組織になり，この処置は必要ありません。

　壊死組織が水分を含んで軟らかくなったら，壊死組織の中心部を摂子で持ち上げて，一部を切除して開放創にします（図32-②）。ドレナージが目的ですから，創の周辺部や深部を出血するまで切除する必要はありません。

　ドレナージを行うと，膿や浸出液は，ラップの周辺より水平方向に

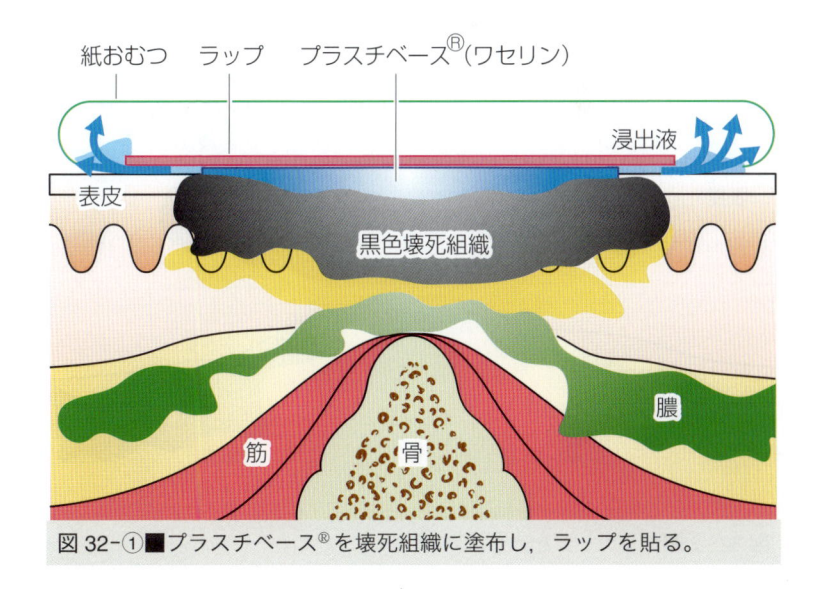

図32-①■プラスチベース®を壊死組織に塗布し，ラップを貼る。

排出され，紙おむつに吸収されます（図32-③）。創の深部の膿汁も排出されます。

いったんドレナージをすると，多量の浸出液が排出されますが，ラップ療法では浸出液の処理に困ることはありません。浸出液は食品用ラップの周囲より排出され，紙おむつに吸収されます。よって，創の内部に貯留することがないのです。

浸出液には，創を清浄化する働きがあります。固い壊死組織は浸出液によって軟らかくなり，自己融解が進み，軟らかな黄色壊死組織（スラフ）に変わります（図32-④）。ラップ療法では，蛋白分解酵素の働きを阻害するような薬物を使わないので，自己融解が進みます。また，ポケット（創死腔）の清浄化も進みます。

創死腔をガーゼや創傷被覆材で充填してはいけません。浸出液を吸収して膨化し，創を圧迫して二次損傷を生じます。吸収力の大きなドレッシング（ポリウレタンフォーム，ハイドロコロイドなど）も同じように浸出液を吸収して膨化し，創を傷害します（図32-⑤）。ラップ療法では浸出液が創の周辺（骨のあたらないところ）にドレナージされるため，創の二次損傷を生じません。

創感染を併発すると，膿は皮下組織あるいは脂肪組織と筋膜の間を

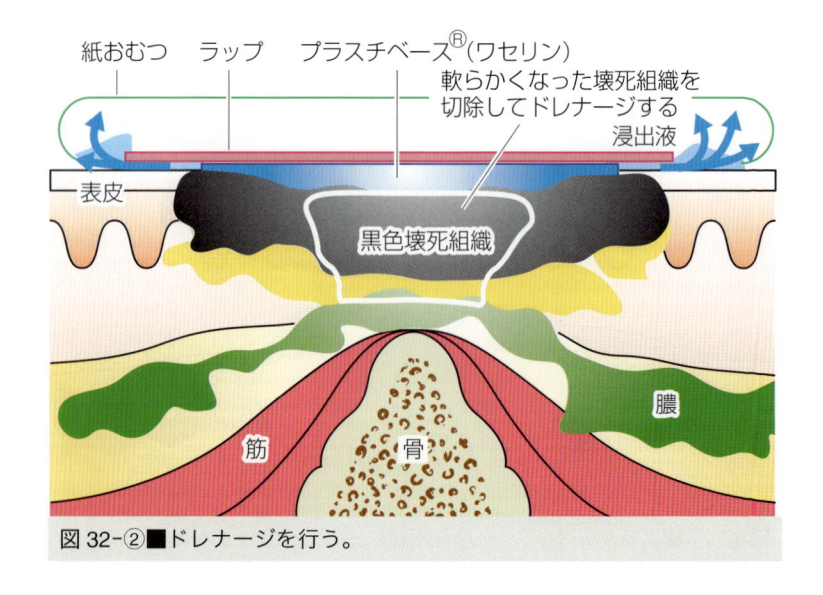

図32-②■ドレナージを行う。

第2章 ラップ療法の創傷治癒理論

広がっていきます。こうしてできた空間をポケットとよんでいますが，ポケットに，ガーゼ軟膏を充填すると，さらに深くなり，創の内部の圧力が高まって，感染を深部に進展させます。ラップ療法では，そう

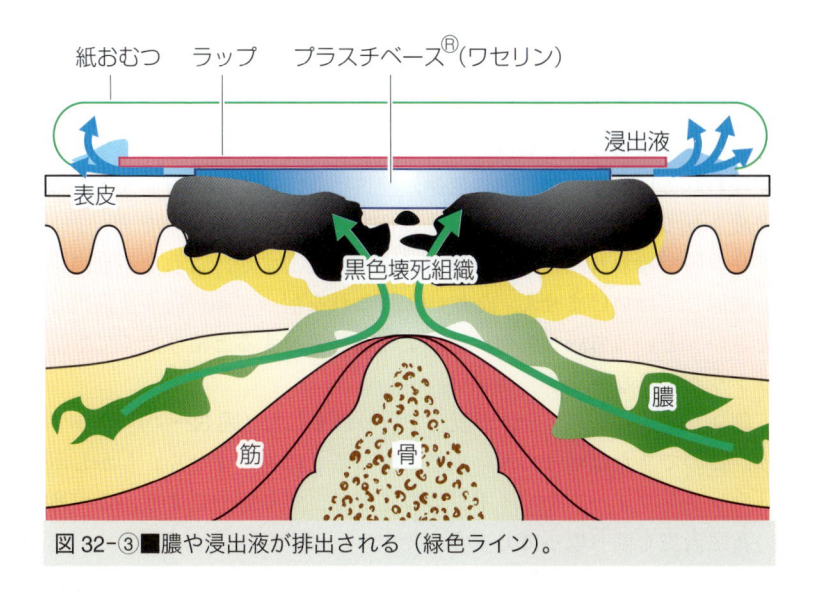

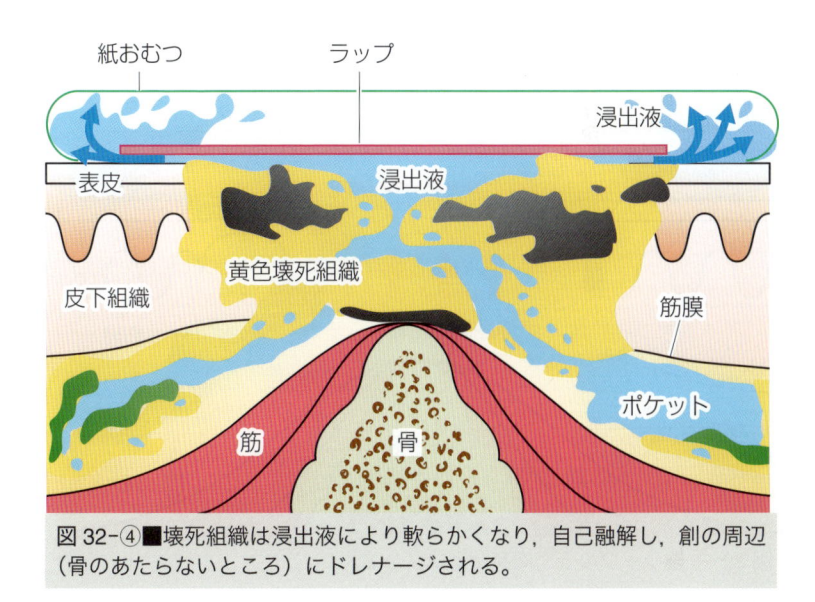

図32-③■膿や浸出液が排出される（緑色ライン）。

図32-④■壊死組織は浸出液により軟らかくなり，自己融解し，創の周辺（骨のあたらないところ）にドレナージされる。

した有害な治療をしません。ラップ療法では，ポケットのように創の陥没している部分のほうが体重がかかりませんから，治りが速くなります。その結果，創面が平坦になります。したがって陥没部分を「死腔」と称して軟膏ガーゼや枕の形をした詰め物を入れてはいけません（図32-⑥）。感染に対しては，抗生物質を全身投与します。

　壊死組織の融解，ドレナージが進むにつれ，ラップの下で肉芽組織が形成されます（図32-⑤）。肉芽を構成する線維芽細胞などは，もし創面に直接露出していれば大変傷つきやすいのですが，フィブリン層で覆われているため，外力，乾燥，浸透圧差，感染，消毒薬などから保護されています。生物の体はうまくできているものなのです。フィブリン層で覆われた肉芽組織は白っぽく見えますが，これを不良肉芽と混同してはいけません。成書では，「これを削って赤い肉芽を露出しなさい」といっていますが，そのような処置をすると治りたくても治りようがなくなります。

　創縁が平坦になり，全体が表皮で覆われました（図32-⑦）。ラップは，このできたばかりの薄い表皮を削ることはありません。しかしポリウレタンフォームやハイドロコロイドは，ずり応力により，この薄い新生表皮を削り取ってしまうのです。

　再発予防のために，ラップ処置を続けましょう。ナイロンストッキ

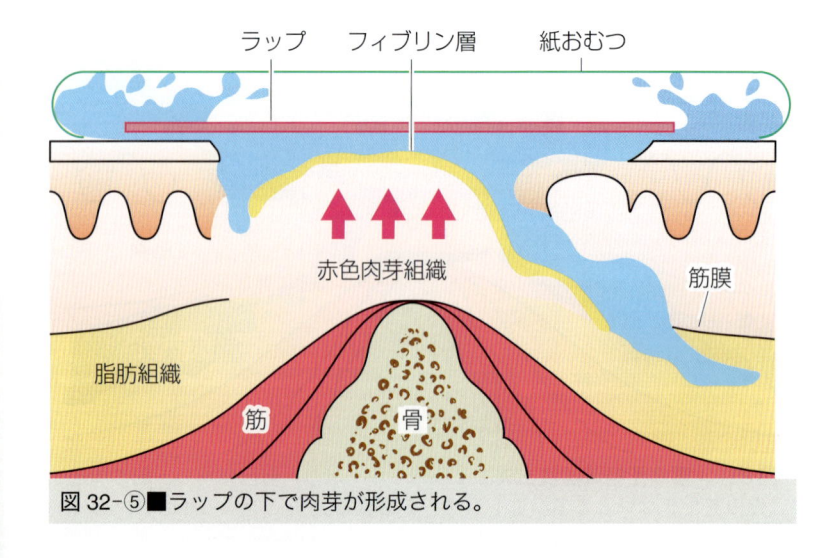

図32-⑤■ラップの下で肉芽が形成される。

第 2 章　ラップ療法の創傷治癒理論

ングを使って上手に保護することもできます（→144 頁「ストッキングで褥創予防・治療」参照）。

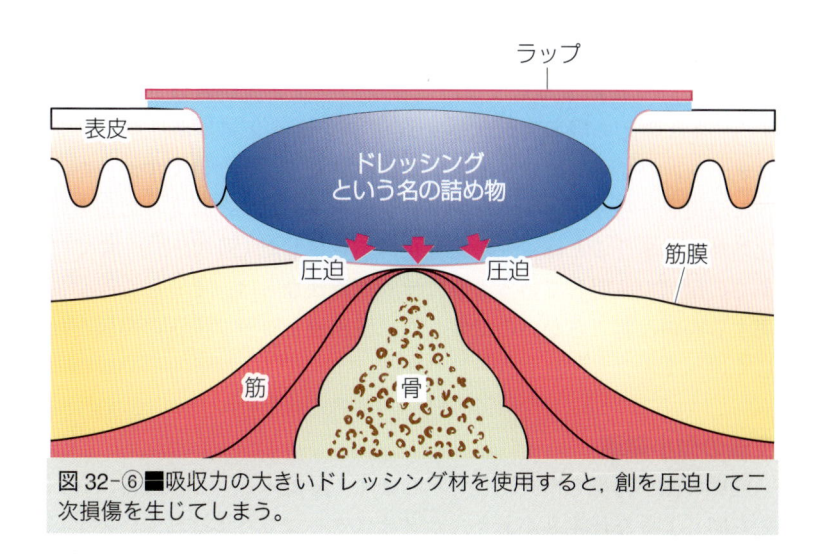

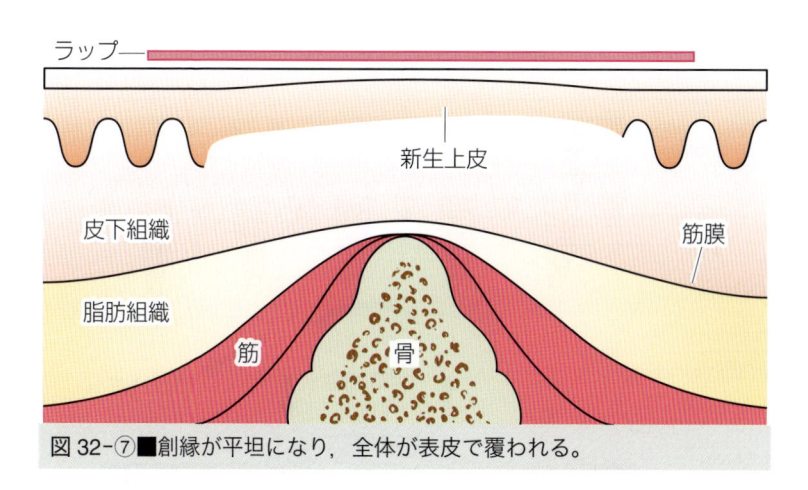

図 32-⑥ ■ 吸収力の大きいドレッシング材を使用すると，創を圧迫して二次損傷を生じてしまう。

図 32-⑦ ■ 創縁が平坦になり，全体が表皮で覆われる。

◆浸出液への対応
浸出液を味方にするラップ療法

　さて,ここまでラップ療法による褥創の治癒過程をみてきました。褥創治療では湿潤環境が創治療に重要といわれている一方で,浸出液のコントロールによる適度な湿潤環境のバランスが強調されています[1]。それゆえに吸収力の大きい商用ドレッシング(ポリウレタンフォーム,ハイドロコロイド等)が提唱されているわけですが,たくさん浸出液を吸ったドレッシング材が創を圧迫して,かえって創を悪化させてしまうことはくりかえし述べてきました(図32-⑥)。すでに多くの症例で証明しているようにラップ療法ならば,そうした湿潤に関する問題は起こらないのです。次に浸出液とラップ療法の関係を詳しく述べます。

皮膚の微小循環

　皮膚の微小循環を模式化して示します(図33-①)。どの臓器においても同じような仕組みがあり,ホメオスターシスとよばれています。毛細血管から血漿の一部が染み出して,真皮を環流します。ガス交換や液性成分の交換はこのようにして行われます。白血球も遊走してき

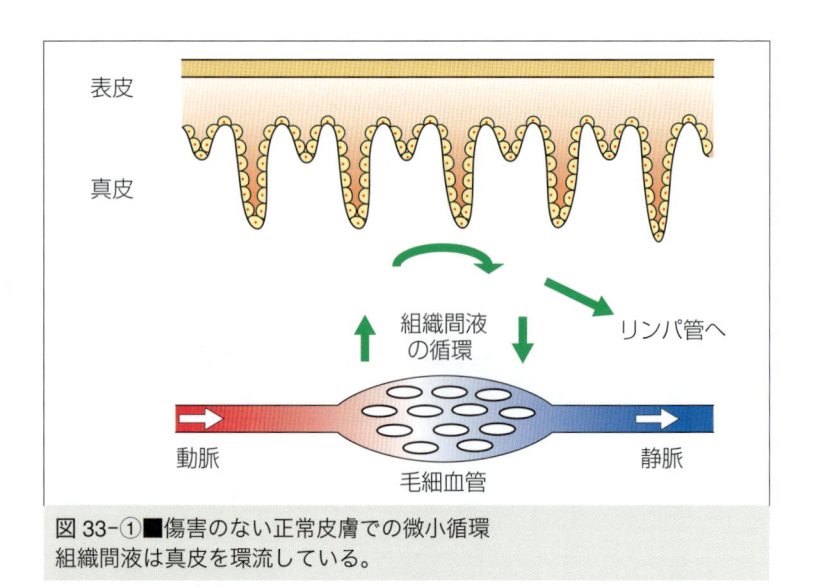

図33-①■傷害のない正常皮膚での微小循環
組織間液は真皮を環流している。

ます。一部はリンパとしてリンパ系に環流します。浸出液＝組織間液＝リンパ液と考えていいでしょう。微小循環の観点からすると，皮下組織は中枢，表皮は末梢ということになります。ですから表皮に塗布した抗生物質や抗菌剤は，簡単には深部に到達しないということがわかります。表皮に抗生物質などを塗布してもほとんど意味がないのです。

皮膚欠損と組織間液の流れ

　皮膚欠損を生じると，組織間液が体外に漏出します（図33-②）。組織圧は陽圧なので，皮膚という蓋が取れた状態と理解してください。組織間液は，相変わらず真皮を循環していますが，全体として内部から外部へ向かっていきます。この極性（内部から外部へ向かう）のある流れが，生体防御機構の主要な役割を果たしています。皮膚全層に及ぶ褥創では菌が壊死組織とその周辺で増殖しています（図33-③）。また，創底に菌が侵入しています。組織間液は，このような創を清浄化しているのです。

　組織間液は皮膚の深部より皮膚表層に向かって流れます。サイトカインなどの液性因子や，白血球やマクロファージなどの細胞成分もこの流れに沿って供給されます。細菌はマクロファージに呑食され，壊死組織は自己融解します。組織間液にのって創内部から創の表面に追

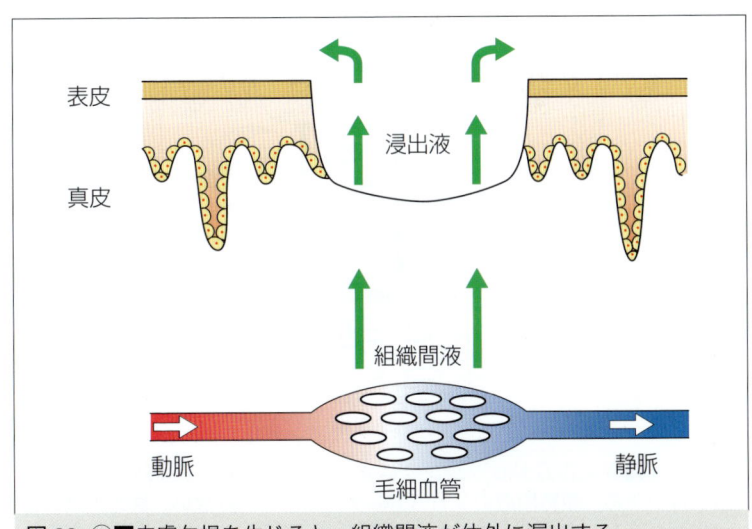

図33-②■皮膚欠損を生じると，組織間液が体外に漏出する。

いやられた細菌は，もはや感染の起因菌ではなく，コロニゼーションとよばれます。

　ラップ療法で使用するフィルムドレッシング（ラップ）は，この組

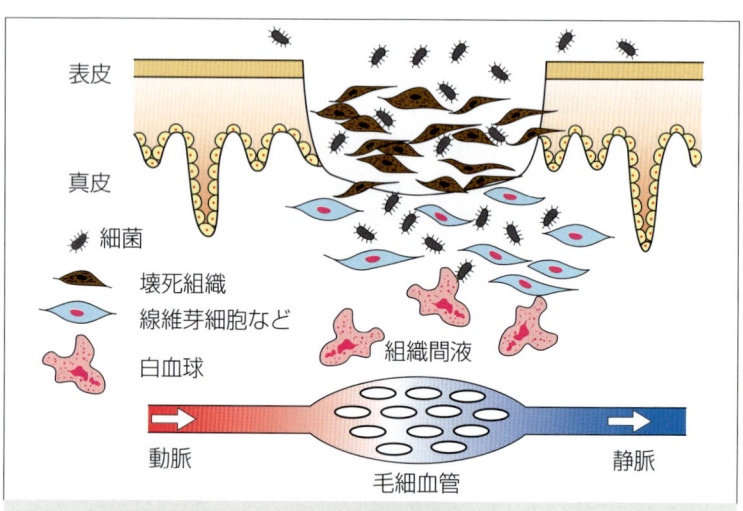

図33-③■皮膚全層に及ぶ褥瘡の内部模式図

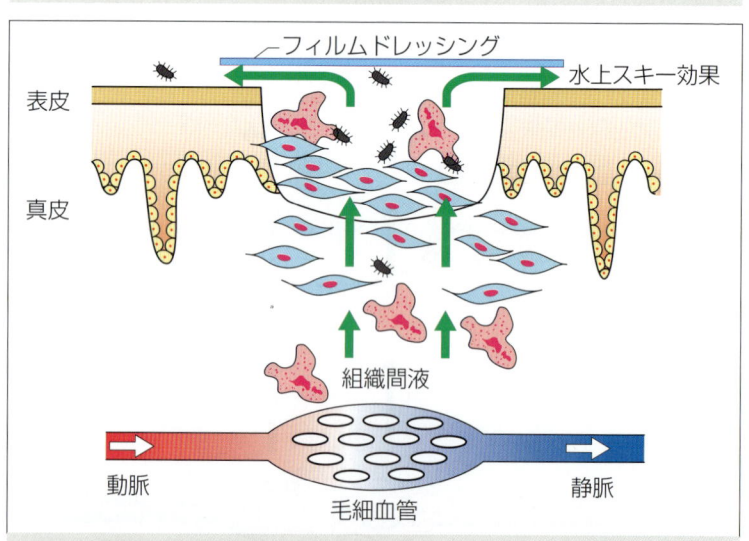

（表皮／真皮／細菌／壊死組織／線維芽細胞など／白血球／組織間液／動脈／毛細血管／静脈）

図33-④■フィルムドレッシングは水上スキー効果により創面に直接接触しないため，組織間液の流れ（ドレナージ）を防げない。壊死組織の自己融解が進む。白血球が遊走し，肉芽形成が進む。

織間液の流れ（ドレナージ）を妨げません（図33-④）。「閉鎖療法」は組織間液の流れを妨げる結果，感染を悪化させるわけですが，対照的にラップ療法はドレナージを妨げないため，感染創の治療が可能なのです。最近話題の「持続陰圧吸引療法」は，同じように組織間液を内部から外部へ強制的に排出する治療法です。ラップ療法における組織間液の排出の流れと原理は同じですから，ラップ療法を行えばこのような大げさな仕掛けを使う必要はありません。

組織間液を活用したWound Bed Preparation（創床形成）

　組織間液により創底が清浄化され，同時進行的に肉芽形成が生じます（図33-⑤）。これが，真のWound Bed Preparation（創床形成）です。フィルムドレッシングの下に浸出液（組織間液）の薄膜とフィブリン層が形成されるので，フィルムは創面に直接接触しません（水上スキー効果）。吸収力の大きいドレッシング（ハイドロコロイド，ポリウレタンフォーム等）の多くは浸出液を吸収してしまうのでこの薄膜が形成されず，創面を研磨します。創面が平滑であること，そしてすみやかな表皮化が得られることがラップ療法の特徴です。このように

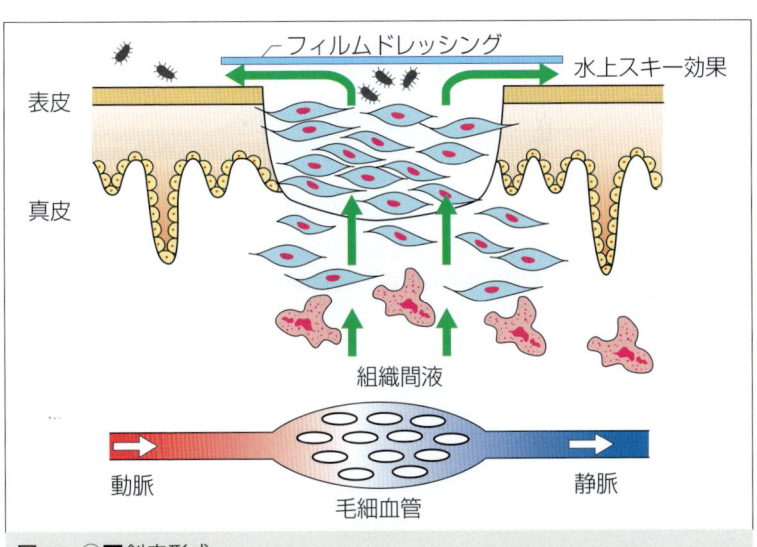

図33-⑤■創床形成
肉芽が組織欠損を修復する。

ラップ療法では浸出液はやっかいのものではなく味方なのです。

ガーゼパッキングや，厚みのあるドレッシングは，感染をつくる

軟膏ガーゼを創に詰めたり（ガーゼパッキング），厚みのあるドレッシング材を創に貼付すると，感染をつくってしまいます。模式図でみてみましょう（図 34）。

文献■
1) 西出　薫：Moisture と創傷被覆材．TIME の視点による褥瘡ケア．創床環境調整理論に基づくアプローチ（大浦武彦，田中マキ子編集），89-103，学習研究社，東京，2004．

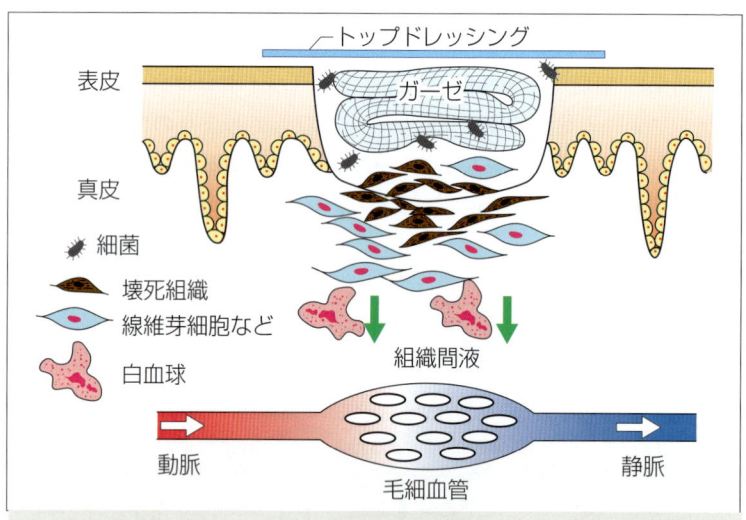

図 34-①■ガーゼパッキングにより創の圧迫壊死が生じる。組織間液の流れは逆転して創の内部に向かい細菌と細菌毒素が創の深部に侵入してしまう。本格的な感染の始まりである。

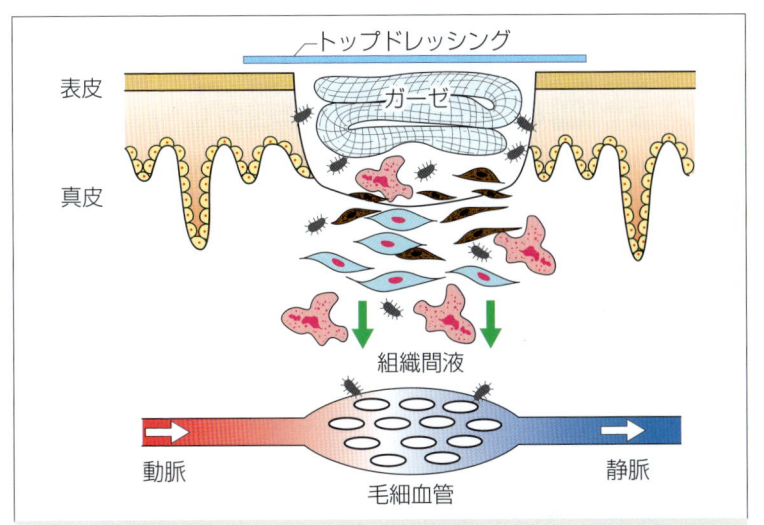

第 2 章　ラップ療法の創傷治癒理論

図34-②　■細菌の創深部への侵入により，白血球やマクロファージも死滅する．感染防御機構の破綻である．加えて，ガーゼのなかで菌が増殖している可能性もある．ポリウレタンフォームで死腔を埋めるというコンセプトの商品も上市されているが，これも，「創のパッキング」にほかならない．パッキングにより創底が圧迫され，残存していた毛包が破壊されてⅡ度褥創がⅢ度褥創になってしまう．

3 ラップ療法における創の評価と治療法の選択

◆褥創分類とラップ療法

　現在，わが国で使用されているものには主に3つの分類法があります。
　1）NPUAP分類
　2）色による分類
　3）DESIGN分類
です。

1) NPUAP (National Pressure Ulcer Advisory Panel) 分類[1]

　NPUAP分類とは熱傷に準じた考え方で褥創の深達度分類を行います。褥創の深さは，発生したときに決定されます。したがってNPUAP分類は重症度分類であって，治癒過程の経過（褥創の変化）を追うものではありません。すなわち，Ⅲ度がⅡ度になりⅠ度になって治っていく，という考え方はしません。NPUAP Ⅲ度が感染合併したり，不適切な治療によって骨に到達してNPUAP Ⅳ度になることがありますが，これは例外です。

　NPUAP Ⅰ～Ⅳ度のすべてのステージの褥創の治療法をまとめたものについては57頁に記載しています。

2) 色による分類 (福井)[2]

　創の色による分類で，創の色の変化に応じて「黒色期」「黄色期」「赤色期」「白色期」に分類されます。このステージはNPUAP分類ではⅢ-Ⅳ度の褥創に適用します。

　創の変化を捉えた分類法という点で，褥創の治癒形態を理解するのに役立ち，創の変化を知るうえで便利ですが，ラップ療法では原著（福井）の黄色期を黄色期前期と黄色期後期に分けて考えます。

- **急性期，炎症期**：褥創ができて間もなくの状態です。発赤，紫斑，出血，浮腫，水疱，びらんなどの多彩な症状が次々と出現することがあります。発赤が強くても感染を伴わないのが通例です。
- **黒色期**：急性期を過ぎ，黒色壊死組織が形成されている状態。皮膚全層および皮下組織が壊死を起こしています。カデックス®やユーパスタ®で治療すると，乾燥した硬い黒色壊死組織ができますが，ラップ療法で治療すると，軟らかい水分を含んだ黒色壊死組織になります。
- **黄色期前期**：硬い黒色壊死組織を切除すると，皮下組織に由来する黄色壊死組織が現れます。ラップ療法の場合は，創底から出てくる浸出液のために黒色壊死組織が軟化脱色して，そのまま黄色壊死組織になります。壊死組織が十分軟らかくなったところで，創の中心部の一部を切除（ドレナージ）すると，それまでの閉鎖創が開放創になります。この時期は浸出液が多くなり，感染の危険がもっとも高まる管理の難しい時期といわれていますが，ラップ療法の場合は感染制御が容易で，決して難しい時期ではありません。
- **黄色期後期**：ドレナージ後は，黄色壊死組織がスラフ（slough）とよばれる軟らかな壊死組織に変わり，自己融解が進みます。
- **赤色期**：スラフが消失して，赤色肉芽が形成される時期です。ラップ療法では積極的にスラフを除去しないため，黄色期と赤色期の区別をする必要がありません。スラフがあるままで，赤色肉芽が形成されます。
- **白色期**：赤色肉芽が十分形成され，創の辺縁が平坦になると表皮化が始まります。Ⅱ度褥創の場合は，残存する毛包より表皮化が始まります。Ⅲ度褥創の場合は，創辺縁より表皮化が始まります。表皮形成が進むと，創が白っぽく見えます。

3）DESIGN（褥瘡状態評価と分類スケール）[3]

2002年に日本褥瘡学会学術委員会によって開発された分類法です。褥創の重症度分類とその治癒経過の評価の2つに分かれています。重症度分類用6項目を，軽度はアルファベットの小文字，重度はアルファベットの大文字で表しています。褥創経過評価用は6項目を0～6点で採点し，計0～28点となり，点数が高いほど褥創の状態が悪いことを示します。

ラップ療法では褥創の重症度により治療法が変わることがないの

で，DESIGN分類を用いていません。DESIGNの数値とラップ療法の治療過程との間にずれがあるように感じています。

文献■

1) National Pressure Ulcer Advisory Panel：Pressure ulcers prevalence, cost and risk assessment：Consensus development conference statement. Decubitus, 2：24-28, 1983.
2) 福井基成：最新褥瘡治療マニュアル．照林社，東京，1993.
3) 大浦武彦（監），宮地良樹，他（編）：褥瘡状態評価法DESIGNのつけ方，使い方．照林社，東京，2003.

◆ラップ療法と創の評価

どのような病気の場合でもそうですが，正しい診断（評価）があって，はじめて正しい治療ができます。日本褥瘡学会学術委員会はDESIGN分類を発表し，これを褥創の評価に使用するよう学会で指導しています（日本褥瘡学会誌：4(1), 2002.）。2005年の学術集会では，DESIGN分類を基本とした治療ガイドラインを発表する予定とのことです。

しかしながら，ラップ療法ではDESIGN分類は採用していません。なぜならラップ療法では，DESIGN分類により治療法が変わることがないからです。ラップ療法ではどのようなステージの褥創でも，「水で洗ってラップを貼る」の繰り返しで治療するので，分類の意味がないのです。このことが，「なんでもかんでもラップを貼ればいいというものではない」という批判を頂戴するもとになっているようですが，どのステージでもラップを貼るだけで治る理論についてはすでに詳しく述べてきました（→57頁「2. 褥創の治療過程―ラップ療法ではこう治る」）。

ここでは，実際の症例を提示しながら（図35），創の評価と治癒のメカニズムについて解説します。治癒のメカニズムの理解を助けるために，NPUAP分類と色による分類の組み合わせを治癒の経過に並行記載して，ラップ療法による治癒過程を説明します。

第2章 ラップ療法の創傷治癒理論

【症例提示】仙骨部Ⅲ度褥創（図35）

図35-①■急性期・炎症期の終わりごろ＜ラップ療法1日目＞

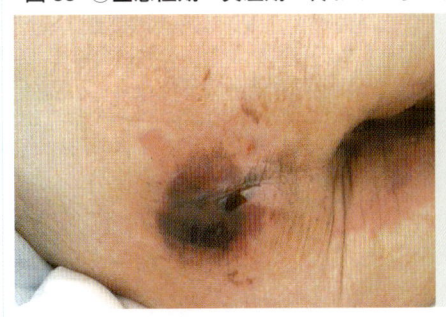

発生後約1週間経過したところ。デュオアクティブ®から粘着性フィルムドレッシング（オプサイト®）に変更した。
（この写真のみ，左が頭側である）

図35-②■黒色期＜ラップ療法2日目＞

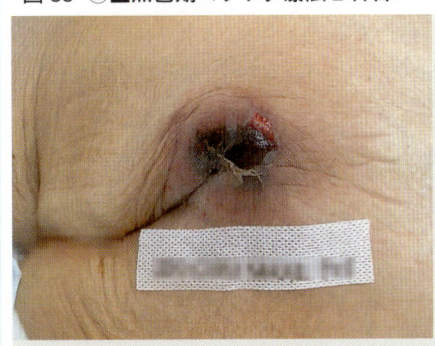

急性期を過ぎ，黒色壊死組織が形成されている状態。皮膚全層および皮下組織が壊死を起こしている。カデックス®やユーパスタ®で治療すると，乾燥した亀の甲羅のような硬い黒色壊死組織ができるが，ラップ療法で治療すると水分を含んだ軟らかい黒色壊死組織になる。創の周辺の皮膚に発赤・腫脹はなく，皮膚の皺が見えるので感染はない（感染すると，腫脹のため皺が消える）。粘着性フィルムドレッシング（オプサイト®）では剥がす際に表皮剥離するので，食品用ラップに変更した。バンソウコウの長さは10cmである。

図35-③■黄色期前期＜ラップ療法7日目＞

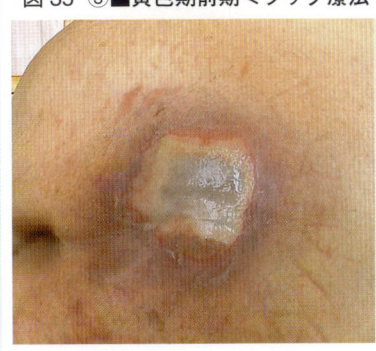

ドレナージ前
創底から出てくる浸出液のために黒色壊死組織が軟化，脱色して，そのまま黄色壊死組織になった。創の周辺の皮膚に軽い発赤・腫脹があり，皮膚の皺が消えている。体温37.6度と微熱があり，感染の可能性がある。壊死組織の中心部を鉤ピンでつまむと持ち上がるので，一部切除することにした。

図 35-④ ■黄色期前期＜ラップ療法 7 日目＞

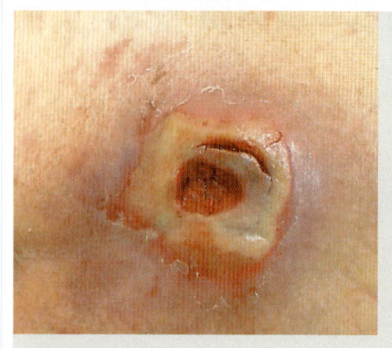

ドレナージ後
まず，創縁から 1 cm のところを 12 時から 3 時の方向に鋏で切ったところ出血した。この部分はのちに深いⅡ度褥創であることがわかる。出血したので方針を変えて，中心部だけを切除した。壊死組織が創底から完全に浮いているのを確認しながら，中心に約 1 cm の深い切れ目を入れた。これだけで十分なドレナージ（開放）ができる。

膿汁は排出されない。いったんドレナージされると，感染は重症化して深部に及ぶことはない。

黄色期は，浸出液が多くなり，感染の危険がもっとも高まる治療の難しい時期といわれているが，ラップ療法の場合はこのような最小限度のドレナージをするだけで感染制御が容易にできる。これが，閉鎖療法ではない，ラップ療法の際立った特徴である。

ドレナージ前の写真（図 35-③）をもう一度みてみると，中心部が黒っぽく，周辺が白っぽいのがわかる。29 日目の写真（図 35-⑥）と比較するとわかるが，白っぽい部分は，実は浅いⅡ度褥創なのである。この部位を切除していたら大出血していた可能性がある。だからこそ創を見分ける目と最小限のドレナージに抑えることが大事なのである。

図 35-⑤ ■黄色期後期＜ラップ療法 14 日目＞

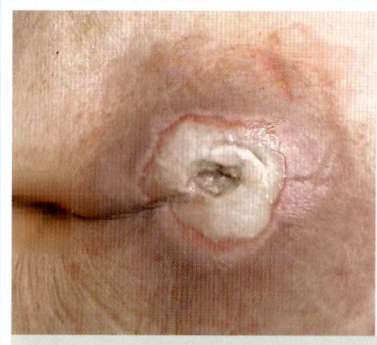

a．壊死組織切除前　　　　　　　　　b．切除後

ドレナージ後は，浸出液が増え，壊死組織がどんどん軟らかくなる。中心部をもう少し切除し，ドレナージを促進した。12 時方向に切っていくと出血するのでその方向へは切り進まないようにした。

図35-⑥ ■黄色期後期と赤色期の並存＜ラップ療法29日目＞

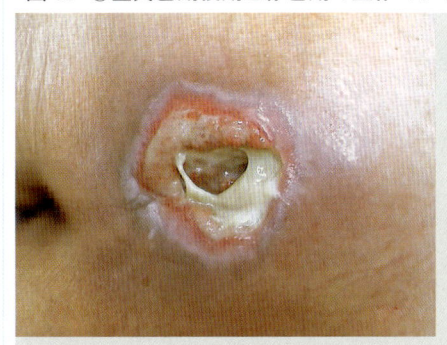

スラフの融解が進む。ラップ療法7日目（図35-③）ではわからなかった深いⅡ度褥創が明らかになっている（ここをドレナージで切らなくてよかった）。
DESIGNやTIMEの考え方では，このような白っぽい肉芽は「不良肉芽」と判定され，切除の対象になるが，ラップ療法では，このまま保存的に治療を続ける。ラップ療法では積極的にスラフを除去しないため，黄色期と赤色期の区別をする必要がない。スラフがある状態でも，赤色肉芽が形成されていくからである。

図35-⑦ ■黄色期後期・赤色期・白色期の並存＜ラップ療法45日目＞

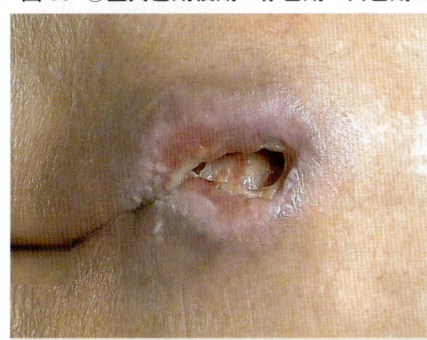

深いⅡ度の部分は表皮形成が進み，白色期となった。
Ⅲ度の部分は，スラフが消失した。
スラフとフィブリン層で表面が覆われた肉芽が創底に見える。
ポケットがあるが，ラップ療法を続けると肉芽で自然に閉鎖される。壊死組織は自己融解している。

◆ラップ療法の特徴

　提示した症例（図35）のように，ラップ療法はどのステージの褥創であっても同じ治療法で治療を行うことができます。

　また，症例の創周囲の皮膚の美しさに注目してください。美しい皮膚はすなわち皮膚にやさしい治療法の証明です。ラップ療法では，皮膚は常に浸出液で濡れていますが，それにもかかわらずこのようにきれいに治るということは，浸出液は皮膚にとって有益であるということなのです。

　この症例の経過を見ると，自己融解は壊死組織に選択的（生きている組織には，悪さをしない）ということがわかります。

　ラップ療法では，感染は怖くありません。最小限度のドレナージをしておけば，感染は限定的で，深部まで及ぶことはありません。ドレナージの前に感染が生じて膿が貯留すると，必ず壊死組織が創底より浮いてきますから，むしろ安全なドレナージができます。

　感染していた場合は，ドレナージの後パンスポリン®などの抗生物質を経口または注射で3日間投与します。ガーゼタンポンをしてはいけません。そのような処置を行うと感染は急速に悪化します（→16頁「1. 消毒とガーゼの常識と非常識」参照）。

第2章 ラップ療法の創傷治癒理論

4 ラップ療法の基本的な処置方法

◆用意するもの

　ラップ療法に必要な材料一覧（創処置セット）を図36にあげました。全部そろえても市価600円ほどです。

　創処置セットは個人専用としてください。これなら病原菌を持ち込まず，持ち運びもしません。

　必要なものは処置の前に用意しましょう。バンソウコウなどを忘れて途中でナースステーションに取りに行くと，手で触れたものすべて（ドアのノブも）が，汚染されてしまいます。患者さんの部屋に一度持

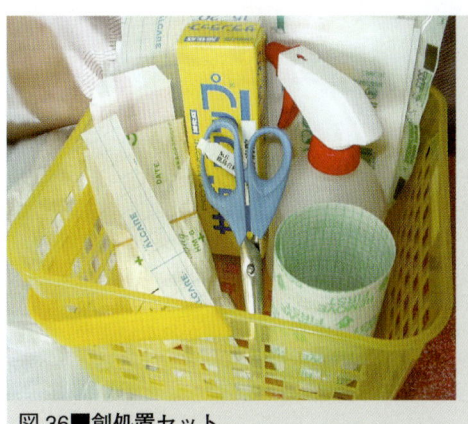

はさみ
ガーゼ（またはティッシュペーパー）
プラスチック手袋
ナイロンストッキング
紙おむつ：薄い平おむつが使いやすい。適当な大きさに切っておく。
プラスチックかご：底がスノコになっているものを選ぶ。水が溜まらないので，内容物がいつも乾燥していて清潔が保てる。

図36■創処置セット
- 食品用ラップ：15 cm幅のものが使いやすい。銘柄はどれでもかまわない。
- オプサイトフレキシフィクス®：約30円/10 cm角。滅菌材料ではないが，オプサイトウンド®（滅菌包装。約300円/枚）と同じものである。
- 霧吹き：容量約200 ml

ち込んだものは，持ち帰ってはいけません。一見煩雑なようですが，これが最も単純かつ完全な感染予防策です。

処置に使う材料はすべて準滅菌（クリーン）です。

◆処置の実際

写真で詳しく説明します（図37）。処置に要する時間はわずか3分ほどです。これまで20分ほどもかかっていたのがうそのように処置が簡単です。

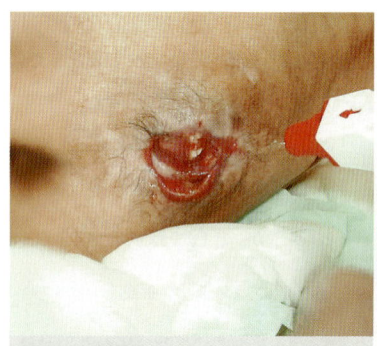

図37-①■ベッドが濡れないように，あらかじめ紙おむつを敷いておく。
水道水で圧力をかけずに洗浄する。洗浄の目的は清潔にすることなので創は簡単に洗い流すだけにとどめる。
左手に持った紙おむつでふき取りながら，お尻全体を洗えば，おむつかぶれの予防になる。

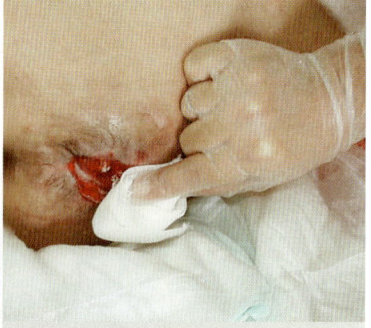

図37-②■処置の際にはプラスチック手袋を使用する。個人専用の創処置セットを使えば摂子を使った煩雑な操作は必要なくなる。
創の水分を拭き取る必要はない。バンソウコウが剥がれないよう，周囲の水分をガーゼで拭き取る。ティッシュペーパーで拭いてもよい。

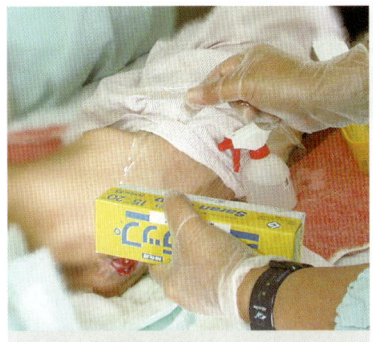

第2章　ラップ療法の創傷治癒理論

図37-③■食品用ラップを適当な大きさに切る。

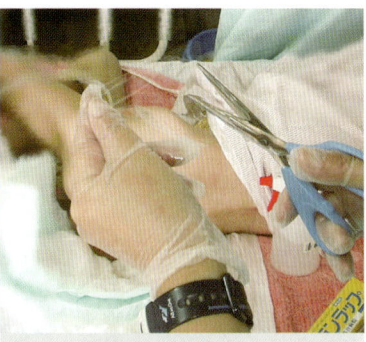

図37-④■個人専用はさみでさらに適当な大きさに切る。

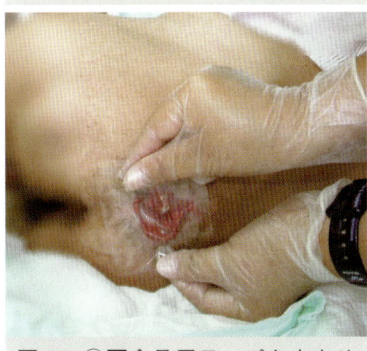

図37-⑤■食品用ラップを大きめに貼る。

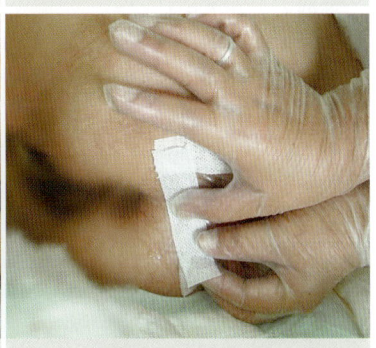

図37-⑥■食品用ラップをバンソウコウで固定する。臀裂をのばして貼る。バンソウコウを緊張させて貼ると，仰向けになったときすぐに剥がれてしまうからである。

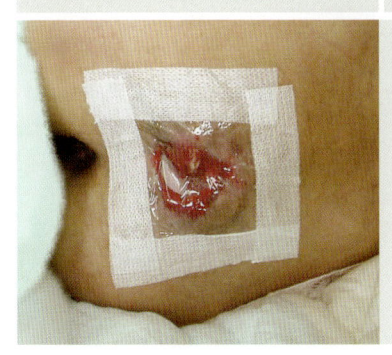

図37-⑦■これで処置は完了。処置に要した時間は，わずか3分である。

5 医療用ラップ・医療用紙おむつの開発に成功！
☆☆世界初☆☆

　食品用ラップを創に直接貼付することに抵抗のある施設では，医療用ラップや医療用紙おむつを使いましょう。オプサイト®（医療用フィルムドレッシング）を裏返しに使うだけです（これがホントの裏技です）。
　症例をみてみましょう。

【例1】右大転子Ⅱ度褥創（図38）

　浸出液は少ないので，ラップだけで処置します。

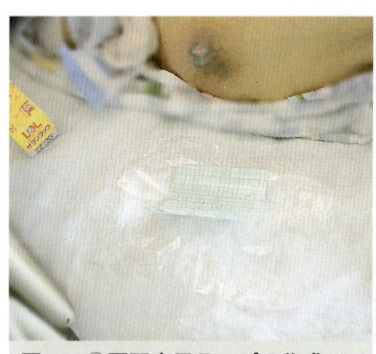

図38-①■**医療用ラップの作成**
食品用ラップを適当な大きさに切り，オプサイト®（医療用フィルムドレッシング）を貼る。

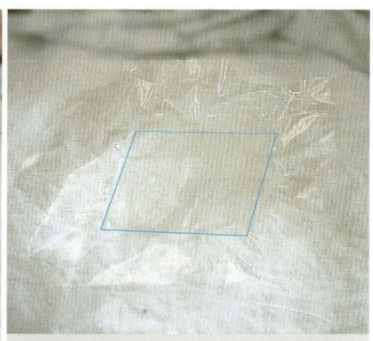

図38-②■**オプサイト®（医療用フィルムドレッシング）を貼ったところ。**

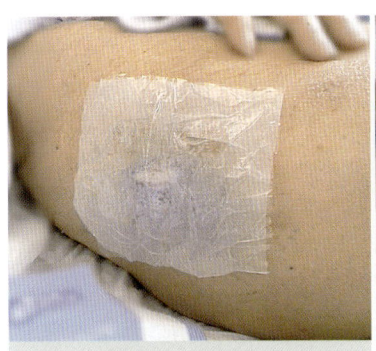

図38-③■余分な部分を切り取り、創に医療用ラップを貼る。

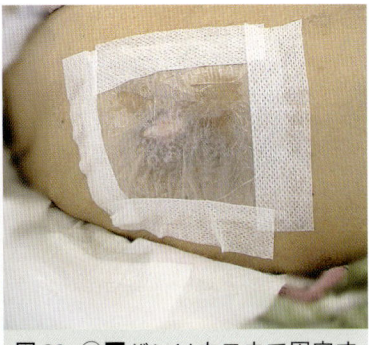

図38-④■バンソウコウで固定する。

【例2】左大転子Ⅳ度褥創（図39）

多量の膿性の浸出液があり、医療用ラップでは処置が困難なので、医療用紙おむつで処置します。

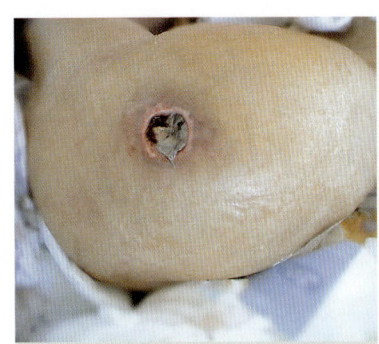

図39-①■創は骨膜に達している。感染は抗生物質投与によりコントロールされている。

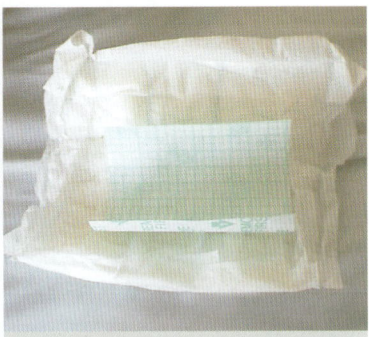

図39-②■紙おむつを半分に切り、切り口をバンソウコウで閉じる。

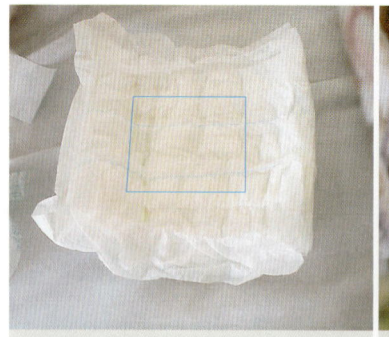

図39-③■紙おむつにオプサイト®を貼る。医療用紙おむつの出来上がりである。

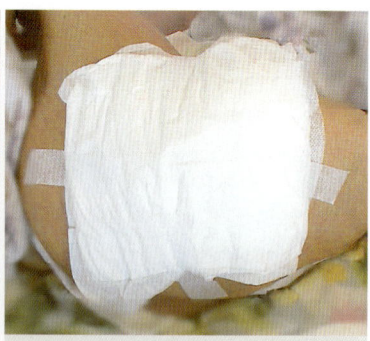

図39-④■医療用紙おむつを創に固定する。浸出液は、フィルムの周辺よりドレナージされ、紙おむつに吸収される。

6 進化しつづけるラップ療法

◆ラップ療法の変法

　インターネットの分野は変化が速く，その1年はほかの分野の7年に相当することから，ドッグイヤー（犬の年齢）という表現が使われています。ラップ療法もインターネットの中で，急速な進化を遂げています。

　褥創治療の難問を次々に解決してきたラップ療法にも下記のような弱点がありました。
　①浸出液の多い時期は臭いが強い。
　②テープで皮膚がかぶれる。
　③夏はあせもができる。
　④ラップでもうまく貼れない，剝がれやすい部位がある。
　⑤浸出液が多いと剝がれやすい。
　⑥尾骨から肛門にかけての創は処置しにくい。
　⑦坐骨の褥創は処置が困難である
　⑧活動的な患者さんではラップが剝がれてしまう。

　2002年9月にラップ療法のインターネットサイトを開設し意見交換の場を設けたところ，以来多くの医療従事者の方々が参加されています。サイトではさまざまなアイデアが交換され，新しい治療法や理論が生まれました。その一部を紹介します。
　❶ラップやオプサイト®を貼った母乳パッドを利用。
　　踵や足指の褥創処置のために考案されました。
　❷尿とりパッドや小さく切った紙おむつにラップやオプサイト®を貼る。
　　これは❶の母乳パッドからの派生です。
　❸尿とりパッドに小さな穴を開けたオプサイト®を貼る。
　　「小さな穴」から浸出液が出ていきます。

❹ラップの代わりに「穴あきポリエチレン」を創に直接貼る。

　浸出液は直接紙おむつなどに吸収されます。「穴あきポリエチレン」とは台所用三角コーナーの水切り袋のことです。

　以上のアイデアは,「ラップ療法変法」といった呼び方をされました。日本褥瘡学会では「ラップ療法の定義をはっきりさせてほしい」といった声も聞かれました。また,ラップ療法が閉鎖療法であるという誤解も広まりつつありました。こうした中で「ラップ療法」に代わって新しい名称を考案する必要があることを感じていました。そう考えていた矢先の 2004 年秋に,また新しい治療法が提案されました。それが,穴あきポリエチレンを紙おむつに貼るという方法です。

❺紙おむつに「穴あきポリエチレン」を貼る。

　これは❸と❹の応用です。

　穴あきポリエチレン＋紙おむつによる処置は画期的なものでした。前述のラップ療法の弱点のほとんどが解決されたからです。そしてほとんどの褥創処置（どんなステージでも）が穴あきポリエチレン＋紙おむつだけで済むようになりました。

　もはやラップ療法は閉鎖療法ではありません。むしろ開放療法というべきものです。そこで開放であり同時にウエットドレッシングである治療法として,「開放性ウエットドレッシング療法」という新しい名称が 2005 年 3 月に誕生しました。

❻穴あきポリエチレン袋入り紙おむつ。

　その後,褥創の処置をしながらふと思いました。「この穴あきポリチレン袋,せっかく袋になっているんだからそのまま使えるんでは？」。「穴あきポリエチレン袋入り紙おむつ」によるラップ療法誕生の瞬間でした。2005 年 4 月のことです。

　以後,筆者は症例や褥創の発症部位に応じて❶～❻の治療法を使い分けています。

　このように,ラップ療法はだれでも簡単にしかも安全にできる治療法へと進化をかさねてきました。

1）穴あきポリエチレン袋入り紙おむつによる処置法

　図 1 を参照して下さい。

第2章 ラップ療法の創傷治癒理論

■穴あきポリエチレン袋入り紙おむつによる処置（図1）

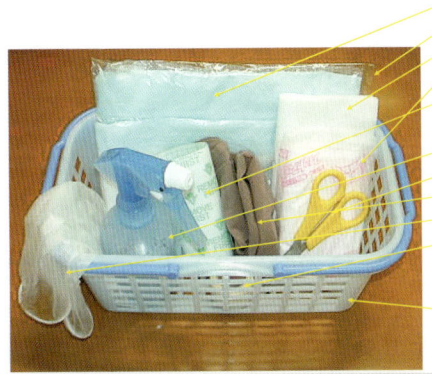

- 紙おむつ
- 穴あきポリエチレン袋
- 不織布（ソファナース®）
- 母乳パッド
- オプサイトフレキシフィクス®
- 霧吹き
- ハサミ
- ナイロンストッキング
- プラスチック手袋
- プラスチックテープ
- プラスチックかご

図1-①■創処置セット。処置に使う材料は準滅菌で，個人専用とする。

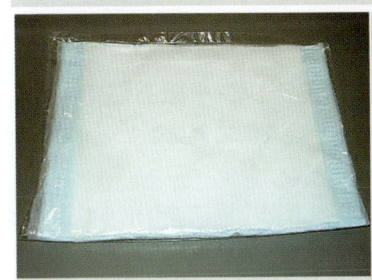

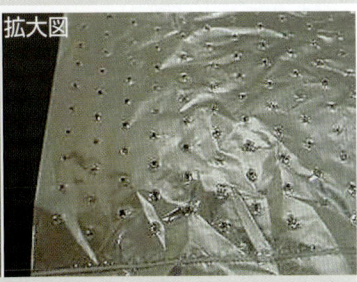

拡大図

図1-②■紙おむつを1/3に切って穴あきポリエチレン袋に入れる。おむつの裏側にプラスチックバンソウコウを貼って袋の口を閉じる。
紙おむつは長方形の平おむつがお勧めである。高分子吸収体の入った高吸収能タイプのものは，切断端から粉末がこぼれるので避けたほうがよい。

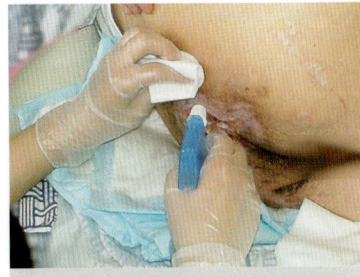

図1-③■創処置はラップ療法と同じである。創と皮膚を温水で洗浄する。排泄物で汚れたところもきれいにする。

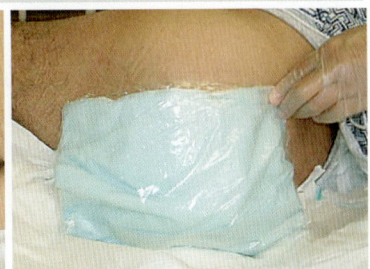

図1-④■「穴あきポリエチレン袋入り紙おむつ」を貼ってできあがり。処置に要する時間はわずか2分である。

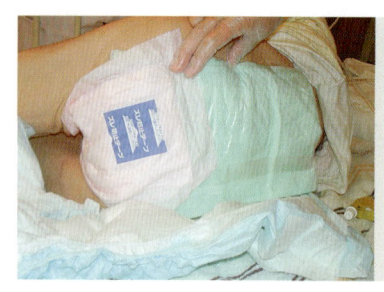

図1-⑤■尿とりパッドをあてる場合は、「穴あきポリエチレン袋入り紙おむつ」のうえに重ねる。

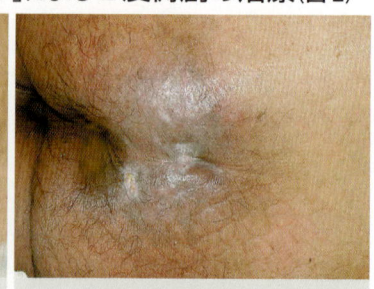

2）穴あきポリエチレン＋紙おむつによる褥創の治療の特徴

浸出液やバンソウコウによる皮膚傷害がないので，皮膚が一層きれいになりました（図2）。浸出液の「もれ」や「臭い」に悩まされることがありません（図3）。

3）褥創の予防にも，穴あきポリエチレン＋紙おむつ

やっと褥創が治ったと思ったらあっという間に再発！という経験は誰にでもあるでしょう．

穴あきポリエチレン＋紙おむつなら皮膚が摩擦により削られることがありませんから，安心して予防のために貼り続けることができます。湿気がこもらず，ムレにくくなったので，気軽に使えるようになりました。

■「穴あきポリエチレン＋紙おむつ」によるⅡ度褥創の治療(図2)

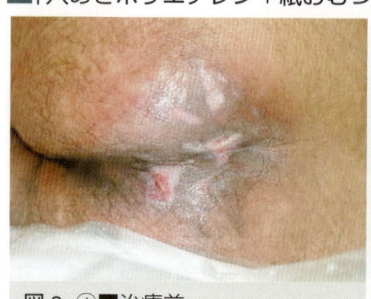

図2-①■治療前

図2-②■2週間後

■「穴あきポリエチレン＋紙おむつ」によるⅢ度褥創治療（図3）

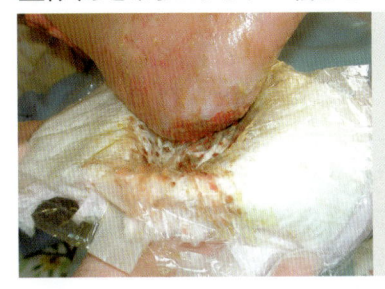

図3■踵のⅢ度褥創。多量の浸出液は穴あきポリエチレンを通り，紙おむつに吸収される。創面はポリエチレンフィルムにより保護されている。

■「穴あきポリエチレン＋紙おむつ」による褥創予防（図4）

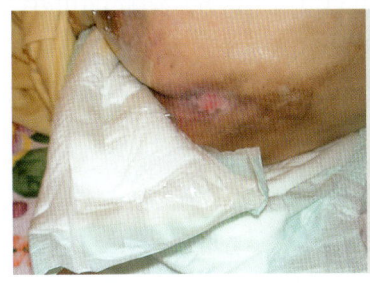

図4■「穴あきポリエチレン＋紙おむつ」は滑りがよいので，ずり応力を打ち消し，褥創の予防もできる。

◆開放性ウエットドレッシング療法から見た褥創発症のメカニズム（図5）

ずり応力の関与

　図5の患者さんは，高度の円背（背骨の曲がり）のため，ベッドや椅子からずり落ちたような格好で座ることを余儀なくされていました。言い換えると，いつも尾骨の上に座っていたことになります。そして浸出液を吸収させる目的で，ガーゼ，吸収パッド，尿とりパッド，紙おむつが厚く重ねられていました（図5-①）。

　この患者さんの仙骨部から尾骨にかけて，深い褥創ができました（図5-②）。そして尾骨の壊死が生じていることが，後日判明しました。これはⅣ度褥創です。創の頭側を見ると，皮膚のしわが頭側に寄っているのがわかります。これはずり応力が加わった証拠です。ベッドをギャッジアップすると体がベッド上をずり落ちます。また，椅子に浅く腰掛けた状態で座ると同じように体がずり落ちます。この状態で，紙おむつが皮膚を頭側に引きずる結果，穿通枝血管が閉塞し，深い褥

創が生じます。これが，ずり応力（shear stress）による褥創の成因です。

ずり応力について

Reulerら[1]は，1981年のレビューの中で，「ベッドの頭側をギャッジアップすると，体がずり下がる一方，皮膚は摩擦力のためにシーツに密着したままであるため，皮膚と筋膜の間に引きつれが生じる。その結果，穿通枝動脈の伸展と折れ曲がりを生じ，結果として血栓性閉塞と皮膚の下掘れ（undermining）を生じる。皮下脂肪組織は伸展性に欠けるので，ずり応力による損傷に弱い」とずり応力が褥創の原因の一つであることを論じています（図6）。

ずり応力を減らす有効な方法が考案されるのは21世紀になってからのことでした。

褥創の原因は濡れた紙おむつだった！

Reulerらは，皮膚がシーツに直接接触している場合を例にして検討しましたが，実際の患者さんは紙おむつをはいていたり，皮膚にドレッシング材を貼ったりしています。シーツと皮膚の間に紙おむつやドレッシング材が介在する場合，どのようなずり応力が生じるのでしょ

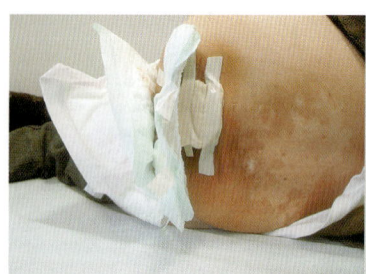

図5-①■ガーゼ，衛生パッド，尿とりパッド，紙おむつが重ねられている。圧迫とずり応力の原因である。

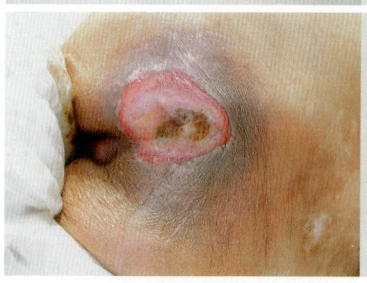

図5-②■創の頭側の皮膚のしわが頭側に寄っている。ずり応力が長期間加わっていたと考えられる。

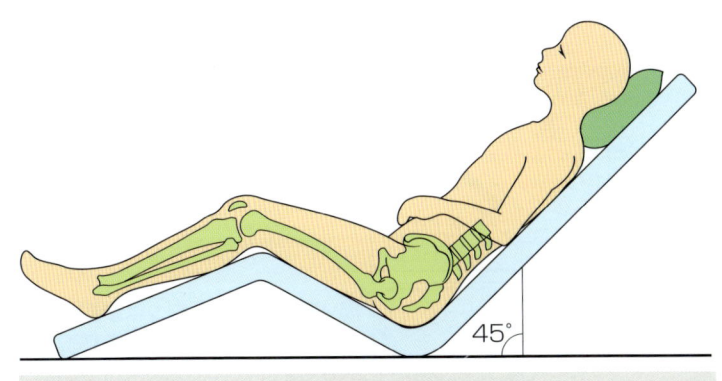

図6■ベッドをギャッジアップするとずり応力が発生する。

うか。この問題は，これまでほとんど取り上げられることがありませんでした。ベッドをギャッジアップした状態（図7）を想定しながらこのことを考えてみましょう。

　乾燥した紙おむつは，摩擦力が比較的小さいので，皮膚に及ぼすずり応力はそれほど大きくありません。その結果，傷害は皮膚表層にとどまります。

　しかし，紙おむつが濡れると，摩擦力が大きくなります（図8）。濡れた紙おむつは皮膚に密着して大きなずり応力を及ぼすのです。筋膜と皮膚の間に大きな引きつれができ，穿通枝動脈が閉塞する結果，皮膚の全層欠損が生じます。坐骨部の褥創も同じメカニズムで生じます。厚みのあるドレッシング材が皮膚に貼られている場合は，さらに大きなずり応力が生ずるものと予想されます。

穴あきポリエチレン＋紙おむつを貼った場合のずり応力

　「穴あきポリエチレン＋紙おむつ」を貼った場合は紙おむつと皮膚をプラスチックフィルムが隔てています（図9）。フィルムは紙おむつの表面を滑るため，ずり応力が打ち消されます。潤滑油のようなものです。

　紙おむつが濡れたらどうなるでしょうか。表面が濡れたプラスチックフィルムは，さらに滑りやすくなります。これが，褥創予防と治療のいずれにもラップ療法が最適であることの証明なのです。

　穴あきポリエチレン＋紙おむつは，テープなどで皮膚に固定する必

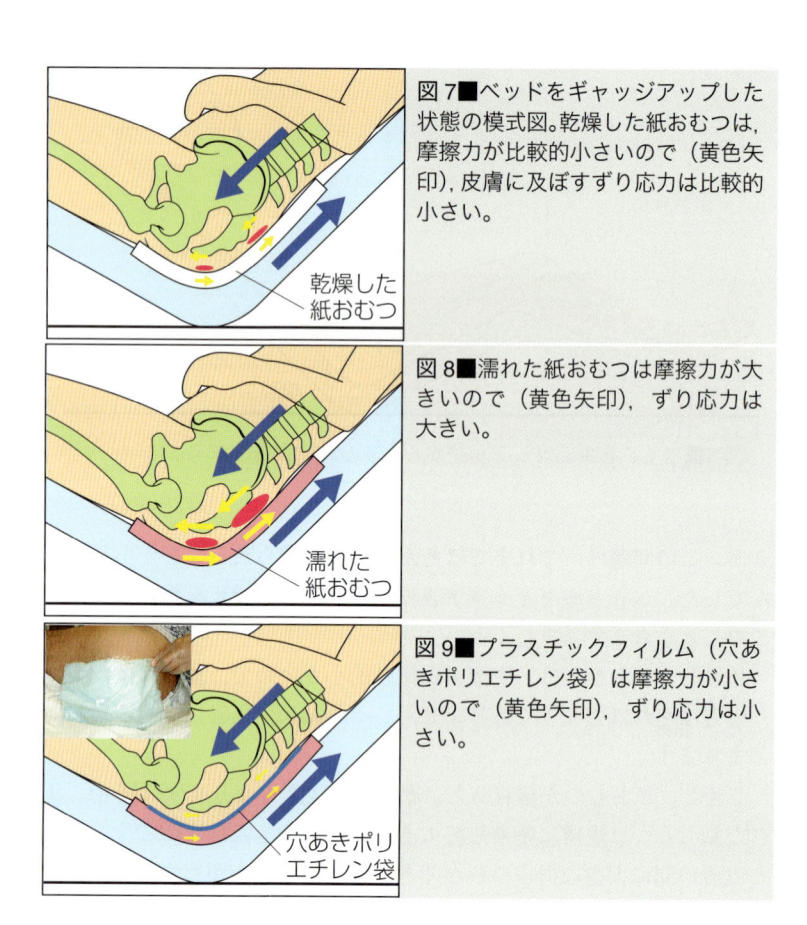

図7■ベッドをギャッジアップした状態の模式図。乾燥した紙おむつは,摩擦力が比較的小さいので(黄色矢印),皮膚に及ぼすずり応力は比較的小さい。

乾燥した紙おむつ

図8■濡れた紙おむつは摩擦力が大きいので(黄色矢印),ずり応力は大きい。

濡れた紙おむつ

図9■プラスチックフィルム(穴あきポリエチレン袋)は摩擦力が小さいので(黄色矢印),ずり応力は小さい。

穴あきポリエチレン袋

要がありません。最初からくっついていないので,剥がれる心配は必要なくなります。

ハイドロコロイドドレッシングは大きなずり応力を生じる

　ハイドロコロイドドレッシングは,皮膚に密着して大きなずり応力を生じ,全層壊死をつくります。

第2章　ラップ療法の創傷治癒理論

◆開放性ウエットドレッシング療法の応用

1）車いすの座面でできた褥創（図10）

　ロホクッション®を使っていても，車いすの座面の前縁による圧迫のため，左大腿伸側に表皮剥離を生じることがあります。ドレッシン

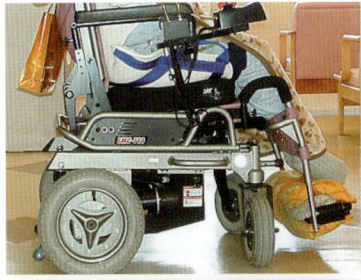

図10-①■車いすに長時間座っていると，大腿が圧迫されて表皮剥離を生じる。

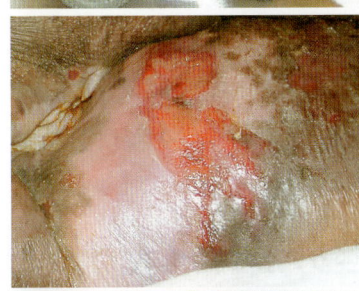

図10-②■穴あきポリエチレン＋紙おむつでの治療開始前。
左大腿屈側の表皮剥離を認める。皮弁手術の傷跡も開いている（写真9-10時方向）。

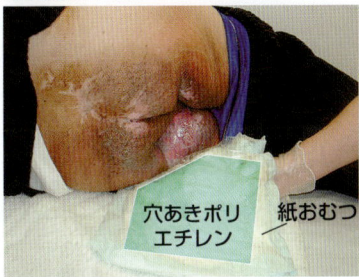

図10-③■「穴あきポリエチレン＋紙おむつ」を用意する。症例には過去の皮弁手術の跡がある。

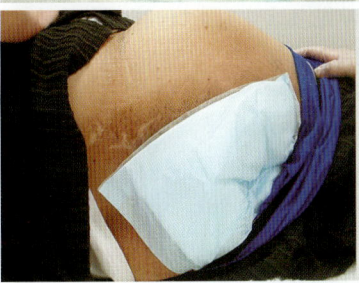

図10-④■図のように，パンツの下に挟みこむ。

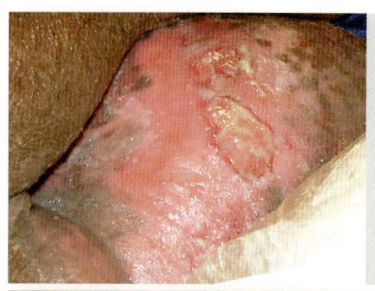

図10-⑤ ■治療開始1週後。表皮剥離の部分が小さくなっている。

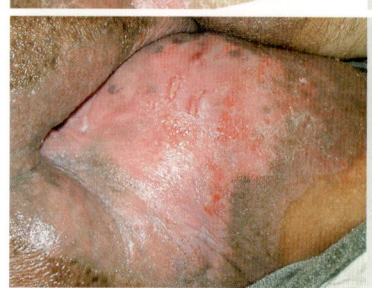

図10-⑥ ■治療開始3カ月後。表皮剥離は治癒した。皮弁手術の傷跡もきれいに閉じている。表皮剥離して出血することが時々あるが，患者が自分で工夫してケアをして，悪化させない。

グ材を貼ると，かえって剥離が広がってきます。

このような症例も「穴あきポリエチレン＋紙おむつ」で治療します。

2）リハビリパンツ（トレーニングパンツ）着用者の創処置
（図11）

時々尿失禁をするが紙おむつを履くほどではないという場合は，リハビリパンツ（トレーニングパンツ）を着用することが多いです。車いすに長時間座ったりすることが多く，その間に褥創を生じます。寝たきりではないのでドレッシング材は容易に剥離します。またこの場合は，穴あきポリエチレン＋紙おむつでは定位置に留まってくれません（図11-①）。

そこでパンツの側にオプサイト®を貼ります（図11-②，図11-③）。これも開放性ドレッシング療法です。

文献■

1) Reuler JB, Cooney TG：The pressure sore：Pathophysiology and Principles of Management. 94, 661-666, Ann Int Med, 1981.

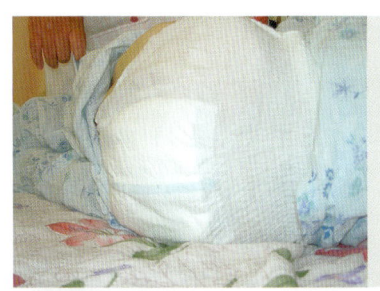

第 2 章　ラップ療法の創傷治癒理論

図11-①■リハビリパンツ（トレーニングパンツ）着用者では穴あきポリエチレン＋紙おむつは定位置に留まってくれない。

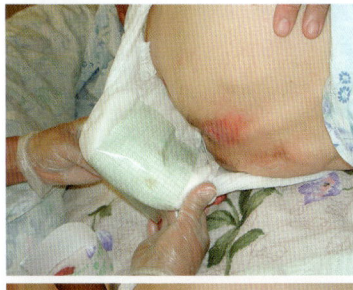

図11-②■パンツの側にオプサイト®を貼ったところ（オプサイトの裏紙がついた状態）。

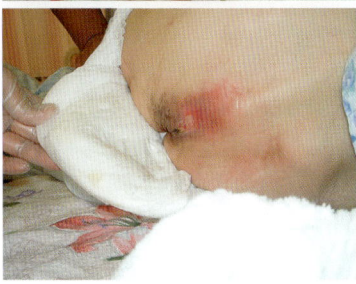

図11-③■パンツの側にオプサイト®を貼ったところ（裏紙をはがした状態）。

第3章 ラップ療法による治療例

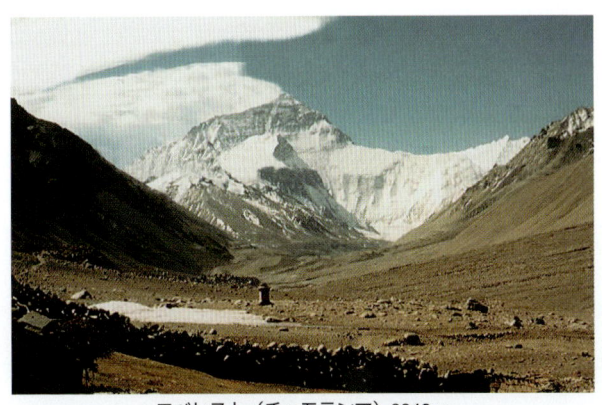

エベレスト（チョモランマ）8848 m
チベット側より撮影（1998年5月）

なぜ内科医が褥創を治療するのか？
そこに褥創があるからだ

Because It's there!
そこに山があるから
（ジョージ・マロリー，1886-1924．登山家．イギリス人。
1924年，チベット側よりエベレスト登頂を目指し，消息を絶つ。）

> ラップ療法を，「理論的に間違っている」「ガイドラインに従っていない」「エビデンスがない」などと批判する方が少なくありません。
> 中世ヨーロッパの異端審問にて「ガリレオ・ガリレイの地動説は聖書の記事に反しているので撤回せよ」と批判されました。
> 事実と理論が食い違っていたら，理論を修正するのが自然科学の王道です。
> 先入観を排して，創をよく観察しましょう。
>
> それでは，ラップ療法の実況中継のはじまり，はじまりー。

1 感染のない症例から ラップ療法をはじめてみよう

◆水疱の処置はこんなに簡単！

ラップ療法なら水疱の処置もとても簡単です。

【症例1】 踵にできた浅いⅡ度褥創，水疱形成（図1）

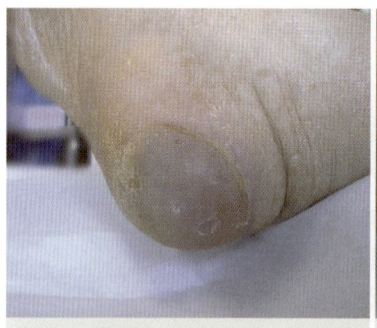

図1-①■踵にできた浅いⅡ度褥創。水疱が形成されている。

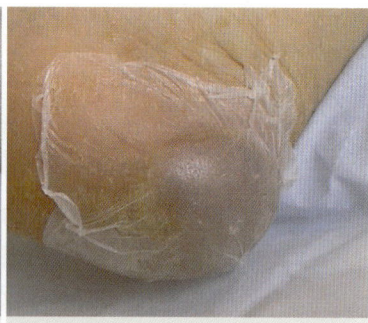

図1-②■オプサイト®を貼付する。

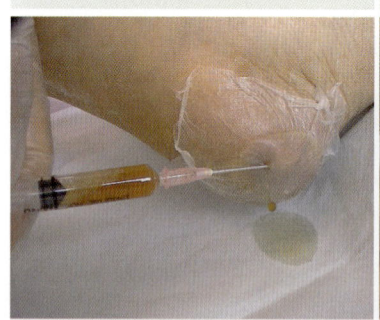

図1-③■18G針で水疱液を抜く。

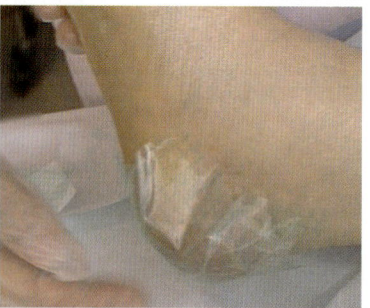

図1-④■オプサイト®を重ね貼りする。ナイロンストッキングをはくと，剥がれることが少ない。水疱液が溜まったら同じ処置を繰り返す。1週間ぐらいすると，水疱の皮の下に新しい表皮が形成されている。

第3章 ラップ療法による治療例

【症例2】下腿の出血を伴った水疱形成例（図2）

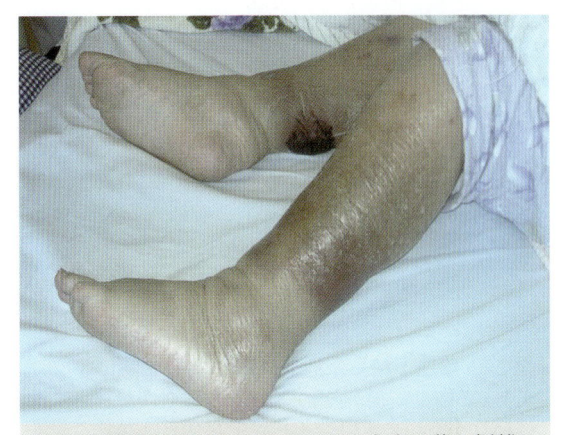

図2-①■両下腿がむくんでいる。表皮は薄く剥離しやすい状態。右下腿屈側に出血を伴った水疱が形成されている。

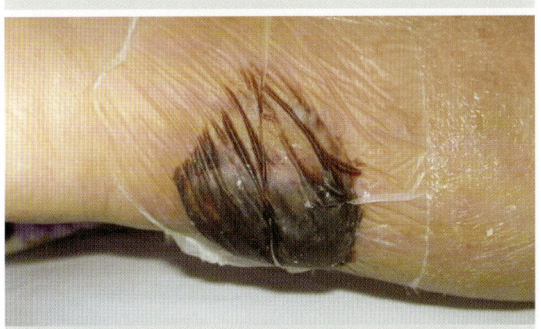

図2-②■オプサイト®を貼付する。

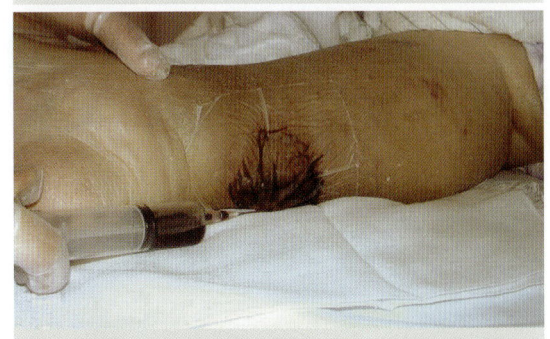

図2-③■水疱の内容液を抜く。抜いた後はオプサイト®を貼る。

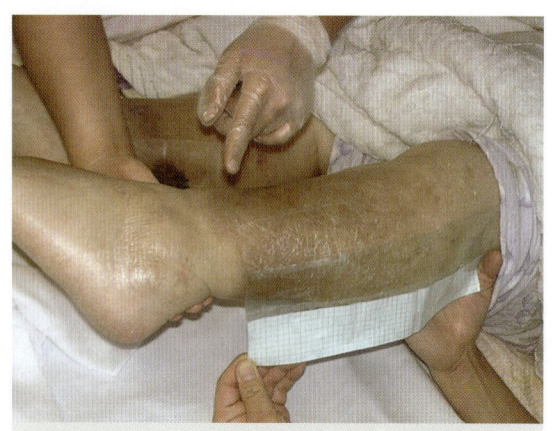

図2-④■左下腿に水疱や剝離を生じる前にオプサイト®を貼っておく。剝がれかかっても剝がさずに重ね貼りする。ナイロンストッキングをはかせて保護する。

第3章　ラップ療法による治療例

【症例3】くるぶし，踵の褥創（図3）

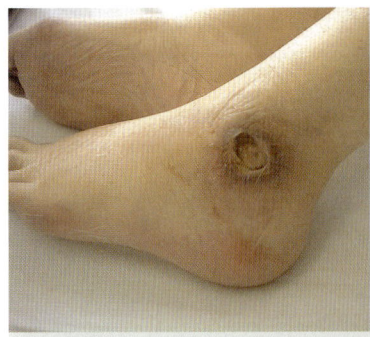

図3-①■くるぶし，踵に褥創ができている。

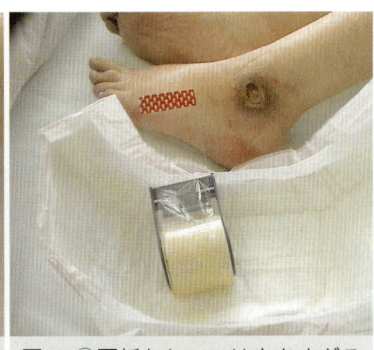

図3-②■紙おむつでは大きすぎるので，尿とりパッドを使う。また事務用テープ（5 cm 幅）を用意する。

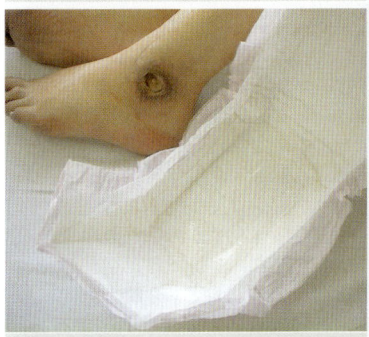

図3-③■くるぶしの当たるところに合わせて尿とりパッドの内側に事務用テープを貼る。プラスチックバンソウコウを3枚ぐらい貼り合わせてもよい。

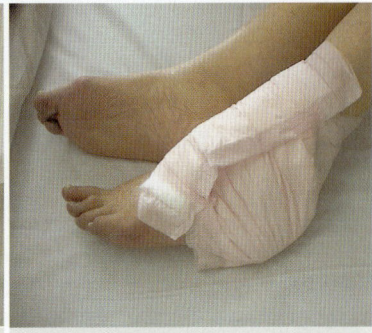

図3-④■足首全体を包む。尿とりパッドの代わりに，紙おむつを小さめに切って，その上からナイロンストッキングをはいてもよい。

【症例4】四肢麻痺患者，仙骨部Ⅲ度褥創 （図4）

　四肢麻痺の経過中に，仙骨部にⅢ度褥創を生じました。ラップ療法を続けていたのですが，治癒傾向がいまひとつなので，マットレスを高機能エアマットに変更しました。

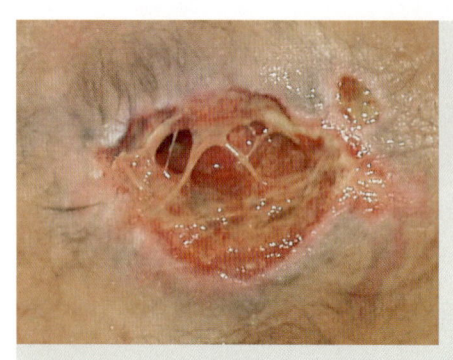

図4-①■ラップ療法3カ月目
機能の低い，薄いエアマットを使用していた。左が足側，右が頭側。
全層皮膚欠損している。創底に赤い肉芽がある。赤黒いところがないので，圧迫による肉芽の挫滅はない。これはラップ療法で治療をしている症例の特徴である。
黄色いネバネバした浸出液が付着していて，糸を引いている。これは融解した壊死組織で，線維芽細胞や白血球などの細胞成分も含まれているはずである。細菌培養をすれば，大腸菌やMRSAが検出されるが，これは定着（コロニゼーション）であって感染ではない。創の周囲の皮膚に，発赤，腫脹，熱感といった感染兆候はなく，体温も平熱である。
周囲の表皮が幅1cmほどの範囲で白っぽくなっている。これは表皮角質の浸軟であるが，治療経過に影響はない。試しに，1時間ほど空気に触れさせると，乾燥して正常な皮膚と同じような外観になる。2時の方向に見られる2個の皮膚欠損と，3時の方向にある皮膚欠損はⅡ度褥創である。低機能エアマットを使っていたときに生じたびらんである。3時の方向から左下に向かう幅1cm長さ3cmの赤い帯状の部分は，Ⅰ-Ⅱ度の褥創である。10時の方向に，表皮角質の剥離が見られる。浸出液のためだろうか？　結論を出す前に，経過を見てみよう。
ラップ療法を続ける。食品用ラップは，大きく貼るようにする。

第3章　ラップ療法による治療例

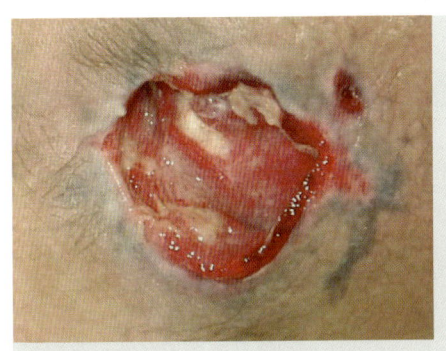

図4-②■高機能エアマットに変更して1週間経過
創ばかりではなく，創周囲の皮膚もきれいになっている。ラップ療法＋高機能エアマットの威力である。試しに，手元にある褥創の教科書の写真と比べてみてほしい。ドレッシングメーカーのパンフレットの症例写真でもいい。まったく創の美しさが違うはずである。ラップ療法をすると，創の周囲の皮膚もきれいになる。浸出液は皮膚に有害というのが通説であるが，事実はその逆である。水で洗って食品用ラップを貼る，の繰り返しだけでこの症例の写真のようにきれいな肌になるのである。石けん洗浄をする必要はない。石けんで洗うと肌が荒れるのは誰でも経験していると思う。

体毛もきれいに伸びてきた。創周囲の白っぽかった表皮角質も，浸軟のない本来の色調にもどっている。

2時の方向の小さなⅡ度褥創は表皮化がはじまっている。3時方向のⅡ度褥創も，表皮化が進んでいる。3時の方向から左下に向かう幅1cm長さ3cmの赤い帯状の部分は，表皮化が完成している。やはり，Ⅱ度褥創は，治りが速いことがわかる。

肝心のⅢ度褥創もみてみよう。ラップを貼っただけなのに（教科書どおりに圧力をかけて洗浄したわけではないのに），黄色いネバネバした浸出液は消失している。浸出液に隠れていた黄色壊死組織が顔を出している。創底に赤い肉芽が形成されている。肉芽は表面平滑で，きれいな色調をしている。肉芽で白っぽく見えるところは，フィブリン層で覆われているのでそう見える。DESIGN[1]分類やTIME理論[2]の教科書では不良肉芽と決めつけられてしまう肉芽であるが，このような肉芽こそ創が治癒へと向かっている証なのである。

創の周縁から，赤い真皮様組織が伸びてきている。消毒したり軟膏ガーゼで処置した場合には，このような創の本来の姿は見られない。この写真で創の本当の治癒過程をきちんと理解してほしい。

1）北川敦子，真田弘美：DESIGNの具体的なつけ方．褥瘡評価法DESIGNのつけ方，使い方（大浦武彦監修，宮地良樹，他編集），38（図15），照林社，東京，2003．
2）柳井幸恵：TIMEコンセプトを導入したケアの実際．TIMEの視点による褥瘡ケア．創床環境調整理論に基づくアプローチ（大浦武彦，田中マキ子　編集），67（表2），学習研究社，東京，2004

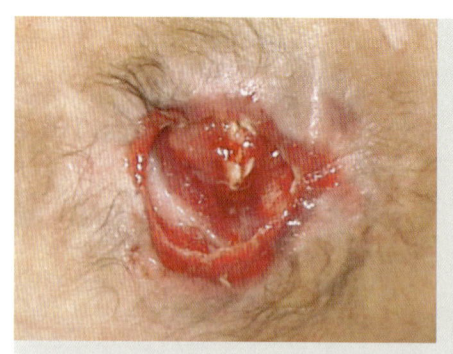

図4-③ ■高機能エアマット使用5週目
創の周囲の白い部分は、表皮化された部分である。創がそのぶん小さくなっている。イソジン®で消毒すると、皮膚が着色してこのような形態が観察できない。体毛も伸びてきている。浸出液が皮膚を傷害するといわれているが、それならば体毛の成長も阻害されるはずであるから、そうした議論が根拠のない議論であることがわかる。肉芽形成が進み、創が浅くなってきた。周囲より赤い真皮様組織が、ひさしのように伸びている。この表面は薄い表皮で覆われているはずであるが、肉眼では確認できない。確認できないからといって教科書に記載されているように綿球でこすったり、商用ドレッシング（ポリウレタンフォームなど）をあてると、簡単に剥離してしまうので、このままラップ療法を続ける。

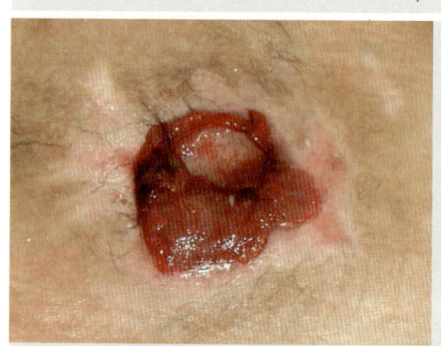

図4-④ ■高機能エアマット使用16週目
創はほとんど肉芽で覆われた。経過中、嚥下性肺炎を併発して発熱したこともあり、肉芽の一部が赤黒くなり、一部壊死を起こした。教科書には、このような肉芽は不良肉芽、病的肉芽あるいは過剰肉芽とよばれて「感染の原因になるので切除しなさい」と書かれているが、ラップ療法では切除しない。なぜなら「創を開放してあげれば（開放創）、感染は深部に及ばない」からである。ラップを貼ることは創を"開放状態"にすることである。そのままラップ療法を続ける。

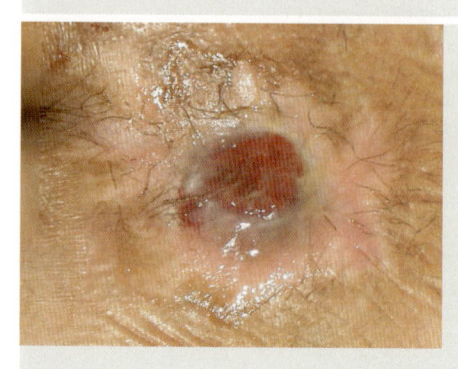

図4-⑤ ■高機能エアマット使用27週目
いわゆる過剰肉芽は自然に融解脱落し、その下に形成された健康な肉芽に置き換わり、創が平坦になった。創面はフィブリン層で覆われて、黄色がかっている。これもTIME理論では不良肉芽と評価されかねない。
フィブリン層の下を、表皮細胞が伸びている。

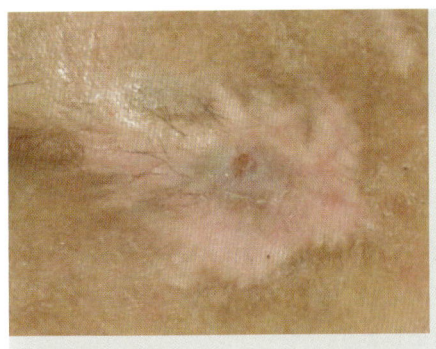

図4-⑥ ■高機能エアマット使用32週目
創は，表皮で覆われた。創の9時から11時の方向に体毛が生えている。これは毛包が周囲から移動した可能性を示唆している。
褥創再発予防のため，オプサイト®を貼る。頻回の交換は表皮を剝離するので，交換は1週間に1回ほどにする。

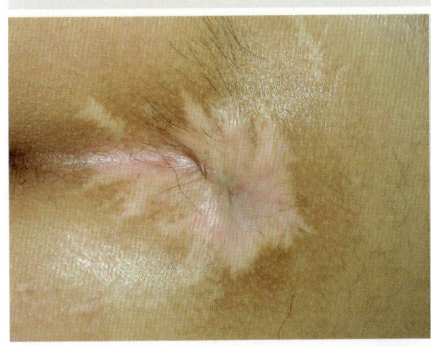

図4-⑦ ■2年経過後
創はきれいな表皮で覆われている。瘢痕性収縮は軽度である。胃ろうにより栄養状態が改善し，皮下組織が厚くなっている。

　ラップ療法においては，**症例4**のように瘢痕性収縮に頼らなくても創が閉鎖できます。創傷治癒には瘢痕性収縮がつきもの，あるいは創傷治癒を早めるためには瘢痕性収縮を促進する薬物を使用する，というのが教科書的な考え方ですが，それは無意味な考え方です。

2 感染と壊死組織，ポケットをもつ症例こそラップ療法

感染したから消毒する。感染予防のために消毒をする。
これらの常識を根底から覆すのが，ラップ療法です。
論より証拠，まず症例を見ましょう。

【症例5】経過中ポケット内部の壊死を生じた右大転子部 Ⅳ度褥創（図5）

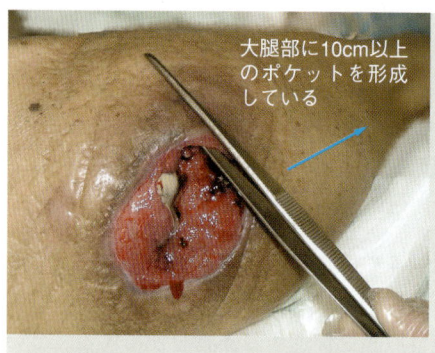

大腿部に10cm以上のポケットを形成している

図5-①■感染合併して3日目
最初，創の周辺が赤く腫れていたが，抗生剤投与により赤みが消えてきている。
それまで食品用ラップを貼って治療していた。壊死組織が自己融解によりきれいに消失した後に筋膜が顔を出していたが，周囲より伸びてきた肉芽に覆われた。ここまで順調と思っていたが，ある日，創の深部で出血壊死を生じた（治療開始2カ月目）。大腿伸側に向かう深いポケットを生じ，発赤，腫脹と多量の膿性分泌物を認めた。
それでも消毒してはいけない。感染を悪化させるからである。軟膏ガーゼをポケットに詰めることもしてはいけない。圧迫壊死をつくり，膿を創の奥に閉じ込めて，菌血症をつくるからである。また，ポケット内部に出血を起こす。
ポケットの深さを測るため，摂子を入れてみると10cm以上入った。測定後，静脈性の出血が多量に見られたので，これに懲りてポケットの深さを測定することは止めた。このようなポケットに軟膏ガーゼをきっちり詰めたら，ガーゼの交換のたびに大出血してしまうので，決して詰めてはいけない。

第3章　ラップ療法による治療例

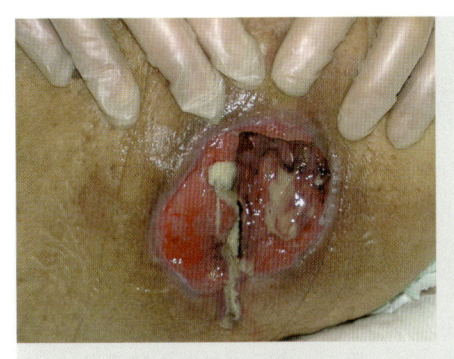

図5-②
浮腫状の崩れかかった肉芽が見られる。絞ると膿が出てくる（写真撮影のために絞ってみたが，処置のたびにこのようなことをする必要はない）
消毒はせずに，抗生剤の全身投与を行う。
ポケットは切開しない。
ポケットの中に水を入れて周囲を軽くもむと，濁った液体が出てくる。これを2,3回繰り返すと透明になってくるので洗浄はそのくらいにしておく。徹底的に洗ったところで，30分も経てばまた膿が貯留するので無駄であるし，創に対する損傷を最小限度にとどめたいからである。ネラトンカテーテルを入れて圧力をかけて洗浄するなどといった処置をすると，無用な出血を招くだけなので，やってはいけない。

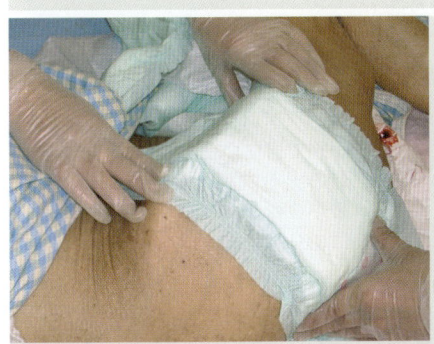

図5-③
食品用ラップでは浸出液を処理しきれないので，紙おむつを直接貼った。この症例のように多量の膿が出ているときは，紙おむつを直接当てる。膿は創の内部より自由に排出され紙おむつに吸収される。紙おむつ内面は膿により温潤に保たれる。これも開放性ウエットドレッシング療法である。

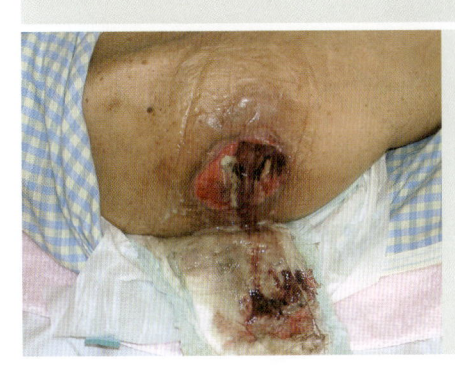

図5-④　紙おむつによる処置後，24時間経過。
紙おむつなら多量の膿汁も吸収する。紙おむつがドレナージを妨げない様子がよくわかる。吸収力にかけては，紙おむつに勝るドレッシングはない。

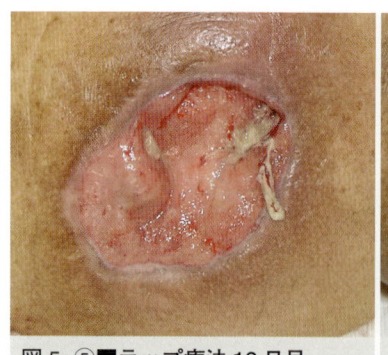

図5-⑤■ラップ療法13日目
「水で洗って紙おむつをあてる」の繰り返しで感染が制御された。健康な肉芽が形成されている。わずか2週間の経過である！創の周囲にびらんは見られない。多量の浸出液が紙おむつの内面を濡らして滑りをよくしているからである。

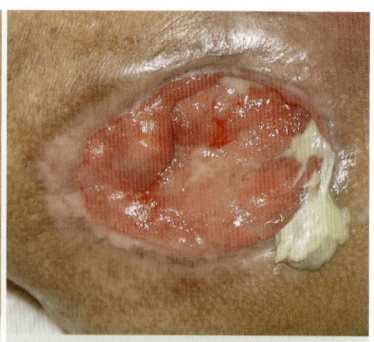

図5-⑥■ラップ療法23日目
ポケットの深部が肉芽で塞がり，内部の壊死組織（スラフ）が押し出されてきている。

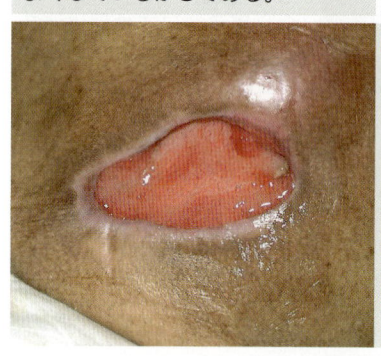

図5-⑦■ラップ療法75日目
ポケットは閉鎖した。きれいな創面ができている。2時の方向に浸出液の出る穴が見えるが，浸出液の量が少ないので食品用ラップ貼布に切り替える。

【症例6】多量の浸出液をもつ仙骨部Ⅳ度褥創（図6）

（写真は中伊豆温泉病院外科　恩田啓二先生のご提供）

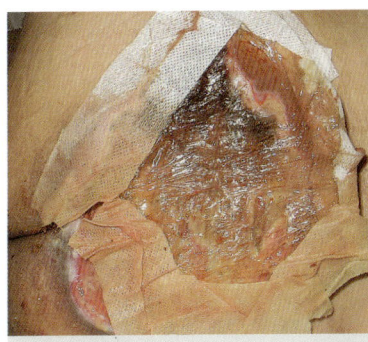

図6-①■食品用ラップによる処置 24時間後
多量の浸出液のためラップが剝がれそうになっているが，こんな状態でもラップ療法ができる。浸出液は紙おむつに吸収させる。ガーゼは使わない。

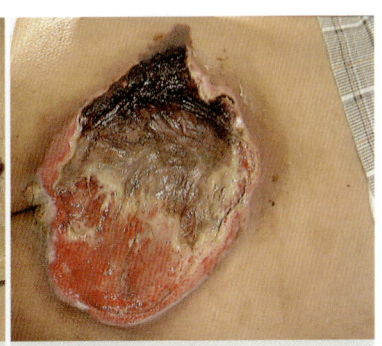

図6-②■
水道水で洗浄したところ。黒色壊死組織と融解した壊死組織がみられる。

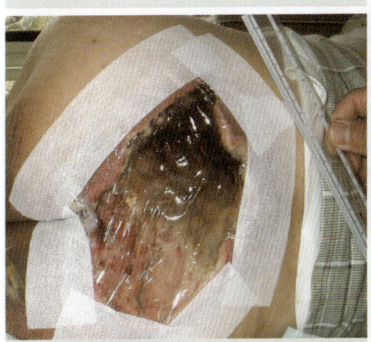

図6-③■
創全体にラップを貼る。

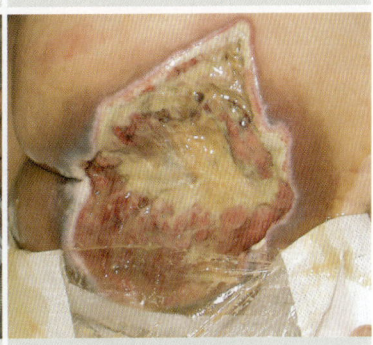

図6-④■1週間経過後
壊死組織が融解してきている。創の周囲の皮膚のびらんもきれいになってきている。

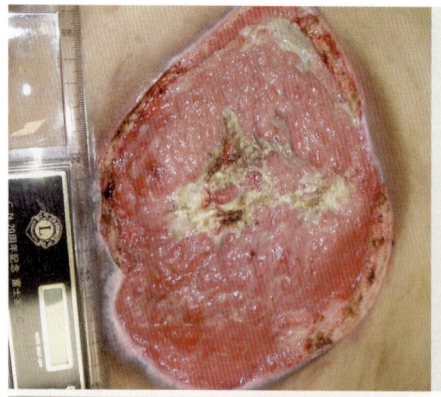

図6-⑤■ラップ療法第2週
黄白色ないし黒褐色の壊死組織は自己融解により消失しつつある。周囲皮膚に発赤・腫脹は見られないので、これは感染創ではない。肉芽はピンク色である。一部暗赤色の部分があるが、不良肉芽として切除してはいけない。ラップ療法では、このような肉芽を不良肉芽として切除することはしない。

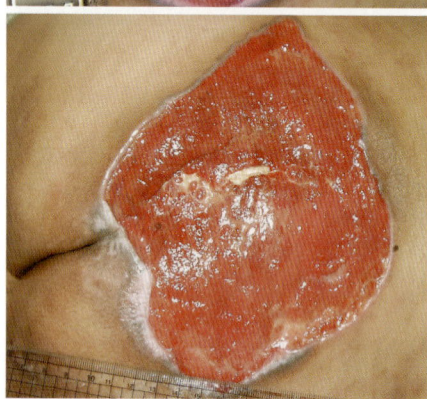

図6-⑥■ラップ療法第4週
壊死組織は切除しなくとも、自己融解により消失した。肉芽形成が進んでいるのがわかる。肉芽の圧迫壊死や周囲皮膚のびらん・浸軟がほとんど見られない。これがラップ療法の特徴である。

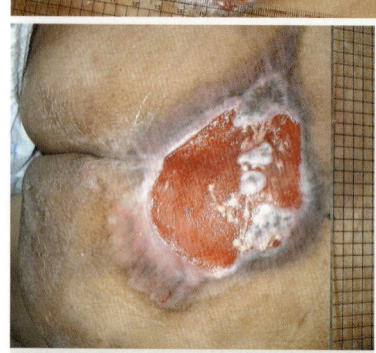

図6-⑦■ラップ療法第20週
第16週にメッシュ植皮術を行ったが、島状の3カ所が生着したのみにとどまる。
治療を続けると、創周辺から表皮形成が進んだ。

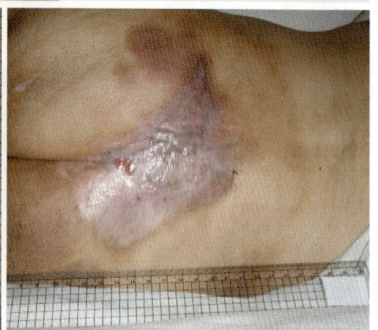

図6-⑧■ラップ療法第37週
創全体が表皮で覆われ、ほぼ完治した。写真のように瘢痕性収縮が最小限であるのもラップ療法の特徴である。

なぜラップ療法で感染創が治るのか

感染制御の第一歩は，ドレナージ

　症例 5，6 でみてきたように，ラップ療法では感染をもつ創も，難なく治療できます。また，壊死組織があっても感染を起こさずに治療できます。

　なぜでしょうか？

　ラップ療法では理想的なドレナージができるからです。

　ドレナージとは，排水のことです。赤く腫れた膿瘍をそのままにしていると，どんなに抗生物質を投与しても治ってくれません。抗生物質は血管を通って感染部位に到達して効力を発揮するのですが，膿瘍の内部には血管がないので感染部位まで届きようがないのです。創が壊死組織で閉鎖していると，創の内圧が上がって細菌や毒素が創の深部に侵入します。そうして熱が出たり敗血症になるのです。壊死組織を少し切って創を切開排膿してあげると（開放創），膿が外に出て熱が下がります。

ラップ療法におけるドレナージ

　"ドレナージのためには創をできるだけ大きく切らなくてはいけない！"という記述をみかけますが，ラップ療法では少し切るだけでよいのです。そして食品用ラップを 1 枚だけ創にあてましょう。すると，創の内部から液体が染み出してきます。そしてラップの周辺に漏れ出します。この液体は，ラップの下では決して乾燥して固くなりません。液体が出ているかぎり入り口は塞がりません。あたかも，泉が枯れないかぎり，水が出口を求めて湧き出てくるようなものです。もし泉を土砂で埋めたらどうなるでしょうか。地下に貯留して，あるとき突如として噴出してくるでしょう。創の場合に例えるなら，すなわち膿瘍形成です。

ガーゼドレナージは神話

　ガーゼドレナージとは，ガーゼを創に入れて浸出液を吸収することをいいます。しかし本当にガーゼドレナージはドレナージ作用をしているのでしょうか。試しに，短冊に切ったガーゼの一部を術後のドレーンの排液につけてみてください。黄色い排液はわずか数 cm しか上

がってきません。上のほうはかさぶたのように固まってしまい，それ以上吸い上げてくれません。ドレナージガーゼも創の内部で同じようになっています。創の奥では膿を吸ってドロドロに膨らみ，外側ではかさぶたのように固まっています。ある程度液体を吸ったら，それ以上は吸い込んでくれません。吸い上げる能力を失ったガーゼは何をしているかといえば創を塞いでいるだけです。すなわち結果的にガーゼドレナージ＝ガーゼパッキング（あるいはガーゼタンポン）となってしまっているのです。

　なぜ，ガーゼでドレナージができるという誤った認識が流布してしまっているのでしょうか。これは毛細管現象の意味が理解されていないことから生じる誤解です。

　毛細管現象は液体の接触角で決まります。例えばきれいなガラス面に水をたらすと，薄く広がります。これを"濡れる"といいます。ガラス面が油で汚れていると，水は丸くなって転がっていきます。濡れているところの端っこをよく見ると，水の表面とガラスの表面は鋭角（3度ぐらい）で接触しています（接触角）。油で汚れたガラスの上の水は，90度か，それ以上の角度がついています。だから丸いのです。サトイモの葉の上の水滴や，シリコン・コーティングされたガラスの表面の水滴はほとんど球で，接触角は170度ぐらいになっています。これを"はじく"といいます。

　ガーゼのような脱脂した綿の繊維は，よく"濡れる"（接触角が小さい）ので，ガーゼは水を吸い上げます。これを一般に毛細管現象とよんでいます。毛細管現象は，ガーゼと液体の関係で決まります。創に入れたガーゼは何を吸い込みますか？蒸留水ではありません。蛋白質，電解質，細胞成分を含んだドロドロした膿です。しかもすぐ乾いて固まってしまいます。創に入れたガーゼでは毛細管現象の一言では説明できない複雑な出来事が起きているわけです。恐ろしいことに，この汚れたガーゼの中では細菌が喜んで増殖します。ですから，ガーゼドレナージと称してガーゼを創に詰め込んではいけません。

浸出液，膿は表皮を傷害しない

　筆者は「浸出液，膿は表皮を傷害しない」と断言します。

　表皮を傷害するのは，実はガーゼや商用ドレッシングだったのです（→16頁「消毒とガーゼの常識と非常識」参照）。

ポケットの中の壊死組織は取り除く必要がない

　創を開放すると壊死組織は自然に融解し排出されます。開放創では，壊死組織は感染の原因にはならないのです。これはラップ療法における経験的事実です。ポケット内部の壊死組織が感染の原因ではなく，これを取り除こうとして詰め込んだガーゼ軟膏が，感染の原因であったことに今まで気がつかなかっただけなのです。

◆ポケットを切開してはいけない！

To incise or not to incise, that is NOT the question!…
切るべきか切らざるべきか，それが問題ではないが…

　ポケットを切開してはいけないわけはなぜでしょうか。実はポケットを切開するべきか切開しないべきか，それが本質的な問題ではありません。なぜ切開する必要が生じてしまったのか，それが問題です。
　ポケットは，皮下脂肪組織と筋膜の間が剥離してできたものです。余計なことをしなければ，ただの狭い隙間にすぎません（図8-①）。しかし成書[1]にはポケットに軟膏ガーゼを詰めるよう記載されています。
　成書の記載のように，ポケットに軟膏ガーゼを詰める（軟膏ガーゼパッキング）とどうなるでしょうか。成書を開いて写真を見ればわかるように，軟膏ガーゼパッキングで治療した場合は，典型的な創の二次損傷が見られます。創縁に圧迫壊死による壊死組織が生じています。創底に黄色い壊死組織と，白っぽい凹凸のある創底が見られます。ポケットの内部には創の圧迫による赤黒い壊死組織が見えるのも特徴です。
　軟膏ガーゼパッキングによる圧迫→壊死組織の形成→自己融解→組織欠損とその周囲における肉芽増殖→凹凸のある創底の形成…といった連関が創で観察できます。いったんポケットを切開すると，軟膏ガーゼを創内に詰めようがないので創底はきれいになりますが，創は大きくなってしまいます。創の見た目が良くなっていくのは"切開したから"ではなく，軟膏ガーゼパッキングをやめたため創が圧迫されなくなったためです。このことを取り違えてはいけません。
　ポケットに軟膏ガーゼを入れるとどんなことが起きているか，わかりやすく図で説明しましょう。

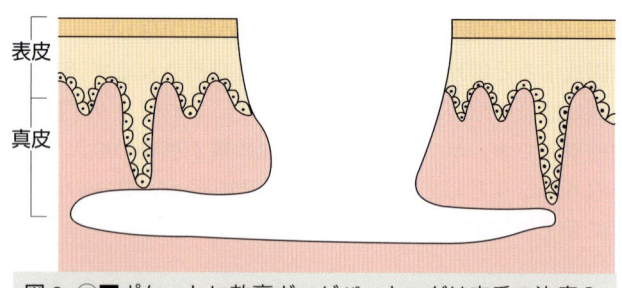

図8-①■ポケットに軟膏ガーゼパッキングは定番の治療？ 実は余計なことをしなければポケットはただの狭い隙間にすぎないのだが…。

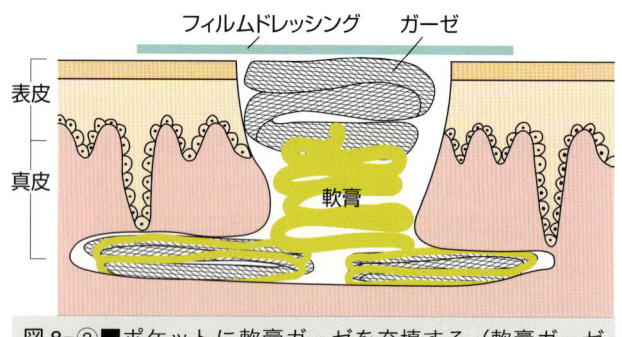

図8-②■ポケットに軟膏ガーゼを充填する（軟膏ガーゼパッキング）。トップドレッシングにフィルムドレッシングを使う。

　皮膚全層欠損のⅢ度褥瘡を想定して考えてみます。ポケットに軟膏ガーゼを充填します。ガーゼの上に，フィルムドレッシングや商用ドレッシングを貼ります（図8-②）。これらはトップドレッシングと呼び名がつけられていますが，創に直接接触するわけではないので，ドレッシングとしての働きはありません。「アクティブ・ドレッシング」という表現もありますが[2]，その本質は「軟膏ガーゼパッキング」です。

　仰向けに寝ると，創に体圧が加わります（図8-③）。創底と創縁に循環障害・壊死を生じます。

　軟膏ガーゼは浸出液を吸収して，膨張し，創を圧迫します。創は深くなり，ポケットが広がります（図8-④）。

第3章　ラップ療法による治療例

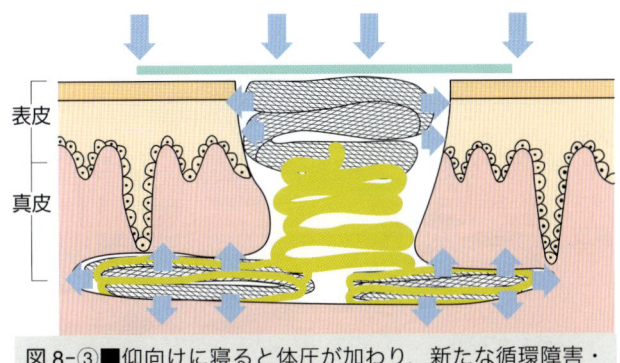

図8-③■仰向けに寝ると体圧が加わり，新たな循環障害・壊死を生じる。

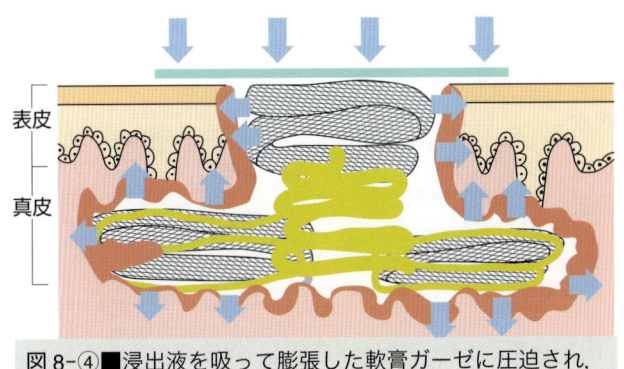

図8-④■浸出液を吸って膨張した軟膏ガーゼに圧迫され，ポケットが広がる。

　軟膏ガーゼパッキングを続けると，ポケットがさらに深くなります（図8-⑤）。あらたな壊死が生じ，感染は深部に進展します。
　そこで，ポケットを切開し，商用ドレッシング（ポリウレタンフォームやハイドロコロイド）を貼りました。あらふしぎ。創は改善へと向かいどんどんきれいになります（図8-⑥）。
　しかし創はとんでもなく大きくなってしまいました…（図8-⑦）。
　ラップ療法であれば，創を大きくすることなく治癒できます。

表皮
真皮

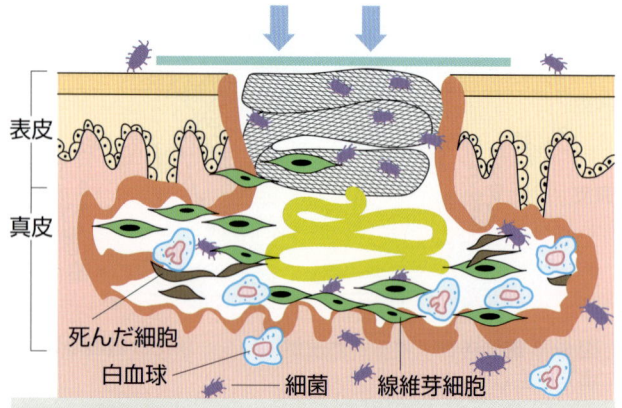

死んだ細胞
白血球
細菌
線維芽細胞

図8-⑤■軟膏ガーゼパッキングを続けると，ポケットがさらに深くなる。そこで，ポケットを切開する。

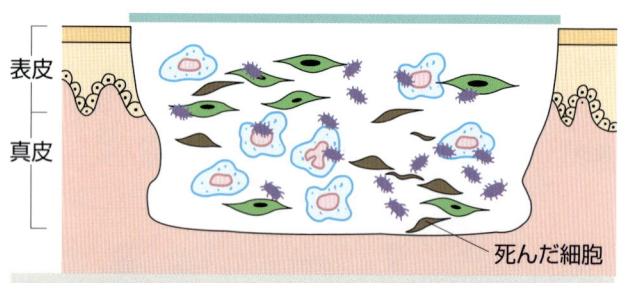

表皮
真皮

死んだ細胞

図8-⑥■商用ドレッシングを貼る。すると…

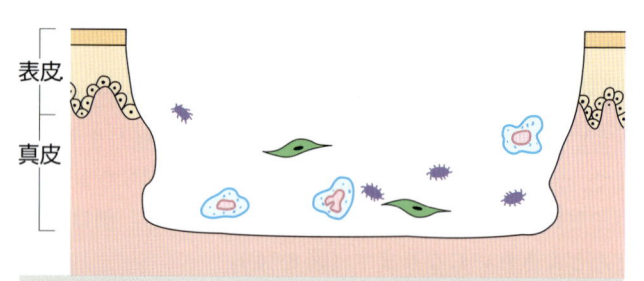

表皮
真皮

図8-⑦■軟膏ガーゼパッキングによる圧迫がなくなり創は治癒に向かい，きれいになっていく。しかし創は軟膏ガーゼパッキング処置前よりも大きくなっている。

文献■
1) 福井基成：褥瘡治療へのDESIGNの活用．褥瘡評価法DESIGNのつけ方（大浦武彦監修，宮地良樹，他編集），58-59，照林社，東京，2003.
2) 大浦武彦：創傷被覆材と薬物を有効に使う方法．アクティブ・ドレッシング治療．TIMEの視点による褥瘡ケア．創床環境調整理論に基づくアプローチ（大浦武彦，田中マキ子編集），70-78，照林社，東京，2004.

◆ラップ療法なら感染創も外来治療

　感染を合併した褥創症例では入院治療が勧められることが多いですが，ラップ療法では感染創でも処置が簡単なので入院治療は必須ではありません．適切な時期にデブリドマンして抗生物質を投与すれば，外来で治療できます．必要条件は，医師と看護師が的確に創と全身状態の判断ができるということです．

　外来にて治療した症例を見てみましょう（症例7，症例8）。

【症例7】老人ホーム入居者の感染合併，仙骨部Ⅳ度褥創
　　　（図8）

　老人ホーム長期入居中の70代男性．脳梗塞後遺症のため，寝たきりの状態ですが，経口摂取可能です．

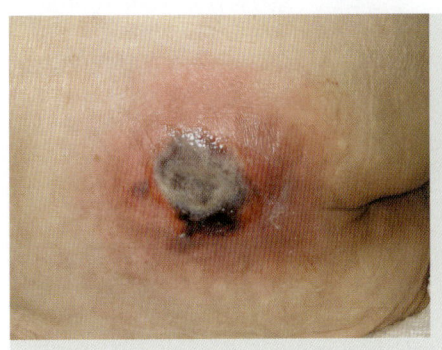

図8-①■発症後1週経過
1週間前に仙骨部に発赤を生じ（炎症期），Ⅲ度褥創としてラップ処置を行っていたが，高熱を生じ救急センターに搬送された．
黒色壊死組織の下に波動を伴う膿瘍を生じている．
周辺皮膚は発赤・腫脹が著明で，2時から4時方向に表皮剥離を認める．

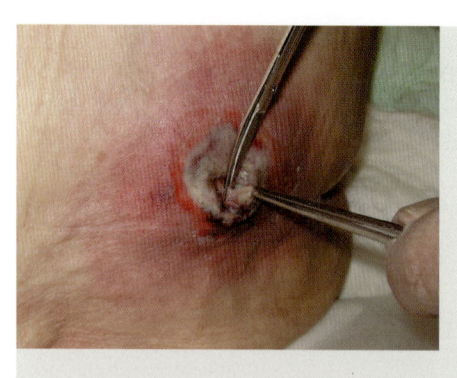

図 8-②
壊死組織の中心部をデブリドマンする。切開の際には壊死組織の周辺は 10 mm ほど残しておく。深さ方向も控えめに切除し，出血を最小限にする。デブリドマンはドレナージが目的なので，この程度の切開で十分である。
ポケット形成があるが，摂子の後ろまたは指先を使って鈍的に剥離するにとどめる。

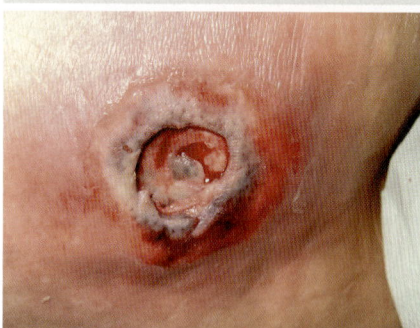

図 8-③
デブリドマンすると膿が排出された。

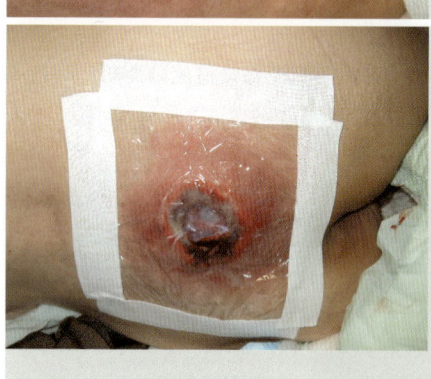

図 8-④
発赤・腫脹のある部分よりも大きめにラップを貼る。小さく貼ると，バンソウコウで貼り付けているため，表皮が剥離してしまうからである。経口摂取可能なので，入院しないで治療することにした。老人ホームでは，皮下注射により抗生物質（パンスポリン 1 g・生食 100 ml・ソリタ T1 200 ml を混合）×2 回/日を 7 日間投与した。

第3章 ラップ療法による治療例

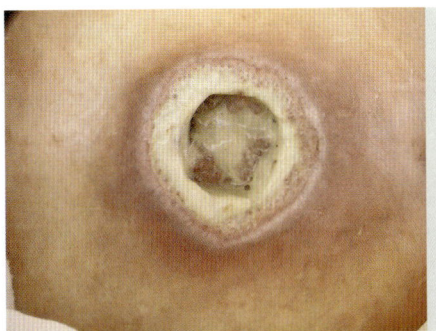

図8-⑤ ■発症3週経過
抗生剤投与後3日で平熱になった。感染はコントロールされた。
壊死組織は軟らかい黄色壊死組織（スラフ）に変化して融解した。創底も明らかになっている。創の周縁の表皮の浸軟や、びらんはわずかである。

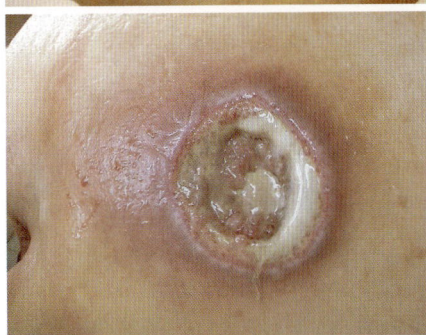

図8-⑥ ■発症4週経過
創底に肉芽が形成されてきた。スラフの融解が進んでいる。

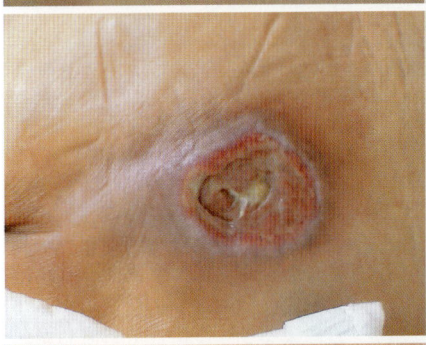

図8-⑦ ■発症6週経過
創底の肉芽形成が進む。

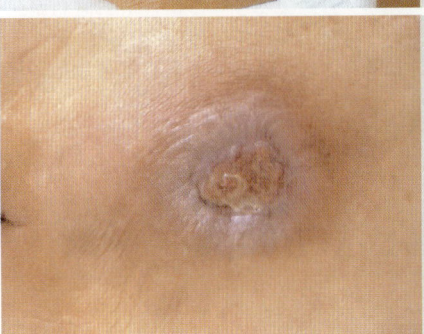

図8-⑧ ■発症11週経過
創が平坦になった。創の周辺から表皮化が進んでいる。

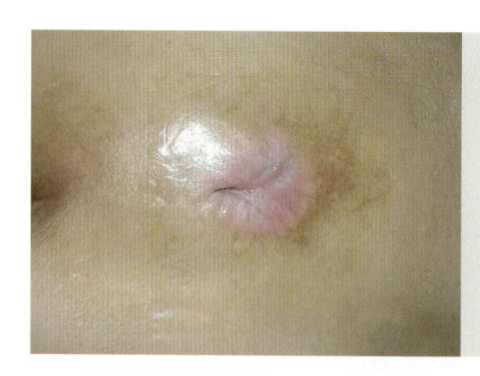

図8-⑨ ■ ラップ療法処置後5カ月経過
創はきれいに治っている。

【症例8】臀部広範囲脂肪壊死を伴う褥創（図9）

　高度の肥満の方がなんらかの原因で動けなくなると，臀部に褥創を生じることがあります。

　症例8では体重が90 kgあり，膝の痛みなどのため，3日間ベッドに寝たきりになっただけで，褥創を生じてしまいました。

　臀部に発赤があるため，近くの病院の整形外科に入院して治療することになりました。

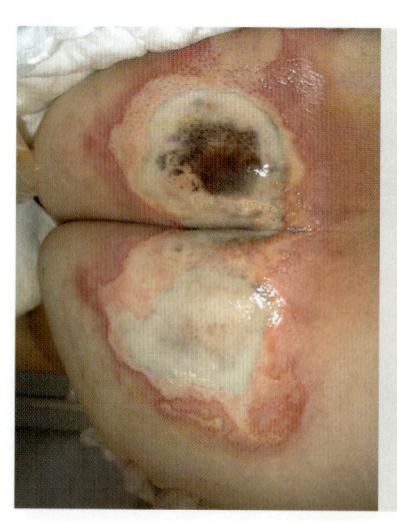

図9-① ■ 発症14日目（右：頭側，左：尾側）
両側臀部に褥創を生じた。黄色の部分は黄色期深いⅡ度褥創，左側臀部の黒い部分は皮膚全層欠損感染合併Ⅳ度褥創である。仙骨部には褥創を認めない。食品用フィルムによるラップ療法で処置した。抗生剤はチエナム®1 g/日とダラシン®1,200 mg/日を投与した。（写真は上下反転している）

第3章 ラップ療法による治療例

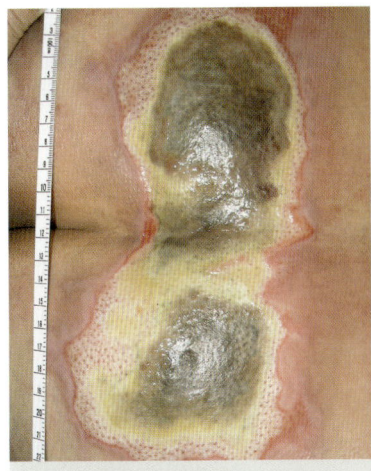

図9-②■発症18日目
周辺は黄色期Ⅱ度褥創(10×21cm)、中心部は感染合併Ⅳ度の褥創である。中心の黒い部分は黒色壊死組織で、その深部に膿を貯留している。周囲の皮膚は発赤・腫脹、発熱もある。

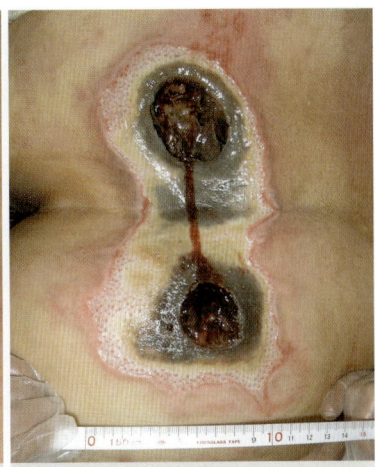

図9-③■発症18日目
出血をしない範囲でデブリドマンをした。脂肪組織の壊死はもろく崩れやすい。

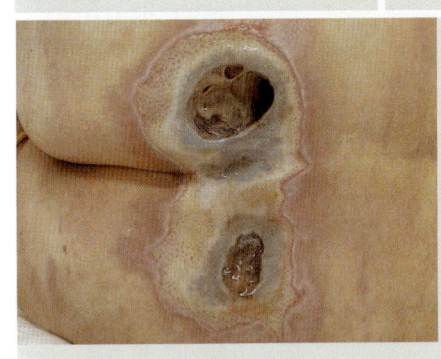

図9-④■発症26日目
デブリドマン後も発熱が続き、全身状態も悪化したので、発症19日目に筆者の勤務する病院に紹介され転入院した。
中心静脈カテーテルを入れ、栄養管理を行った。抗生剤を一部変更し、ユナシン®3g/日とダラシン®1,200mg/日投与した。

局所治療は、水洗いして紙おむつを直接にあてた。周囲皮膚の浸軟はない。
壊死組織は自己融解してきた。
2日後解熱し、感染はコントロールされた。

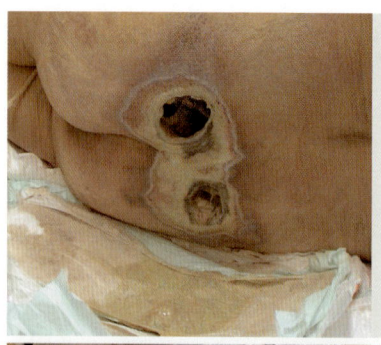

図9-⑤ ■発症26日目
多量の膿は紙おむつが吸収している。

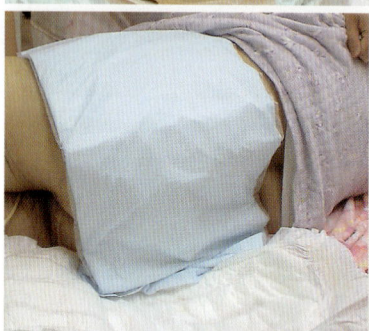

図9-⑥ ■発症26日目
紙おむつを巻くときは腰に横巻きにした。このほうが，創の圧迫が少ないようである。

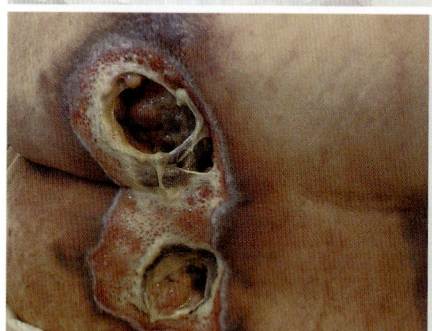

図9-⑦ ■発症35日目
壊死組織はほぼ融解消失した。創底に肉芽が形成されている。
辺縁の深いⅡ度褥創の部分は壊死を免れた。黄色期から赤色期にさしかかっている。

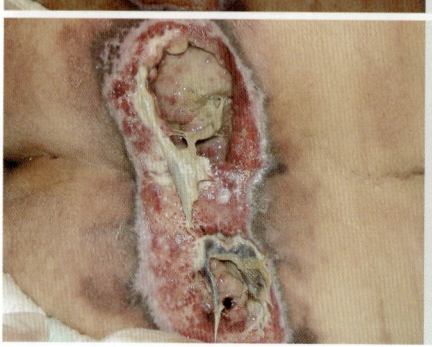

図9-⑧ ■発症44日目
創底の肉芽形成は顕著で，創の深奥より壊死組織が排出されている。
辺縁の深いⅡ度褥創の部分に表皮形成（白い斑点）が始まっている。あたかも春の芽吹きといったところである。

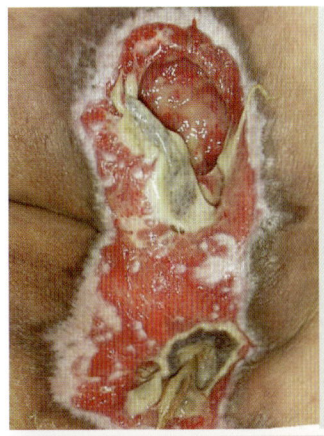

図9-⑨■発症49日目
深いⅡ度褥創の表皮形成（白い斑点）が進んでいる。ラップ療法は毛包を温存する愛護的な治療法であることがわかる。

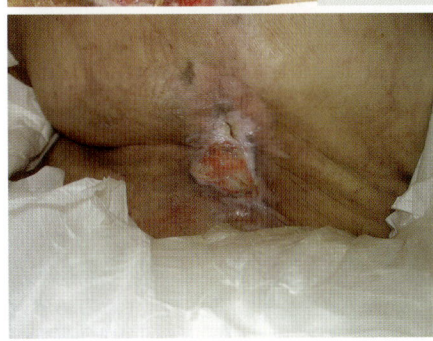

図9-⑩■発症163日目
創は肉芽で閉鎖した。創面の70％が表皮化されている。

◆適切なデブリドマンの時期

　肥満が原因で発生した臀部褥創の多くは深いⅡ度にとどまりますが，稀に脂肪組織の壊死を生じることがあります。治療法の選択を誤ると深部感染を生じ，敗血症のため死に至る危険があります。そのような事態にならないためには時期を逸しないデブリドマンによって創をドレナージすることと，適切な全身管理が重要です。

　症例8も一時は悪化の一途を辿りましたが，適切なデブリドマンと全身管理によって危機を脱しました。**症例8**では，発症18日目に外科的デブリドマンを行い，その後は紙おむつをあてて自然にドレナージしました。これが感染制御の決め手です。成書の治療法に倣い，消毒して死腔（ポケット）にガーゼを充填すれば，ガス壊疽などを引き起こす危険があります。

もっと早い時期にデブリドマンしたらどうでしょうか。この判断には悩ましいものがあります。デブリドマンの時期が早過ぎると，出血のコントロールに苦慮します。止血のためにガーゼを詰め込むと，ガーゼによる圧迫で脂肪壊死を人工的につくってしまう可能性もあります。

筆者の治療方針は，

- 感染を疑ったら，中心部の皮膚をつまみあげて，持ち上がった部分だけを直径 10 mm ほど切除して皮下の貯留液の有無を確認する。出血がなければ少しずつ切り進む。
- 出血部位は圧迫止血する。それでも止まらない場合は，ソーブサン®を少しあてる（ソーブサン®の止血作用は特筆すべきものがあります）。多少血液がにじみ出ても，仰臥位になると体重による圧迫で止血する。

詳しくは（→76 頁「5. ラップ療法における創の評価と治療法の選択」）を参照してください。

死腔（ポケット）は，難治性であると思われがちですが，むしろ肉芽形成の好条件です。なにしろ死腔の部分は体重がかからないので，肉芽はどんどん形成されてきます。死腔深部の壊死組織は肉芽形成とともに外部に排出されます。ですから，死腔にガーゼを詰める必要はないのです（むしろ詰めているから治らない）。

また，**症例 8** のような深いⅡ度褥創には，毛包（毛根）が残っていますから，表皮形成も早いのです。創底形成が進み，ある時期になると春の芽吹きのように一斉に表皮形成が始まります。商用ドレッシングや軟膏ガーゼのように創を削り取るような治療をすると，このような薄い表皮は削り取られるので，芽吹きのような表皮形成を観察することは稀です。よく，「紙おむつは創を削り取らないのか？」という質問も寄せられますが，**本例 8** のように浸出液の多い症例では創は削られません。死腔から粘調な浸出液が多量に排出され，紙おむつの表面をコーティングしているからなのです。これを筆者は水上スキー効果とよんでいます。浸出液が少ない場合は，浸出液は紙おむつに吸着され，紙おむつのインナーシートは創に食いこみます。こうして創が削られますので，このような場合は紙おむつではなく食品用フィルムをあてるか，もしくは紙おむつの内側にオプサイト®や穴あきポリエチレンフィルム（→89 頁「進化しつづけるラップ療法」参照）を貼って

創を削り取らないようにします。

> **水上スキー効果とは：**
> 　滑走する水上スキーは沈むことなく水面に浮いています。同じように，創からの粘調な浸出液におおわれた紙おむつは，創面に接触せずに「浮いて」います。食品用ラップも薄い浸出液の膜（100μmぐらい）に隔てられて「浮いて」います。このように「無接触」を保つことにより，創面は保護されます。ラップ療法の特徴である「平滑で美しい創面」はこのような水上スキー効果により形成されます。

3 在宅でもラップ療法

　難治性褥創と診断され皮弁手術の適応とされる症例のなかには，適切な保存的治療を行えば，皮弁手術が必要ではないものもあります。
　症例9は皮弁手術後生じた創の離開が，ラップ療法で完治した症例です。

【症例9】皮弁手術後，術創が開いた坐骨結節の褥創（図10）

　外傷後の脊髄損傷による半身不随のため，長期間車いす生活をしています。
　坐骨部の褥創を生じ，繰り返し皮弁手術を受けています。術後の皮膚潰瘍や皮下硬結に悩まされていました。半年前に術創が開いたため，保存的治療を希望して来院されました。
　「紙おむつ＋ラップ療法」を指導したところ，工夫しながら患者さん自身が処置を行うようになりました。このように患者さんが自分でも処置を行うことができるのが，ラップ療法の長所です。

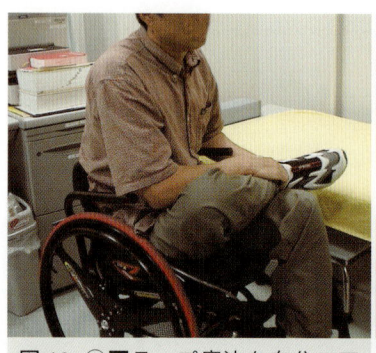

図10-①■ラップ療法を自分で工夫して行い，5カ月経過したところ。車いすからベッドに移る。

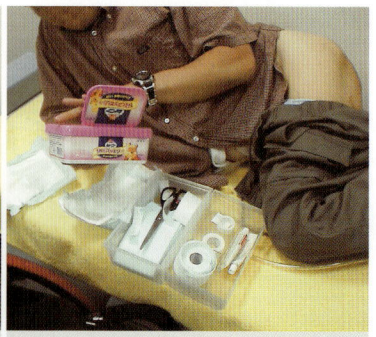

図10-②■処置に適した体位をとり，自作の創処置セットを広げる。

第 3 章　ラップ療法による治療例

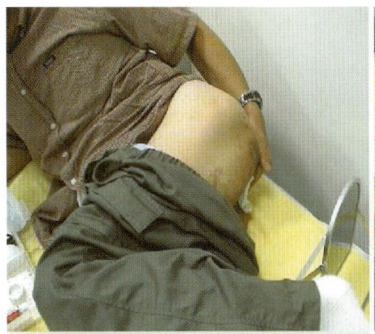

図 10-③■側臥位になり，鏡で創を確認しながら，創の周辺をウエットティッシュで拭く。

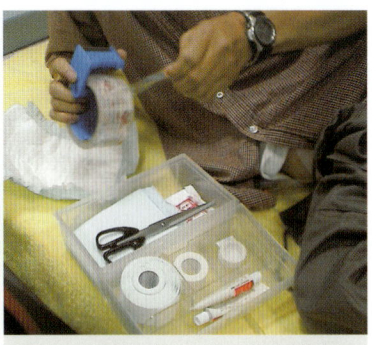

図 10-④■尿とりパッドを半分に切る。切断面にバンソウコウを貼って，内容物がこぼれないようにする。吸収面（創のあたる部分）に，事務用の透明テープ（5 cm 幅）を 15 cm 程度に切って貼る。

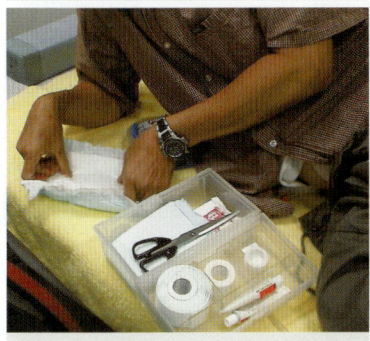

図 10-⑤■坐骨の形状に合わせて形を整える。皮膚に固定するバンソウコウをあらかじめ貼り付けておく。

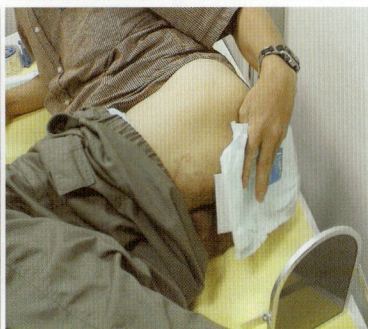

図 10-⑥■鏡を見ながら，目的の位置に貼る。1，2 カ所バンソウコウを貼り足して，剥がれにくくする。

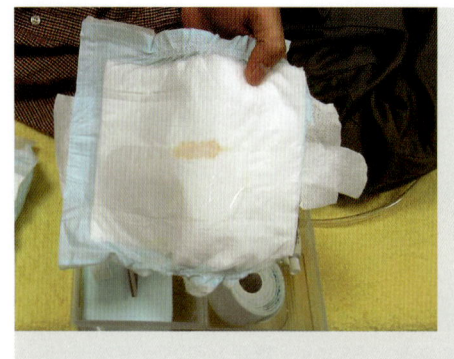

図 10-⑦ 浸出液は，透明テープの周辺に吸収される。創はおむつに直接当たらないので，摩擦によるびらんがない。尿とりパッドは，汚れるたびに適宜交換する。処置に要する時間はわずか4分である。
このようにして貼ったパッドは，車いすに乗ってもほとんど剝がれることがないので，衣服が汚れることもない。

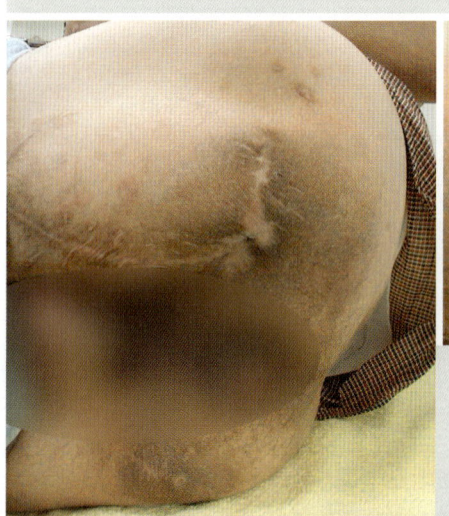

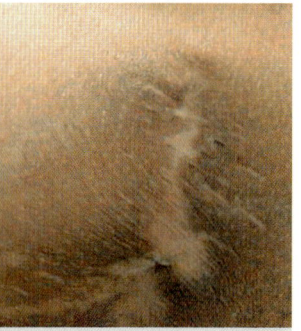

図 10-⑧ 紙おむつ＋ラップ療法により，車いすを使う生活を変えることなく，保存的に治療できた。創は小さなロウ孔を残すだけとなった。浸出液や臭いはわずかで，大変快適とのことである。坐骨の褥創は保存的に治療されるため，筆者の勤務する病院では皮弁手術は皆無になった。

第4章
だれにでもできる褥創の予防とケア

【付録】高齢者終末期医療・緩和医療について

「人生50年時代」といわれていた十数年前には、いかに長く生きるかということが大きな課題でした。その後、急速な経済成長や食糧事情の変化に伴い、わが国の平均寿命は著しく伸び、現在では「人生80年時代」といわれるまでの世界一の長寿国になっています。その長寿国をつくりあげてきた功労者である高齢者に対する医療・ケアの内容が、人間の尊厳を損ね苦しみを与えるものであったとしたら、不幸なことです。第4章では、高齢者医療に永年携わってきた医師として、高齢者にふさわしい医療、ケアを提案します。患者、家族、介護職、医療職が陥っている、医療と介護の境界線をめぐる不毛な論争から抜け出す一助になれば幸いです。

1 さよなら神学論争，こんにちはラップ療法
褥創の処置は，看護？ 介護？

　褥創の処置は，医師や看護師にのみ認められている「医療行為」とされています。患部の消毒，軟膏塗布，ガーゼ貼付，商用ドレッシング材の貼付などは，医師の指示で看護師が実施するというのが，従来のやり方でした。ところが，ラップ療法，とりわけ「紙おむつ＋プラスチックフィルム（ラップ）」で治療すると，これらの"医療"処置のすべてが不要になります。これって，おむつ交換と同じじゃないのかな？

　事例をみてみましょう。

　ホームヘルパーが訪問先でおむつをあけてびっくり！　創が排泄物で汚れている…（図1）

　あなたがホームヘルパーならどうしますか？

　2つの現場を比べてみましょう。

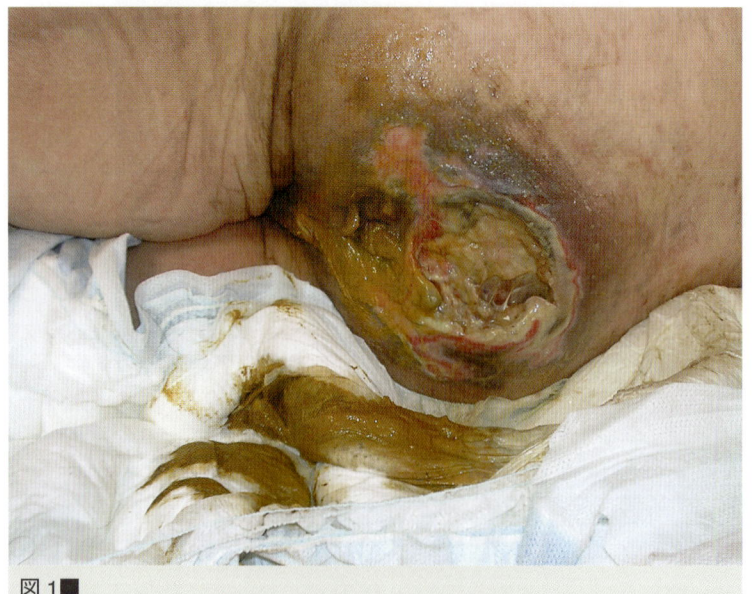

図1■

【現場1】商用ドレッシングや軟膏ガーゼで治療していた場合

　褥創の処置は, 医療行為。(消毒のやりかたも, 軟膏の使い方も教わったことがない。主治医は『ヘルパーは, 絶対ドレッシングを剥がしてはいけない』と言っているそうだが, 剥がれたものをどうすればよいか, だれも教えてくれない。職場の上司にも『医療行為は絶対してはいけない』と言われている。)

　選択肢1：家族を呼んで処置をしてもらう。
　　　　　(そもそも家族がいないからホームヘルパーの私が来ているのに)
　選択肢2：訪問看護師に緊急に来てもらう？
　　　　　(自己負担△00円かかる…。褥創は毎日のケアなのに1カ月に何回来てもらうことだろう)

【現場2】ラップ療法（紙おむつ＋プラスチックフィルム）の場合

　基本は清潔と褥創の予防。ホームヘルパーの仕事は, 生活援助と整容。

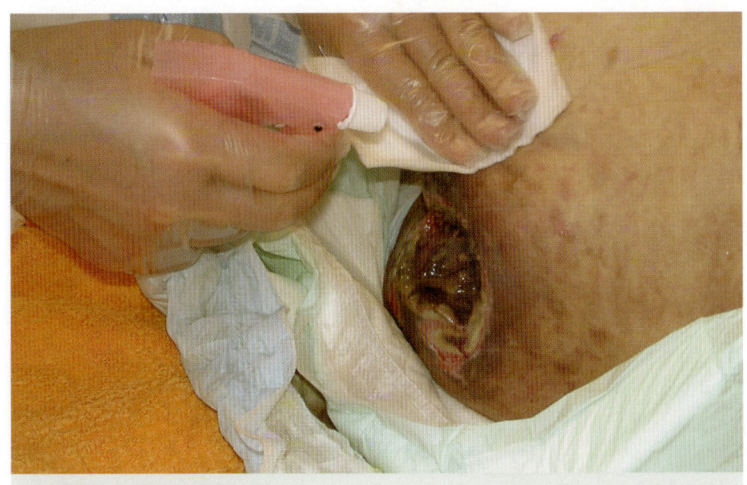

図2 ■創の周囲を温水で洗う。

汚れがひどいので，お尻をたっぷりの水で洗う。シーツが汚れないように紙おむつを敷いておく（図2）。
　（創を洗ったり拭き取ってはいけない。でも，水が滴り落ちて創にかかるのは，不可抗力，不可抗力…。あれれ？　すっかりきれいになった。）

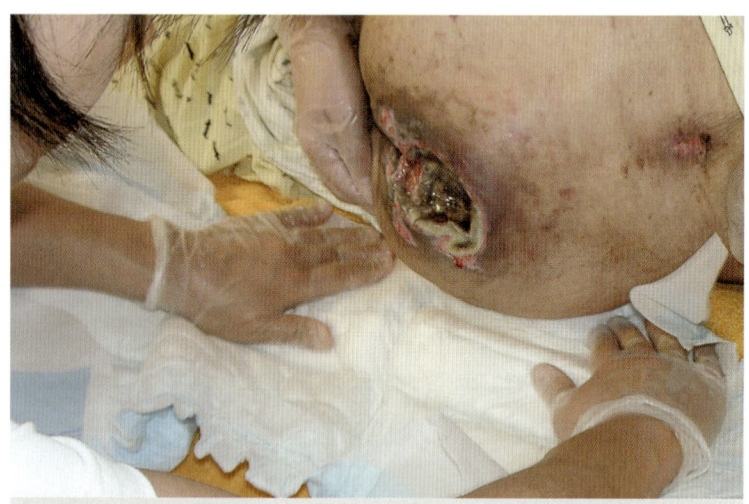

図3■紙おむつにプラスチックフィルムが貼ってある。

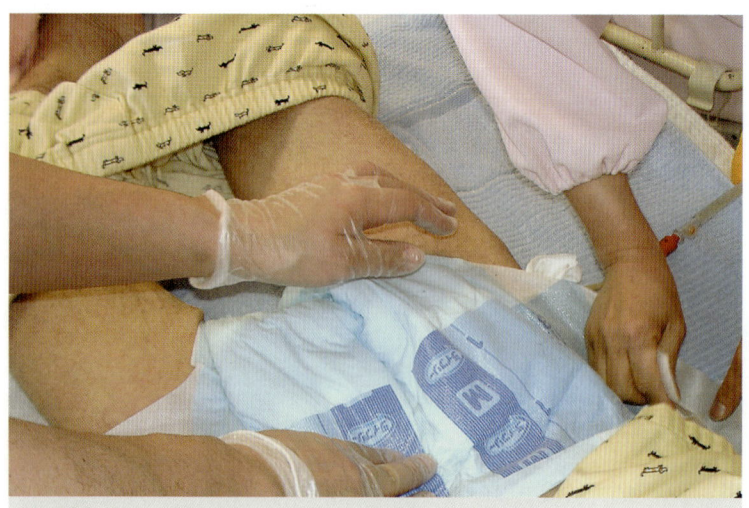

図4■紙おむつをはいて，終了。この間わずか2分！

褥創予防用紙おむつ（プラスチックフィルムの貼ってある紙おむつ）をはかせておしまい！（図3，4）。

ケアプラン記載例：

≪訪問看護サービス≫

訪問看護師は，医師の指示で褥創の処置を行う。

<u>処置</u>：創を洗浄し，プラスチックフィルムを貼付した紙おむつで創を覆う。

≪ホームヘルプサービス≫

ホームヘルパーは，褥創の拡大予防を行う。

<u>ケア</u>：創の周囲の皮膚を洗浄し，プラスチックフィルムを貼付した紙おむつで皮膚を覆う。

解説：両者は一見同じような行為をしていますが，それぞれの専門性によって内容が異なるという解釈です。消毒して軟膏ガーゼ処置をすれば「処置」ですが，「プラスチックフィルムを貼付した紙おむつ」を交換すれば，限りなくケアに近づきます。現実に合わせた解釈をしたいものです。

十分な訓練をすれば，医療行為の一部を医療職でない方に「権限委譲」すべきであるという新しい考え方も出てきました。「ALS患者の吸痰行為」をはじめ，同じ（医療）行為が家族には許されてヘルパーに許されないというのは，介護の現実にそぐわない」という議論です。職域間の縄張り争いをいつまでも続けていけば，介護・医療の社会的資源が早晩枯渇してしまうことでしょう。国民的議論を進めていくべき課題と考えます。

◆ラップ療法は，褥創の処置をおむつ交換にしてしまった！？

医療行為と非医療行為の線引きにまつわる不毛な議論が介護の現場を混乱させています。たとえば，「爪切り」は医療行為とされ，介護職に禁じられていたものでした。だからといって，医師が爪切りを指示し，看護師が診療補助行為として爪切りをするなどといった大げさなことが行われてきたわけでもありません。巻き爪の処置のように，出

血を伴うようなものならばともかく，普通の日常爪切りは医療行為から除外するという方向で議論が進んでいます。褥創の処置も，ポケットの処置のように，ときには大出血の危険のある処置と，ラップ療法のように限りなくおむつ交換に近い処置とでは，リスクが大きく異なります。リスクが違う処置法を一緒にして，一律に「医療行為であるから介護職には禁止」とする不毛な議論はやめて，リスクの少ない治療法，処置法を工夫していきたいものです。

　医療行為の具体的内容がこれまで明示されてこなかったために，医療介護の現場に混乱が生じていることを受け，厚生労働省は，「原則として医行為ではないと考えられるもの」を明示する作業を始めています。下記に資料を掲載します。

　平成17年3月31日
　厚生労働省医政局医事課・看護課
　医師，看護師等の免許を有さない者による医業は，医師法第17条，保健師助産師看護師法第31条その他の関係法規によって禁止されています。ここにいう「医業」とは，当該行為を行うに当たり，医師の医学的判断および技術をもってするのでなければ人体に危害を及ぼし，又は危害を及ぼすおそれのある行為（医行為）を，反復継続する意思をもって行うことであると解しています。

　○ある行為が医行為であるか否かについては，個々の行為の態様に応じ個別具体的に判断する必要がありますが，近年の疾病構造の変化，国民の間の医療に関する知識の向上，医学・医療機器の進歩，医療・介護サービスの提供の在り方の変化などを背景に，高齢者介護や障害者介護の現場等において，「医行為」の範囲が不必要に拡大解釈されているとの声も聞かれるところです。

　○このため，医療機関以外の高齢者介護・障害者介護の現場等において，医師・看護師等の医療に関する免許を有しない者が行うことが可能か否か判断する際の参考となるよう，原則として医行為ではないと考えられるものを明示することを検討しています。つきましては，別紙の案に関するご意見をお寄せください。

　＊このパブリックコメントは，平成17年4月30日に締め切られています

2 褥創の予防とケア

　褥創の症状は最初は赤くなったり（Ⅰ度），皮がむける，水ぶくれができる（Ⅱ度）程度ですが，急激に進行して皮膚が死んで黒く厚いかさぶたができて潰瘍を生じ（Ⅲ度），さらには筋肉や骨まで達したり感染を生じて熱をもったり（Ⅳ度），最悪の場合は敗血症を起こして命にかかわることがあります。したがって早期発見が重要です。

　褥創の発生機序については第2章で詳しく述べましたが，高齢者でやせている方が風邪などで寝込むと，たった数日で褥創ができてしまうことがあります。早期発見のためには，十分な観察と注意が必要です。褥創の予防と治療には，徴候を見抜く観察力と適切な除圧が重要なのです。

1）皮膚の観察

　圧力のかかりやすい骨の飛び出した部位を観察します。具体的には肩甲骨部（肩の後ろ），仙骨部（腰の後ろ），大転子部（大腿の左右側面），踵部（かかと）などを清拭のときや着替えのときに，赤くなったり黒くなったりしていないか観察します。皮膚の異常を発見したら主治医や訪問看護師と相談しながら除圧と治療を行います。

2）除圧について　体位変換は必要ない

　従来は2時間ごとの体位変換（寝返りの代わりに体の向きを変えてあげる）をするようにいわれてきましたが，これは硬いベッドに患者さんを寝かせていた30年以上も前の時代の名残だと思います。最近は除圧のできるマットレスや，高機能エアマット（図5）を使うことで，必ずしも体位変換をしなくても褥創が予防できるようになりました。

　しかし高機能エアマットの時代になった現在でも，いまだ体位変換

の必要な現状があります。それは，厚みのある商用ドレッシングや厚く重ねた軟膏ガーゼを貼って治療する場合，体位変換によって創を免荷する必要があるからです。

ところが不適切な体位変換を行うと，やせて骨が突出している症例では，かえって褥創を発生させたり，悪化させることがあります。特に日本の高齢者はやせて仙骨が突出していることが多く，圧力が集中してかかり，Ⅲ-Ⅳ度褥創ができやすいのです。やせている方の褥創を"厚みのある"創被覆材（商用ドレッシングや軟膏ガーゼ）で治療すると，30度の体位変換では仙骨部の除圧が困難になります（図6）。創が周囲に広がるのを見て，免荷が不十分と考えて90度の体位変換を行うと，大転子部に褥創が発生します。

一方，太め（欧米人の体型）の患者では，30度の体位変換で有効な除圧が期待できます（図7）。そもそも日本人と欧米人とは体型が違うので海外のデータをそのまま日本人に適用することはできません。また，健康若年者を用いたデータをそのまま高齢者にあてはめるような研究も科学的研究とはいえません。2002年に金沢で開催された日本褥瘡学会では，NPUAP会長コートニー・ライダー氏が褥創の予防の教育講演において「Ⅰ度Ⅱ度の褥創予防に体位変換が有効だ」と結論していましたが，「Ⅲ度Ⅳ度褥創の予防に体位変換が有効であるとのデータは持っていない」とのことでした。このように体位変換の有効性に関するエビデンスは乏しいのが現状です。

褥創の予防・治療のためには，体圧を測定して問題点を見つけてい

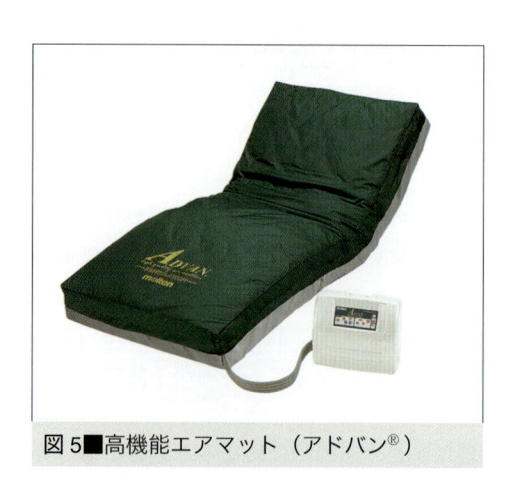

図5■高機能エアマット（アドバン®）

くことが大切です。体圧を計るときは皮膚面で測定してください（図8）。おむつの外側で測っても無意味です。体圧計（ケープ）を使って，創にかかる圧力を測定します。体圧計はポリエチレンの袋に入れて汚染を防ぎましょう。

除圧に関するそのほかの注意事項

- 体位変換で背中に支えるためにクッションを使う場合は，仙骨部にあてないようにしましょう。
- ADL（ability of daily living：日常生活能力）に応じてエアマットの内圧を調整できる高機能エアマット（アドバン®など）を使用すると，急性期（自力ではほとんど動けない）から離床期まで，エアマットを交換する必要がありません。除湿機能があると夏季

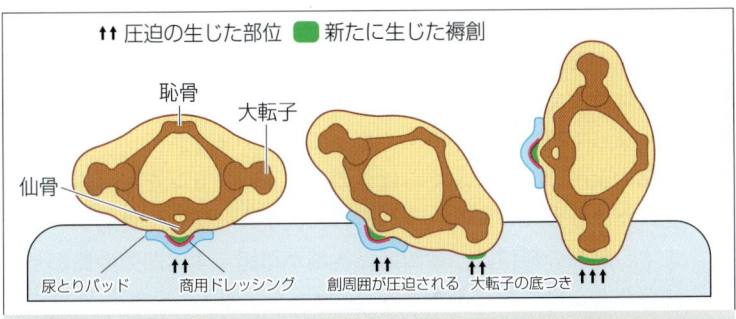

図6■やせて，仙骨が飛び出している患者では，体位変換はむしろ有害なことがある。
厚みのある創被覆材（商用ドレッシングやガーゼ）を貼っていると，創が圧迫される。こうした状態で30度の体位変換をすると，創の周辺も圧迫される結果になる。90度の体位変換では大転子部の褥創を誘発する。

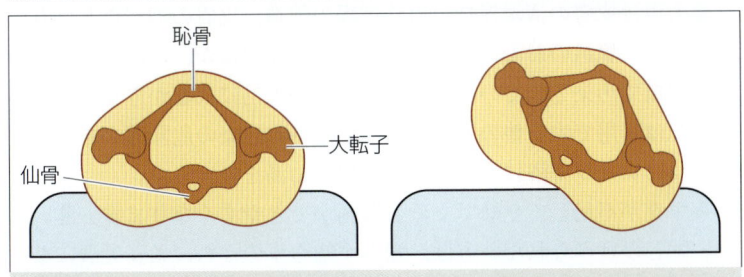

図7■太め（欧米型の体型）の患者では，30度の体位変換で除圧可能である。

のあせもが防止できます。自動体位変換機能は除圧効果とは無関係であり，必須の機能ではありません。
- 紙おむつを2枚重ねにしたり，尿とりパッドを仙骨部にあてたりすること，あるいは軟膏ガーゼを使った褥創の処置は創部の圧迫の原因になりますので，できるだけ避けたいものです（図9, 10）。尿や便でおむつを濡れたままにしておくと褥創が発生します。これは濡れた紙おむつが皮膚に摩擦力やずり応力を及ぼすのが原因です。紙おむつや尿とりパッドの内側にプラスチックフィルムを貼ると，褥創の発生予防ができます。

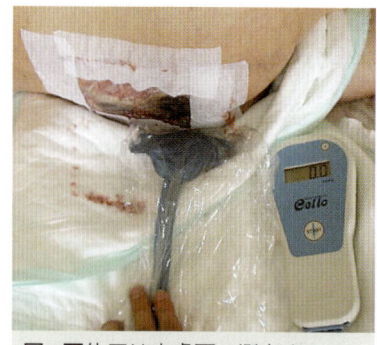

図8 体圧は皮膚面で測定する。

- 円座は使ってはいけません。円座を使うとかえって血のめぐりが悪くなって褥創ができやすくなってしまいます。
- 踵部の除圧のためにふくらはぎの下にクッションを入れるのは，避けたほうがよいでしょう。足の血流がうっ滞して逆効果になります。踵部の褥創は，膝関節の拘縮が原因です。関節の曲がり方に合わせた除圧をしましょう（図11-①，②）。
- 皮膚の保護と清潔を心がけましょう。尿，便，汗等で汚れた皮膚はかぶれたり，ただれやすくなります。おむつを交換するときは体をぬるま湯で洗いましょう。霧吹スプレーを上手に使えばふとんの上でも簡単にお尻全体が洗えます。
- 入浴は皮膚の清潔保持，血液循環の促進，皮膚の観察などに有効です。風呂のお湯は滅菌状態ではありませんが，褥創はもともと細菌で汚染されていますから，家庭の風呂に入るかぎり感染の心配は無用です。他の方と共同で使用され感染の危険性があるときは，シャワー浴にするか，その都度お湯を換えます。
- 栄養が不足してやせてくると褥創ができやすくなります。薄いお粥しか食べられない方は，知らず知らずのうちに栄養失調になっています。栄養価の高い食事がとれればいいのですが，必要な場合は胃ろう手術をして流動食を補給できるようにするとよいで

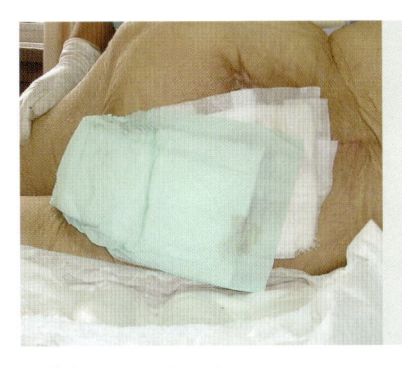

第4章 だれにでもできる褥創の予防とケア

図9■ガーゼを厚く重ねたり,尿とりパッドを仙骨部にあてたりといった処置は創に圧力をかける。

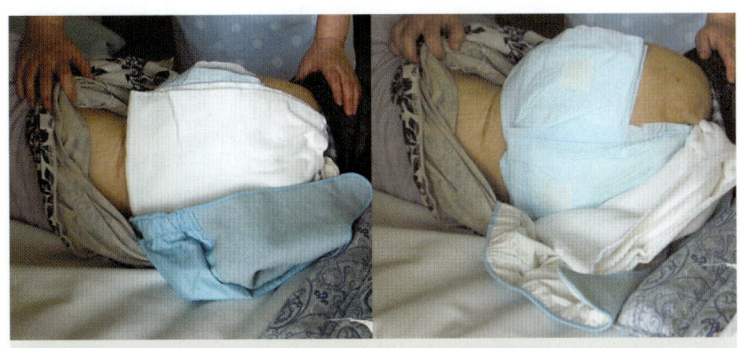

図10■尿とりパッド2枚,布おむつ6つ折りの状態。厚さ何cmになるだろうか。大きな圧力が創にかかる。

しょう。

3) 除圧に最適なラップ療法

　結論をいうと,ラップ療法と高機能エアマット(アドバン®など)の組み合わせであれば,体位変換は必要ありません。
　"薄い","滑りが良い","体動によっても剝がれにくい"といった特徴をもったプラスチックフィルム(ラップ)は創を圧迫しないので,ラップ療法は除圧に最適な治療法なのです。また高機能エアマットを使用すると,体位にかかわらず仙骨部に加わる圧力は低く(40 mmHg以下)保たれます。したがって,適切にマットレスを使用すると,ラップ療法では体位変換をすることなく治療することができます。

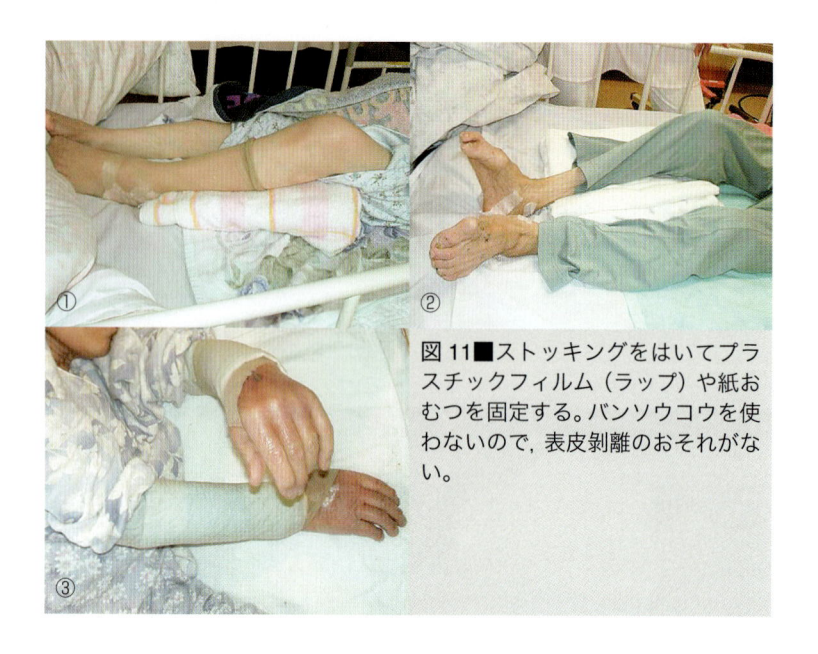

図11■ストッキングをはいてプラスチックフィルム（ラップ）や紙おむつを固定する。バンソウコウを使わないので，表皮剥離のおそれがない。

4）ストッキングで褥創予防・治療

　皮膚の保護，褥創の再発予防，ラップの固定にナイロンストッキングが重宝します（図11〜15）。

　ひざ同士やくるぶし同士が触れて赤くなって褥創ができかかっているときは，ナイロンストッキングの足を切ってはかせると，すれなくなり，褥創の予防になります。クッションを膝の間にはさんでもいいでしょう。ストッキングは，プラスチックフィルムや紙おむつの固定にも便利です。バンソウコウかぶれや表皮剥離を生じることがない，創を圧迫しないといった利点もあります。四肢の浮腫に対し表皮剥離の予防効果があります。ナイロンストッキングは蒸れるというのは誤解です。ナイロンは通気性がよく，決して蒸れることはありません。

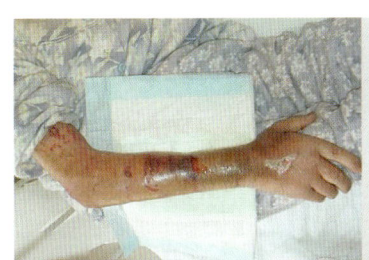

第4章 だれにでもできる褥創の予防とケア

図12■前腕の浮腫と表皮剥離。プラスチックフィルム＋紙おむつで全体を包む。

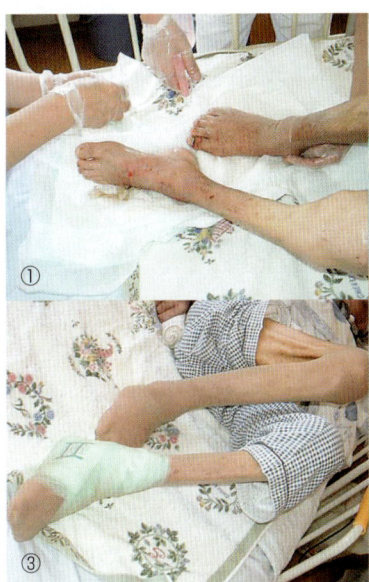

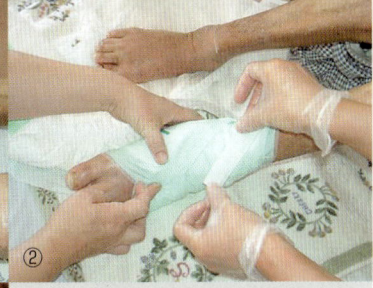

図13-①■左足にできた褥創
図13-②■紙おむつ＋プラスチックフィルムで足を包む。
図13-③■両側下腿の表皮剥離や褥創の予防のために，膝上までストッキングをはく

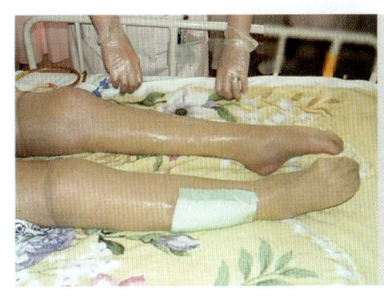

図14■両側下腿に高度な浮腫がみられる。右下腿にはすでに表皮剥離があり，紙おむつ＋プラスチックフィルムで処置している。両脚にストッキングをはき，予防する。

5）ドライスキンの傾向と対策について

　高齢の患者さんを診療していますと，多くの方々が皮膚のかゆみを訴えるのに気がつきました。かゆいあまり，体中血が出るまで引っ掻いている様子は気の毒なものです。夏にかゆいのはあせもや体部白癬症が，冬にかゆいのはドライスキンが原因であることがほとんどです。ドライスキンは冬になり，皮膚が乾燥しやすくなることにより起こります。特に，アトピー性皮膚炎やお年寄りに多い乾皮症などでは，かゆみや炎症，湿疹などの症状が出ます。薬を用いたり，日常生活を改善して，保湿を心がける必要があります。
　本項ではドライスキンの病態については他書にゆずり，主にドライスキンの対策について述べます。

ドライスキンのタイプ

　ドライスキンとは手荒れ，乾皮症，皮脂欠乏症，乾燥性皮膚掻痒症，いわゆるアトピー性皮膚炎……などなど，要するに，ひび，あかぎれ，かさかさ，かゆみを伴うものです。
　皮膚のいちばん外側にある角質層では，皮脂，天然保湿因子，角質細胞間脂質（主成分はセラミド）の3つの保湿成分によって，皮膚の潤いが保たれています。しかし，体質や加齢のためにこの保湿成分が減少すると，皮膚が乾燥しやすくなります。角質層のさらに外側には，皮脂膜があります。これは，皮脂腺からでた脂と，汗や水蒸気が混じり合ってつくる天然のクリームのようなものです。ドライスキンでは角質層に隙間ができ，隙間から水分が蒸発してかさかさした鱗屑ができます。この鱗屑がズボンやストッキングに触れるとかゆくなり，掻きこわすと皮膚はバリアのないむき出しの状態になります。こうなるとちょっとした刺激にも過敏に反応し，水分はさらに蒸発し…という悪循環になるのです。

ドライスキンの対策

　皮脂膜の補充（軟膏類の外用）が基本です。
　かゆみを抑えるには抗アレルギー剤・抗ヒスタミン剤・ステロイド剤の内服・外用，保湿成分を補給する（セラミド，尿素製剤，ヘパリ

ン類似物質製剤などの外用)，皮脂膜の補充（軟膏の外用）などがあります。このなかで最も基本的かつ有効なのは，軟膏（プラスチベース®，白色ワセリンなど）の外用です。

以下にその処方と用法を述べます。

1 処方

プラスチベース®（大正製薬）または白色ワセリン。

プラスチベース®はヒドロカーボンゲル軟膏基剤（流動パラフィン95％，ポリエチレン樹脂5％）です。不飽和基（二重結合など）をもたないので化学的に安定しており，また，抗原性が低いので軟膏の基剤として広く用いられています。100 g で 300 円ほどです。

2 用法

乾燥している部位（白く粉をふいている部分），かゆい部位（引っかいた痕があります），ひび割れの部位にたっぷり（べたべたするくらい）軟膏を塗ります。皮膚の皺やひび割れ（亀裂）を軟膏で埋めるのがコツです。それから乾いたタオルでごしごしと拭き取ります。傷ついた床のワックス掛けをするような要領です。このようにして皮膚に脂の層をつくって水分の蒸散を防ぐのです。軟膏はべたべたするので敬遠されることが多いのですが，この方法ならそんなこともありません。入浴後の塗付が効果的です。

赤い部分（炎症部位）にはステロイド軟膏（キンダベート®軟膏・弱やアンテベート®軟膏・強）をチョンチョンとつけます（トッピング）。

角化性の白癬症の場合は，抗真菌剤クリームをやはりチョンチョンとつけ，これを毎日繰り返します。

爪が白くなっていたら爪白癬症を疑います。爪白癬症の多くの方は，体部白癬症（インキン，タムシ）を合併しています。爪白癬には，ラミシール®やイトリゾール®の内服が有効です。

炎症を伴う湿疹にはプラスチベース®をたっぷり塗ってごしごし空ぶきしたあと，ステロイド軟膏（キンダベート®軟膏またはアンテベート®軟膏）を重ね塗りすると，有効なことがあります（筆者の経験的事実）。このようにするとステロイド軟膏の使用を抑えることができます。

保湿を目的とした主な外用薬について

1 人体（皮膚）の最大の水源は「汗腺＝自前の水」

教科書的には「保湿剤」としていろいろなものが挙げられていますが，RCTでエビデンスが証明されたものは多くありません[1〜3]（表1）。

「水分の補給」を効能に謳った外用剤もありますが，人体（皮膚）の最大の水源は「汗腺＝自前の水」であることを忘れてはいけません。薄い油脂層（軟膏）が水分を閉じ込めれば十分です。軟膏を薄く塗る通常の外用療法では，「皮膚の皺」の奥まで軟膏が到達せず，ここからの蒸発を防げません。

2 保湿剤の概念が混乱している

外用保湿剤の深刻な問題は保湿剤の概念が混乱していることです。

外用保湿剤として使用されている尿素含有クリームは乾燥剤の可能性があります。尿素は浸透圧作用により水を吸収します。水は「皮膚→尿素」の方向に移動します。ナメクジ退治に塩をかけるのと同じ理屈です。皮膚はナメクジ，尿素は塩に相当します。

日本皮膚科学会のアトピー性皮膚炎の治療ガイドラインには尿素含有クリームが保湿剤として分類されていますが（表1），この分類には再考の余地があると考えています。

3 軟膏とクリームの違い

軟膏基剤は融点の高い油脂（プラスチベース®，白色ワセリンなど）です。

クリームは，乳化剤で水と油脂を混合したものです。すなわち乳化

表1 保湿を目的とした主な外用薬（医薬品）[1]

一般名	代表的な製品名
ワセリン 亜鉛華軟膏 親水軟膏	
尿素含有軟膏	ウレパール®軟膏，ケラチナミン®軟膏 パスタロンソフト®，パスタロン10ローション® パスタロン20®，パスタロン20ソフト®
ヘパリン類似物軟膏 アズレン軟膏 アズレノール軟膏	ヒルドイド軟膏®，ヒルドイドソフト®

剤は水と油を混合する合成洗剤のようなものです[4]。これを皮膚に塗ると皮脂が乳化されてしまいます。その結果，皮脂が失われ，皮膚は乾燥してしまうのです。クリームを皮膚に塗ることは洗剤を皮膚につけて生活するようなものです。実際，クリームを塗って，皮膚がかさかさした経験はありませんか。

文献■

1) アトピー性皮膚炎治療ガイドライン 2002．付表 4，(http://www.kyudai-derm.org/atpy/atpy.htm)
2) 古江増隆，古川福実，秀　道広，竹原和彦：日本皮膚科学会アトピー性皮膚炎治療ガイドライン 2004 改訂版．日皮会誌，114：135-142，2004．
3) 五十嵐敦之：スキンケアに EBM はあるのか―アトピー性皮膚炎の場合．メディカル朝日，33 (8)：23-24，2004．
4) 木花　光：第 1 章　総論，外用剤の剤型，f 軟膏．皮膚外用剤―その適応と使い方（原田敬之　編集），30，南山堂，東京，2002．

3 栄養・口腔管理による QOL の改善

1）ラップ療法と栄養管理

　褥創の予防・治療を論ずる場合，栄養の問題を避けて通ることはできません。

　栄養状態の良い患者さんの褥創の治りが早いことは多くの医療者が認めています。ラップ療法では，栄養状態が良ければ一層良く，早く治りますから，高齢者の栄養状態の改善のために努力することが，十分報われるようになります。

　最近本邦でも NST（栄養サポートチーム）の活動が注目されるようになりました。

　NST とは，患者に適切な栄養管理（患者の栄養状態を良好に保つ栄養療法）を行うために，医師，看護師，薬剤師，栄養士などの専門職が集まったチームのことをいいます。それぞれの患者に適した栄養管理方法（経鼻栄養，胃ろう・腸ろう，末梢静脈栄養，中心静脈栄養など）を行うことにより，栄養状態の改善と QOL の向上をはかるものです。

　NST 導入の効果として以下のものがあります。中心静脈カテーテルによる感染の激減，MRSA の検出率の減少，褥創発生率の減少，経口摂取できないとされていた患者の 63％が経口摂取可能になる，平均在院日数の減少，退院患者の QOL の向上，等々です。

　　　　　　（松崎有子：Nursing College 10：38-47, 2003 より一部要約）

　NST 導入の効果には瞠目すべきものがあります。

　しかしながら，NST は万能ではありません。NST のおかげで寝たきりや経鼻栄養を免れて元気に退院した患者さんも，何度も誤嚥性肺炎を併発して入退院を繰り返しているうちに，NST によるかいもなく寝

たきりになって食事ができなくなりやせ細ってくる日が，いずれやってくるのです。そしてその時こそ，やせ細ってしまった体に褥瘡ができてしまいます。体力の衰えた高齢者では，胃・食道の括約筋が弛緩して胃の内容物（食事，流動食，胃液）が逆流して誤嚥性肺炎を繰り返します。これほどまでに弱体化した段階になると，胃内容物の逆流による肺炎の予防に口腔ケアは有効ではありません。

また，認知症患者の誤嚥性肺炎の予防に対し胃ろう手術は必ずしも有効ではないというエビデンスも出ており，いわば反省期に入っています[1]。中心静脈栄養が長期予後を改善しないという可能性も指摘されています[2]。代謝障害やカテーテル感染のリスクが，高カロリー栄養の利益を打ち消している可能性があるからです。また，多量の輸液は浮腫や腹水を増やし，また胃液分泌を増やすことによる誤嚥の危険性を増している可能性があります。

すなわち，お金と労力を費やしても人の寿命を延ばすことはできないということです。これは治療の限界というべきものです。

では，やせ細って骨が突出した患者に褥瘡が発生したら，もはやなすべきことがないのでしょうか。

いいえ，ここから高齢者終末期ケア（end of life care）が始まるのです。

文献■

1) Low JA, Pang WS, Chan DK, Chye R：A palliative care approach to end-stage neurodegenerative conditions. Ann Acad Med Singapore, 32(6)：778-784, 2003.
2) 荒川恒親，他：〔Ⅱ〕患者転帰（死亡率，在院日数，医療費）からみたTPNの有効性，高カロリー輸液など静脈点滴注射剤の衛生管理に関する指針；院内感染の防止に関する緊急研究．科学技術庁研究開発局，23-24，2000．

2）持続皮下注射による補液

　高齢者が経口摂取が困難となり脱水に陥った場合，補液（点滴）をして治療する必要がありますが，「言うは易く行うは難し」とはまさにこのことです。
　なぜなら，高齢者は，
①血管（静脈）が細い。
②血管が紙のように薄くてすぐに点滴が漏れてしまう。
③入退院を繰り返して長期間点滴をしているうちに血管がすべてつぶれてしまっている。
④何カ所も刺してやっと針が入ったのに患者にすぐに抜かれてしまう。
⑤痴呆（認知症）のある方では針を抜かれないように抑制しなくてはいけない。

といった具合で，本当にやる方（医療者）もやられる方（患者・家族）も泣きたくなることがあります。ベテラン看護師が入れられない点滴を医者ができるはずがありません。本当です。「先生，お願いしまーす」なんて呼ばれていったときには，かすかに透けて見える血管という血管はすべて針を刺した跡だらけになっています。

　何年か前までは，ここは医者の腕の見せどころとばかり，中心静脈（内頸静脈，鎖骨下静脈，大腿静脈など）にカテーテルを入れて血管確保をしたものでした。この中心静脈カテーテル（CV）という代物は，実際のところ合併症が多く，厄介なものなのです。中心静脈カテーテル（CV）で重大な合併症（出血，気胸，気道閉塞，敗血症など）を起こすと，今や業務上過失致死（傷）で取り調べを受け，全国ニュースになる時代です。カテーテルがうまく入ったとしても安心できません。痴呆（認知症）のある患者さんの場合，自分でカテーテルを抜いてしまったり，接続部をはずしたりすることがありますし，治療期間が長くなるとカテーテルを伝って細菌が体内に入り，敗血症になることがあります。

　また少しでも栄養を入れてあげようとして高カロリー輸液をすると，高齢者の場合は高血糖を起こしたり，肝障害を起こしたりして早期に死亡することがあります。患者さんも大変です。カテーテルを抜

かないようにと身体を抑制される，入浴させてもらえないなど，快適さとは程遠い生活を余儀なくされます。痴呆のなかった患者さんでもまるで痴呆のような状態になり，結果的に寝たきりを完成させてしまうことがあります。このような合併症があるため，高齢者に高カロリーの中心静脈栄養をしたからといって，末梢静脈からの点滴（低カロリー輸液）をした場合よりも長生きにつながっているかどうかは，かなり疑問があるのです。

持続皮下注射は，このような問題を簡単に解決します。皮下注射による補液は，末梢静脈や中心静脈からの補液よりもむしろ副作用（出血，感染など）が少ないといわれています（ただし，吸収が緩やかなため，ショックなどの急性の病気には不適とされています）。皮下注射による補液により入院患者のみならず，施設や家庭にいる患者さんが入院しなくても経口摂取が可能になるところまで体力が回復することがしばしばあります。

そのような皮下注射とはどのようなものか，次に述べます。

大量皮下注射と持続皮下注射
（hypodermoclysis）

1970年ごろまでは，小児の輸液のために，太腿に太い金属針を刺して短時間に多量の輸液をしていました。体重10 kgの小児に500 mlの点滴をした場合，体重比5％になります。等張液なら問題ないのですが，10％ブドウ糖液のような高張液を輸液する時には，疼痛もありますし，点滴した部位が硬くなって拘縮を起こす危険もあり，病気のお子さまは大変な思いをしたようです。これが大量皮下注射とよばれるもので，末梢静脈や中心静脈からの補液が普及するようになってからは，過去の治療法と考えられていました。

ところが，1990年代後半になり，皮下注射は装いを新たに持続皮下注射として再登場しました。注射方法は過去の大量皮下注射とは一変しており，合併症も少なくなりました。そして皮下注射は，今や緩和ケアや高齢者の脱水症の治療法として，その簡便性と安全性から再評価されています。諸外国では高齢者の通常の治療法として認められていますが，日本では緩和ケアの領域で最近やっと普及し始めたところです。

1 持続皮下注射の長所
①大量輸液ではない。体重50 kgの成人に1,000 mlの補液をした場合，体重比2%にすぎない。
②長時間かけて輸液を行うので腫れや痛みが少ない。
③等張液を使うので，皮膚に対する影響が少ない。
④プラスチック針を使うので，安全である。
⑤胸壁や腹壁のような広い面積の部位を選べば，吸収がすみやかである。
⑥胸壁に注入した場合，わずか15 cmで鎖骨下静脈に到達するので，吸収がすみやかである。
⑦吸収経路。リンパ管または静脈を経由して大静脈に達すると考えられる。
といったことが挙げられます。

2 皮下注射による補液の適応
①末梢静脈からの補液が管理上困難な場合
　・血管が見えなくて針が刺せない。
　・痴呆（認知症）やせん妄のため自分で針を抜こうとする
②在宅，施設入所者等。
③中心静脈からの補液を患者さんや家族が希望されない場合。
④中心静脈カテーテル設置が医学的に不適当と考えられる場合
などが対象になります。

3 皮下注射用法の実際
①薬剤の混注：麻薬（モルヒネ）以外は混注しないよう原著（Sasson M, et al：Am Fam Physician, 64（9）：1575-1578, 2001）に記述されています。実際には，種々の薬剤が混注可能です。筆者の経験では，以下の薬剤が使用可能でした。実際に行う場合は，各自（医師，患者，家族）の判断で行ってください。
　　パンスポリン®，ユナシン®，アミカシン，ビタメジン®，アスパラK®，塩酸モルヒネ，ラシックス®
②腹部や肋間の皮下に刺したプラスチック留置針から5〜24時間かけて500〜1,500 ml程度の補液をします。注射液のため少しむくみますが，時間をかければ吸収されます。等張液（血液と同じ

濃さの注射液）であれば痛みは少なく副作用も最小限です。刺入部はバンソウコウを貼って固定します。どうしても点滴を抜いてしまう患者さんの場合，背中，パジャマの中を通すなどの工夫で解決できます。点滴を抜かれても刺し直すだけですから慌てることはありません。金属針を使わないので精神科病棟などでも重宝されています。

③経験的事実からの注意事項

筆者は必ずしも原著どおりに治療を行わず，状況に合わせて柔軟に対応しています。筆者が経験上得た皮下注射に関するポイントを**表1**にまとめてありますが，実際に行う場合は，各自（医師，患者，家族）の判断で行ってください。

4 皮下注射による補液―説明と同意書

皮下注射に用いる薬剤は，一般の輸液剤と同じものを用いますが，一般の輸液製剤は，本来静脈内に投与するものとして厚生労働省に承認されたものであり，皮下注射薬としての安全性と有効性が承認されたものではありません。そのため皮下注射を行うには患者・家族の同意を得る必要があります。本書の資料編に「皮下注射に関する説明・同意書」を掲載していますので，参照下さい。

皮下注射に多少不安を感じるご家族もいらっしゃいますが，一度実際にやってみせると効果を実感され本当に喜んでおられます。

症例における実際の手順について**図16，17**に示します。

表1 皮下注射に関するポイント

- 原著[1]では消毒の徹底が指示されているが，皮膚に消毒薬を残留させると皮膚炎を起こすことが多いので，刺入部の皮膚をアルコールで軽く拭くだけでよい。
- プラスチック針は，1週間使用可能である（1週間続けて使用しても皮下の感染は経験していない）。
- 細い針はすぐに折れ曲がってしまうので，使用するプラスチック針は18〜22Gがよい。
- 皮膚を少しつまみあげて，浅い角度で針を刺すとよい。
- 500 mlの補液は5時間で入れてよい。
- 1,000 mlの補液をする場合は，2回に分けるか，左右2カ所に針を刺して交互に入れるとよい。
- 点滴速度を速くすると痛みを生じ，患者さんが針を抜こうとしてしまうことがあるので注意が必要。補液の吸収は，皮下組織の吸収能力に関係しているので，速度を速めても心臓に負担はかからない。皮下組織が輸液で腫れると，摘下速度は自動的に遅くなる。つまり滴下速度は気にしなくてもよいということである。
- 抗生物質などを混注しても皮膚炎などの局所症状は生じない。
- 抗生物質を皮下注射で投与してもすぐに臨床効果が現れる。肺炎の治り方は静脈注射とほとんど変わらない。
- パンスポリン®1〜2g（1日1回投与）×7日間をするだけで，ほとんどの誤嚥性肺炎は治癒する。
- 誤嚥性肺炎で心不全を合併する場合は，ラシックス®を併用する。このときは輸液量は1,000 ml/日を超えてはいけない。
- 皮下注射により皮下組織が水分過剰（ウエットサイド）の場合には，輸液が吸収されずに皮下に滞留する。脱水の場合は速やかに吸収される。このように人体はうまくできていて，必要な分しか水分吸収しないのである。したがって，皮下注射では輸液過剰にならない。
- 高齢者の場合，維持液500〜600 ml/日で必要十分の水電解質が補充される。
- 終末期医療として維持液500 ml/日を続けた場合の余命は2〜4カ月である。血清電解質は，最後までほぼ正常域に保たれる。
- 浮腫があるからといってラシックス®を併用すると，電解質バランスが崩れる。浮腫がある場合は維持液300 ml/日まで減らす対策をとる。
- 終末期医療として維持液500 ml/日以下にすると，誤嚥性肺炎などによる発熱を生じることがほとんどない。
- 対照的に，長期間中心静脈栄養をすると発熱は必発である。中心静脈栄養による敗血症の起炎菌の進入経路は，通説の腸管からではなくカテーテル経由であると推定される（私見）。なぜなら経腸栄養をしない場合，小腸粘膜が萎縮して局所の免疫能が低下して細菌が侵入するという通説に従うならば，それは皮下注射の場合にも当てはまるはずだからである。しかし経験的事実は通説に反している。皮下注射では敗血症を生じていないのである。

1) Sasson M, Shvarzman P：Hypodermoclysis：An alternative infusion Technique. Am Fam Physician, 64(9)：1575-1578, 2001.

皮下注射による補液の実例1〈胸壁への皮下注射〉（図16）

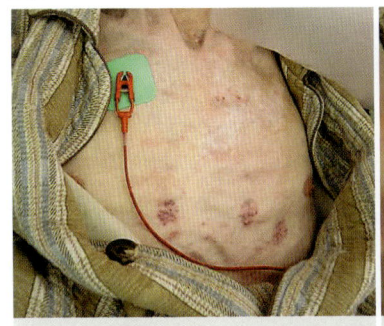

図16-①■アルコール綿で刺入部を軽く拭いて，皮膚をきれいにしておく。消毒薬を使わなければ，皮膚はいつまでもきれいである。皮下注射では，針を刺した部位から感染は生じない（経験的事実）。

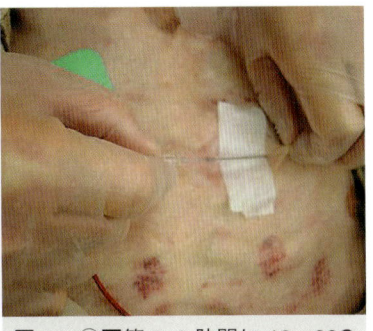

図16-②■第2-3肋間に18〜22Gプラスチック針を刺す。皮膚を軽くつまみあげて，浅い角度で刺す。あらかじめバンソウコウを貼っておくと，固定が楽である。

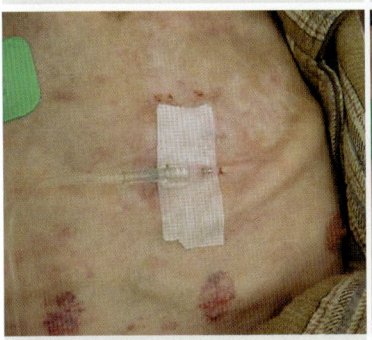

図16-③■針が浅い角度で入っている。

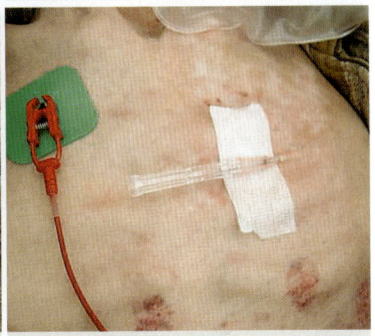

図16-④■ラインをつないで，点滴を滴下する。輸液は皮下に入っていく。接続部がバンソウコウの上に位置している。

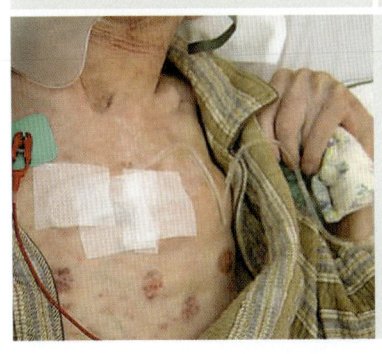

図16-⑤■針をバンソウコウで固定する。1週間に1回，左右の位置を換えて刺し直す。

皮下注射による補液の実例2〈腹壁への皮下注射〉（図17）

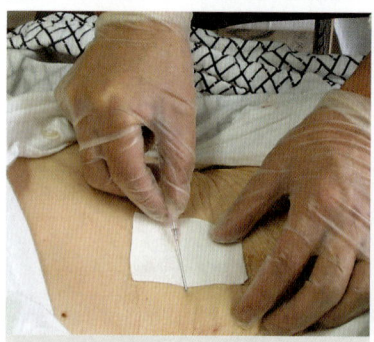

図17-①■腹壁に皮下注射。18〜22Gプラスチック針を刺す。しわに沿った方向（水平方向）に刺すと，針が折れ曲がることが少ない。

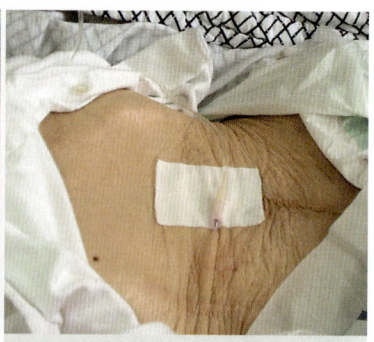

図17-②■延長チューブを接続した。

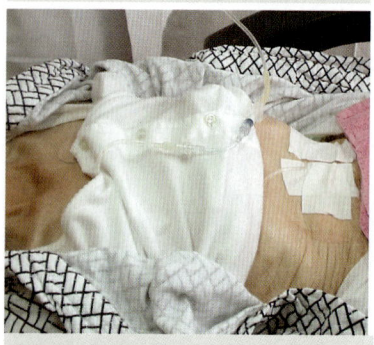

図17-③■点滴のラインは衣服の下を通して，患者さんの手の届かないところから出す。着脱可能な接続部品（シュアプラグ®など）を使うと，点滴終了時にラインを衣服の下にしまうことができる。

3）誤嚥性肺炎について

嚥下障害とは

　食べ物や飲み物を飲み込むことを「嚥下」といい，嚥下が正しく働かないことを嚥下障害といいます。

　嚥下障害の主な病態は，
　①飲み込みの障害
　②気道内への流入（誤嚥）
に大別されます。誤嚥とは，正常な嚥下の過程において，食物が咽頭および気管に入り込むことと定義されます。誤嚥は，下記のように日常のさまざまな場合で生じます。

　①飲み込むとき，食べ物などが気管に入ってしまう。
　②睡眠中（特に薬物の影響下にあるとき）に喉に逆流した胃液などを，知らずに気管に吸い込んでしまう。
　③嘔吐したときに吐瀉物を気管に吸い込んでしまう。

　誤嚥性肺炎は，食物，液体，胃内容物または咽頭分泌物を誤嚥あるいは誤飲し，咳反射などでこれを排除できないときに発生します。

嚥下障害の原因

　嚥下障害は，脳血管障害，口腔・咽頭・喉頭疾患，食道疾患などをもつ患者さんにみられ，その結果，患者さんは低栄養，脱水症状，食べる楽しみの喪失，誤嚥性肺炎や窒息の危険など，さまざまな不利益を被ることになります。

　生理的な原因には，嚥下咀嚼に関与する神経・筋，知覚の低下，唾液分泌低下に伴う口内乾燥，ムシ歯，義歯などの関与があげられます。高齢になると飲み込みにくくなるのは，老化に伴って起きる生理的な変化のほか，認知症，脳血管障害，神経系の病気といった基礎疾患による影響や，あるいは服用している薬（睡眠薬，精神安定剤，向神経薬）の影響によることもあります。さまざまな医療処置（気管切開，経鼻胃チューブの留置等）も原因になります。

嚥下障害で注意すべき症状

　嚥下障害で，まず初めに起こるのが，「食べ物が口にいつまでも残る，

口から頻繁に食べ物をこぼす，食事の時間が長引く，パサパサした食べ物が飲み込みにくい，お茶を飲む際にむせる」などの症状です。これらの症状がみられた場合は，飲み込む能力が低下し始めていることが疑われます。

　もう少し症状が進むと，「せき込む，むせる，たんが出る」の3つの症状がみられ，さらに悪化すると，誤嚥するようになります。また，食後，ガラガラ声になったり，声がかすれる，食事をすると疲れる，原因不明の体重減少などの症状も起こります。

　飲み込む能力がさらに低下すると，気管に入った食べ物やだ液が肺に入り，肺炎（誤嚥性肺炎）を起こしたり，食べ物がのどに詰まって窒息することもあります。

　また，食べる量が減って栄養不足になったり，水を飲む量が減って脱水状態になるなど，全身の健康状態を悪化させます。

誤嚥性肺炎のさまざまな発症機序

1 狭義の誤嚥
飲み込むとき，食べ物などが気管に入ってしまう。

2 微少吸引
　嚥下動作を伴わず，口腔内あるいは咽頭内容物が咽頭から気管へ落ち込むように吸引または流入することで起きる。経鼻・胃チューブが入っている患者さんには，常にこの現象が起こっています。

3 胃内容物の誤嚥
　嘔吐後などに胃内容物を誤嚥した場合に生じます。食物残渣による気道閉塞，胃液による化学性肺炎が起こり，著しい低酸素血症をきたします。寝たきりの高齢者は便秘しやすく，便秘が原因の仮性腸閉塞を起こして嘔吐することが少なくありません。また，食道裂孔ヘルニアのある高齢者は，睡眠時に胃内容物が逆流しやすいといわれています。胃ろうの場合，流動食を寒天などで固形化すると，逆流を減らすことができます。

誤嚥性肺炎の予防

1 誤嚥防止

　誤嚥性肺炎は，基礎疾患のある全身状態の低下した患者さんに発生しやすく，いったん発症すると治療は困難で死亡率も高いため，発症の予防が大変重要になります。そのためには，誤嚥を起こしやすい病態の改善が重要であり，それぞれの基礎疾患に対する治療と悪化要因を減らす必要があります。

　具体的には，
- 誤嚥を起こしやすい患者さんの食事介助では，起座位または上半身をやや高くした体位とし，少量ずつゆっくり時間をかけて，患者さんの嚥下能力に合わせる
- 食道裂孔ヘルニアのある患者さんや，腹満があり嘔吐をきたしやすい患者さんでは，日常より排便のコントロールを行い，食後半座位の保持などの工夫により腹圧をかけないようにし，食物残渣の胃食道逆流や嘔吐を防止する
- 誤嚥に備えて吸引器を常備するとともに，痰の多い患者さんは食事前に吸引しておく

といった工夫が大切です。

2 口腔ケア

　加齢により唾液の分泌量は低下するため，口腔内の清潔度は低下し，各種の細菌が繁殖してきます。また，残存歯が少なくなると，咀嚼，発音に支障をきたすので，患者さん自身の口腔管理に加え，介護者による清潔の援助すなわち"口腔ケア"が必要となってきます。口腔ケアが適切に行われると，口腔内の汚れは取り除かれ，唾液の分泌が促進され，自浄作用も働き口腔内分泌物は清浄化されていきます。清浄化されると口腔・咽頭粘液が微少吸引により下気道に流れ込んでも，ただちに肺炎を発症する可能性は少なくなります。特に就寝前の口腔ケアは，寝たきり患者さんの肺炎の予防に有効です（→163頁「4) お口もきれいにしたい！―口腔ケアのすすめ」参照）。

誤嚥性肺炎の治療

　誤嚥性肺炎の予防処置を行っていても，やはり誤嚥性肺炎を起こしてしまうことがあります。これは予防そのものに限界があるというこ

とです。

　肺炎を起こしたらまず経口摂取や経腸栄養をいったん中止して，点滴に切り替えます。酸素吸入をして，抗生物質などの投与をし，肺炎の治癒を期待します。ほとんどの誤嚥性肺炎は市中肺炎（病院外で感染し発症した肺炎）ですから，院内感染であるMRSAなどが検出されてもバンコマイシン®などの高価な薬は使う必要はありません。

　筆者の誤嚥性肺炎に関する治療プロトコールは，
　①皮下注射による1,000 m*l* 以下の補液
　②パンスポリン®1〜2 g/日またはユナシン®1.5〜3 g/日点滴に混注
　③ラシックス®10〜20 mg を点滴に混注
　④ホクナリン®テープを貼付

という，いたって簡略なものです。1週間以内にNSTによる評価を行います。ほとんどの場合，1週間で酸素吸入を離脱し急性期を乗り切ります。

　問題は，経口摂取や経腸栄養の再開始時期と摂取量です。タイミングが遅れると，この間に栄養低下が進みます。タイミングが早すぎると，肺炎再発になります。肺炎を再発すると，治療再開している間に栄養低下が進むという悪循環に陥ります。

　胃ろう手術の時期も問題です。理想的には栄養の良い状態のときに胃ろう造設するのが一番よいのです。すなわち，順調に経鼻・経管栄養ができている，あるいはまだ少しは食事ができる時期に設置しておけば一番よいのですが，この時期に胃ろう手術といった侵襲的処置を行うには家族の理解は得難いものです。多くの場合，肺炎を繰り返すようになってやっと了解してもらえたものの，栄養状態が悪すぎて胃瘻手術を行うことができないという結果になることが少なくありません。

痴呆（認知症）患者が誤嚥性肺炎を繰り返す場合の比較研究

　自分で食事ができる患者さんを対象に，
　①好きなように食べさせた，
　②食事を禁止して（経鼻・胃瘻）経管栄養をした

群に分けて，平均余命の比較検討を行ったところ，どちらの場合も平均余命3カ月であり，差がなかったという報告があります[1]。またいくつかの研究でも，胃ろう手術をしても誤嚥性肺炎を防ぐことができ

なかったという結論が出ています。

このような研究結果も出されている中で，余命の限られた患者さんに経管栄養を行う意義を，私たちは問い直す必要があります。

誤嚥性肺炎に関する患者への説明・同意書

筆者が患者さん（家族）に誤嚥性肺炎に関する治療を説明するときに実際に使っている書式を本書の資料編に掲載しています（書式は筆者のホームページよりダウンロードできます）。

ご家族を看取った経験のある方は一読してその主旨を理解してくださることが多いのですが，そのような経験のない方には何度も説明してご理解をいただくようにしています。

文献■
1) Low JA, Pang WS, Chan DK, Chye R：A palliative care approach to end-stage neurodegenerative conditions. Ann Acad Med Singapore, 32(6)：778-784, 2003.

4）お口もきれいにしたい！
口腔ケアのすすめ

口腔ケアの利点

何年か前のシャワー式トイレのTVコマーシャルで「おしりだってきれいにしたい！」というのがありましたね。寝たきりの方や障害のある方の往診をして感じることですが，おしりは大変きれいにされているのですが，口の中はあまりきれいになっていないことが多いようです。日頃の介護だけでも大変であるので，お口の中にまで手間をかける余裕がないのは十分理解できます…しかしぜひ口腔ケアを薦めたい理由があります。

高齢者の方は自分は健康だと思っている状況においても，知らず知らずのうちに口内が汚れやすく，気がついたときには虫歯や歯周病が進んでいることが少なくありません。お口の中を清潔，健康に保つことで以下のような好影響が期待できます。

①虫歯，歯周病，粘膜疾患を防ぐことができる。
②口臭予防。

③口腔清掃の習慣が生活のリズムをつくる。
④誤嚥性肺炎の予防：嚥下反射・咳反射の低下した高齢者は，睡眠中に不顕性の誤嚥をたびたび起こし，唾液とともに口腔内の細菌も同時に誤嚥して肺炎を起こしやすいといわれている。口腔内の細菌を減少させるためには，口腔ケアが有効である。
⑤咀嚼，嚥下などお口の機能が正常に保たれる。
⑥何でも食べられる楽しみが生きがいとなる。

歯の形や歯並びが悪かったり，ムシ歯を治療せずに放っておくとお口の中に汚れが溜まりやすくなります。

歯科治療を受けることが口腔ケアの第一歩となります。

口腔ケアの方法

口腔ケアにはブラッシング（歯磨き），口腔清拭，含嗽，などがあります。これらのなかで最も有効なのがブラッシングです。意識障害のある患者さんにはスワブ（綿棒）を使用するという考え方もありますが，そのような患者さんでもできればブラッシングをしてあげたいものです。口腔内の粘膜・神経の刺激，マッサージにより意識の覚醒を促し，嚥下機能を高めるからです。

口内に乾燥した固い痰がこびりついている場合，無理にとろうとすると出血します。ワセリンを口内に塗布すると数日でやわらかくなり，取れやすくなります。ワセリンは，リップクリームにも使われており，飲み込んでも害はありません。

ブラッシングの実際　電動歯ブラシの勧め

ブラッシングの基本は，歯の表面に付着しているプラークを除去することです。せっかく磨いても，きちんと磨けていないことがよくありますから，汚れが残りやすい部分を知っておく必要があります。慣れないうちは歯磨剤をつけないで行います。少なくとも1日1回，できれば毎食後に磨いてください。自分でブラッシングができない方は，ご家族の方に磨いていただくようにしましょう。

電動歯ブラシを使うと汚れが周囲に飛び散ることも少なく簡単にできるのでお勧めします。安いものでも（500円ぐらいから）良い製品があります。軽く歯に押し当てるだけで磨けますから，手動ブラシでは舌根部や咽頭部を刺激して嘔吐反射を起こしがちな嚥下反射の強い

方，口をあまり開けない方でも磨けます。歯茎，舌，口腔粘膜まできれいに磨けます。マッサージ効果も期待できます。電動歯ブラシは，だれでも上手に磨ける，疲労が少ないなどの利点もあります。電動歯ブラシの使用は歯が磨耗するとか歯肉を傷つけるなどということがいわれた時期がありましたが，それらはまったくの誤解です。

ただし，正しい使用法については主治医，歯科医師，看護師に相談してください。

ブラッシングの体位と誤嚥防止

口腔清掃に介助が必要な場合は，頭と体の固定を確実に行うことが重要です。また，口の中がよく見えるような視野の確保と十分な照明が事故を予防します。そして，磨く人も磨かれる人も疲れない楽な姿勢で行ってください。

ブラッシングの実際を図18に示します。

嚥下障害や意識障害のある方の場合の口腔清掃では，誤嚥させないように行うのが大切なポイントです。時には誤嚥があってもむせないこともあり，体位を工夫したり吸引を行うなどの注意が必要です。舌根部や咽頭部を刺激すると嘔吐反射を起こしやすいので注意しましょう。場合によっては食後よりも空腹時の歯磨きほうが安全なことがあります。電動歯ブラシであればうつむきの姿勢で磨けますので，さらに安全です。霧吹きで口内を濡らしながら磨きましょう。あらかじめ

ブラッシングの実際（図18）

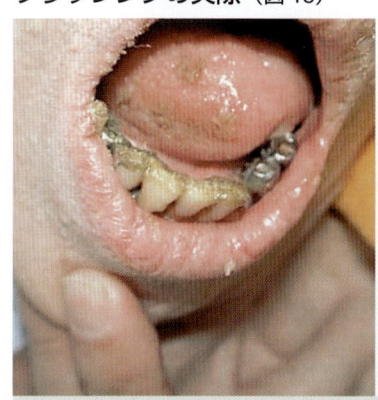

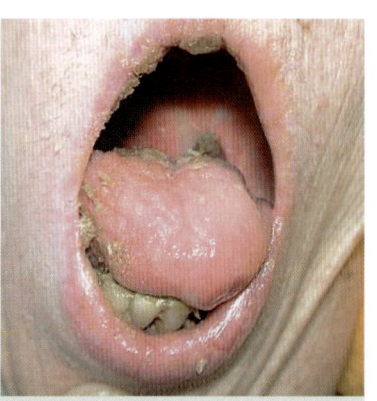

図18-①■口内がだいぶ汚れている。

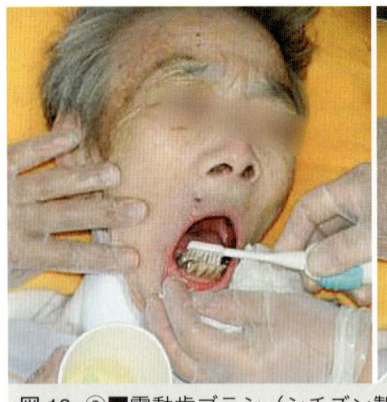

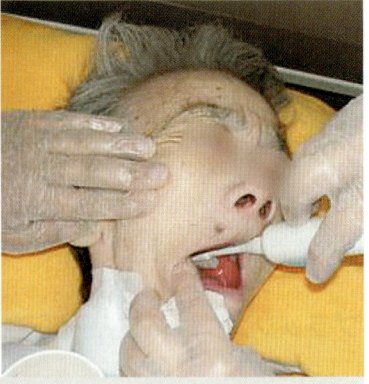

図18-②■電動歯ブラシ(シチズン製約500円)で磨く.歯茎,舌の表面,頬部粘膜,口蓋も簡単に磨ける.

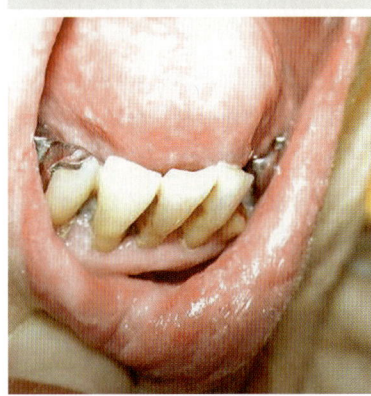

図18-③■すっかりきれいになった.初めのうちは歯茎から出血することがあるが,毎日続けると,出血しなくなる.

ワセリンを口内に塗っておくと,固くこびりついた痰もやわらかくなって取り除きやすくなります.

参考サイト■
　目で見る口腔ケア―口から始まるクオリティライフ.厚生科学特別研究事業「口腔ケアの実態調査と手技の確立に関する研究」(http://www.aichi-gakuin.ac.jp-~oralcare)

4 高齢者終末期医療・ケアにおける褥創とラップ療法

　「高齢者の終末期の医療およびケア」に関する日本老年医学会の「立場表明」（2001年6月13日）は，高齢者終末期を次のように定義しています．

> …「終末期」とは，「病状が不可逆的かつ進行性で，その時代に可能な最善の治療により病状の好転や進行の阻止が期待できなくなり，近い将来の死が不可避となった状態」とする．
> …「高齢者の終末期」の定義に関しては現在ではこのような曖昧なものであるが，「悪性腫瘍の終末期」，「脳卒中の終末期」，「痴呆疾患の終末期」，「呼吸不全の終末期」など，高齢者に多く不可逆的，進行性の過程をたどることの多い個別疾患ごとの検討が日本老年医学会の今後の課題となるであろう．
> 　　　　　　　　　（日本老年医学会雑誌，38(4)：582-583，2001より引用）

　褥創の治療も終末期医療の観点から捉える必要があります．
　ラップ療法で治療すると，今まで治らないと思っていたような褥創も治るようになりました．栄養とADLの良好な患者さんの褥創は実に早く治ります．そうでない患者さんの褥創は，それでも治ってきます．そして，治療，ケアに最大限の努力をしても治らず，そしてある日を境に急速に悪化する患者さんは，間もなく亡くなることに気がつきました．これが，筆者の高齢者終末期医療との出会いです．
　なお，高齢者の終末期の医療およびケアについては，下記の文献が参考になります．

1) キューブラKK，ベリーPH，ハイドリッヒDE（鳥羽研二監訳）：エンドオブライフ・ケア　終末期の臨床指針．医学書院，東京，2004．
2) National Advisory Committee（岡田玲一郎監訳）：高齢者のend-of-lifeケアガイド―ときに治し，しばしば慰め，つねに癒す．厚生科学研究所，2001．

1）高齢化社会における褥創との付き合い方

　褥創には，「避けられるもの」と「避けられないもの」があります。これを一緒くたに論じて褥創＝医療事故＝犯罪と断じて「犯人探し」をしようとする風潮がみられるのは残念なことです。2004年秋の日本褥瘡学会で，米国の発表者が「米国で褥創対策が進んだのは褥創裁判のおかげである」と断じていましたが，米国でも最近になってやっと「医療裁判の影響で医療水準が向上することはない」という認識が広まってきています。米国と同じ誤ちをしないためにも，「加齢と褥創」の関係を十分理解したいものです。

（1）避けられない褥創

　高齢者は，嚥下障害（飲み込みが悪い，自覚していなくとも知らず知らずのうちに食事を控えている）などのために食事摂取量が減り，いつの間にかやせてくることがあります。血液中の栄養の指標のアルブミン値が 3 g/dl 以下になると，栄養失調と診断します。このような方が肺炎などで寝込むと，褥創（床ずれ）ができます。

　高齢者が肺炎になると，心不全になり血圧が低下します。そうすると，脳と心臓に優先的に血液が循環されるので，そのほかの体の部位の血液の流れが遮断されます。要するに末梢組織を犠牲にして生命を助けようということなのです。人間の体はうまくできているものです。

　一番先に遮断される部分は皮膚です。循環ショックになると手足の皮膚が白く冷たくなるのはこの現象をみているのです。このときに寝返りを打つことができなければ，骨の飛び出したところと布団の間に挟まれた皮膚組織が壊死してしまいます。これが褥創です。皮下組織が薄く，骨が飛び出している方に褥創ができやすいのは，このような理由なのです。

　人間には寿命があります。高齢者に限っていえば最終的な死亡率は100％です。いつか必ず死が訪れます。褥創が発生しにくい丸々太った体のまま天寿を全うできればいいのですが，ほとんどの場合，死の間近には（病死の場合），やせ細って寝返りも打てないほど衰弱しています。そんな体の状態でも，点滴などを延々とされるものですからなかなか死ねません。そうすると，どんなに発生予防をしても褥創がで

きてきます。高齢者に延命治療（点滴，流動食，高カロリー輸液）を無制限に行うのは日本だけの現象のようです。欧州では，このような治療をするのは「尊厳を傷つける」とされ，事実上行われません。米国では自由診療ですから，自費で負担できる方（お金持ち）だけが，このような治療が受けられます。自ら望んで延命治療を求め，当然に生じた褥創に対して補償を求める米国における褥創裁判多発は，モラルハザード（倫理観の崩壊）というべきものかもしれません。

（2）避けられる褥創

「避けられる褥創」とは前述の「避けられない褥創」以外のもの，ということになるのですが，実はなかなか線引きが難しいものです。褥創の犯人探しが目的でなければ，厳密な線引きは必要なくなります。なによりもいったんできてしまった褥創を大きくしないで治すことが大切です。成書の治療例をみてみると，複雑で高価な治療処置をしたにもかかわらず，結局創を大きくしている例が少なくありません。褥創治療において医療事故（過誤）として紛争になった例を調べてみると，それらの事例のなかには，そのような不適切な治療が褥創悪化の本当の原因であったと思われる例がありますが，残念ながら，裁判所は「褥創予防が不適切」という誤った判断をしています。

ラップ療法では，創を深くして感染や大出血のために死亡させることはありません。また，無残な傷跡を作ることもありません。治療の過程のすべてを患者・家族に説明し，共有し，参加していただきながらできるのがラップ療法です。重症褥創例の厚生労働省への届出義務がある現在，もっとも非侵襲的な治療法であるラップ療法を選択するのが賢明であると思います。

褥創の発症予防は，在宅，施設にいるときから始まります。以前はとても高価だった高機能エアマットも，いまや1台10万円以下になりました。高機能エアマットは褥創予防に大変有効です。高機能エアマットがあれば，もはや褥創予防目的で体位変換をする必要はありません。またラップ療法なら，台所の食品用ラップをバンソウコウで貼るだけのことなので，褥創ができたその日からどこでも治療を開始することができます。

「不適切な治療→褥創悪化→終末期患者の余命を短縮した→褥創をつくった"犯人"探し→裁判・泥沼化」

という悪循環を，

「ラップ療法→褥創改善→治癒までいかないが，日常生活や介護に支障や影響がない→自然（加齢）経過で死亡→だれも"犯人"にならない」という，よい循環にしたいものです。

2）医療における治療の限界とQOLの追求

　高齢者終末期ケアとがん患者の緩和ケアを比較してみましょう。

　がん患者の緩和ケアは，がんの診断・治療を究極まで（患者にとって）追及した結果を前提としてのQOL（quality of life；生活の質）追求です。褥創患者の緩和ケア（end of life care）も，局所の治療を究極まで（患者にとって）追及した結果を前提としてのQOL追求にあります。

　医療における治療の限界をはっきり示すことは大切なことです。ラップ療法は，寿命を延ばす治療ではありません。しかし，ラップ療法以外の褥創治療は，寿命を短縮している可能性があります。そのエビデンスは？という質問がきっと出てくるでしょう。唯一のエビデンスは「創に聞け」ということです。ここまで本書を読んでこられた読者の方は「創がいかに雄弁であるか」ということをもうおわかりのことと思います。ラップ療法で治療した創こそが真実を語るのです。

　褥創の治療において，治るとはどういうことでしょうか。治療のゴールといってもいいでしょう。完全な表皮化に至らなくとも，治癒の方向に向かっていったら，それは治ってきたと言ってもいいのではないでしょうか。ご家族も，きれいな創を見て喜んでくださいます。褥創をつくったと自責の念に駆られているお嫁さんもほっとします。治療も簡単です。なによりもお世話の結果が目に見えるのですからご家族も喜んでラップ療法を在宅で行ってください。こうしたことが，ラップ療法を実践する理由とはならないでしょうか。患者さんやご家族の満足度が高まるなら，褥創が完治するかどうかといったことにこだわる必要がなくなるでしょう。

　褥創があっても，QOL（患者・家族）を損なわなければ，100％とはいえませんが80％は目的が達せられると考えています。

　がん患者の緩和ケアにおける担がん患者（cancer carrier）という用語のように，担褥創患者（pressure-ulcer carrier）のような用語を用い

てもいいかもしれません。これは，末期がんの患者さんの治療に通ずるものです。全身転移した進行がんは治せませんし，治りません。しかし，患者さんやご家族の苦痛を最小限にすることはできます。高齢者の人生の最後の数カ月から数年間の病悩期（痴呆になったり寝たきりになったりする時期）のケアについても同じことがいえます。褥創のラップ療法は，高齢者終末期ケアに最適な治療法なのです。

3）ラップ療法は終末期ケアに最適な治療法

　これまで延命技術の進歩に褥創の予防・治療の技術が追いついてきていませんでしたが，この技術的不均衡を解決するのがラップ療法です。ラップ療法は，治癒 cure が見込めない褥創とも共存できる care 治療法です。ターミナルケアの世界では，がん患者のケアの観点より「担がん患者＝がんキャリア」という用語を使います。高齢者医療では，先ほど述べた「担褥創患者＝褥創キャリア」という用語を提唱したいと思います。

　たとえ栄養状態が悪い患者さんであっても，ラップ療法をすると，ゆっくりではありますが創の状態が改善してきます。深い褥創であっても 600 kcal/日の栄養がとれていれば創閉鎖が期待できます。もちろん全例がそうだというわけではありません。600 kcal/日以上あっても改善がままならないときもありますし，一方で 100 kcal/日でも創の改善がみられた患者さんもいます。

　しかしながら，ラップ療法には患者さんの寿命を延ばす力はありません。創に関しては 3 カ月で治癒が期待されても，余命 1 カ月の患者さんでは完治する前に時間切れになります。

　では，他の治療法ではどうでしょうか。褥創のガイドラインや成書を見るかぎりでは，褥創の治療は栄養状態の改善を前提にしているようです。言い換えると，栄養の悪い患者さんの褥創は治らないものと決めつけているかのように筆者には思われてなりません。あくまでも私見ですが，ガイドラインや成書の治療法では予後不良の患者さんの褥創を改善できていないと感じています。

　もちろん，ラップ療法でも完治することができない患者さんがいることも事実です。局所療法を究極まで追求しても基礎疾患や加齢による全身状態悪化のために治らないのは治療の限界というべきでしょ

う。

　以前，ある新聞記者にラップ療法の取材を受けたことがあります。「治らない褥創もあります」と話したところ，まるでスキャンダルでも発見したかのように語気を荒げて詰問されました。褥創が治らないのは医療事故（ミス）・犯罪なのでしょうか。死亡時に褥創があったら，医療事故（ミス）・犯罪として取り上げられかねないのが，昨今の論調のようですが，褥創ができてしまうような高齢の患者さんの5年生存率は，限りなく0に近いものです。高齢者の栄養状態が低下するのは，これまでに述べたように全身の加齢現象によるものです。脳血管疾患，アルツハイマー病，パーキンソン病などによるADLの低下，嚥下摂食障害による食事量の低下や誤嚥，呼吸器疾患による肺炎の併発，心不全，腎不全，廃用症候群によるADLの低下（いわゆる寝たきり）なども褥創の原因であり，同時に褥創の治りを悪くする原因です。日本褥瘡学会のガイドラインは，褥創の予防・治療において栄養とADLの向上を重要課題として取り上げていますが，ガイドライン作成者の方々は，高齢者医療の本質を十分理解しているのか，疑問に思います。

　ある大学の名誉教授（形成外科）は「これまでに発表した褥創の皮弁手術の適応の研究は，氷山の一角であったことに老人病院に勤務するようになって初めて気がついた」とある学会の教育講演でお話されていました。すなわち，「老人病院の褥創患者は全身状態が悪すぎて，皮弁手術のための麻酔すらかけられないことに気がついた」とおっしゃっているのです。そのことは，高齢者の診療を専門とする内科医にとっては，つとに常識なのです。

第4章 だれにでもできる褥創の予防とケア

【症例提示】ラップ療法で改善したものの，治癒に至らなかった例

　症例は社会保険高浜病院伊藤誉医師の経験された症例です。（掲載を快諾いただいた伊藤誉氏に感謝申し上げます）

　伊藤氏は筆者のサイトでラップ療法と出会い，比較的軽い症例を選んでラップ療法を試み，良い手応えを感じていました。「これはいける」と思っていたところ，この症例に出会ったそうです（図19）。伊藤氏の記述から引用します。

　患者さんは，90歳代女性で，肺炎で入院してきましたが，左大転子に大きなⅢ度褥創を合併していました。浸出液も多く，感染もあったのでカデックス®軟膏を塗布し，オプサイト®を貼って治療していました。
　図19-①はラップ療法開始前のものです。
　なかなか治るきざしがなく困っていたところ，数日前に新たな黒色壊死が出現しました。
　そこで思い切って「ワセリン＋紙おむつ」を用いた紙おむつラップ療法で治療することにしました。浸出液が多い場合はラップではなく，紙おむつで吸収させるのがよいという鳥谷部先生のアドバイスがあったからです。
　「ワセリン＋紙おむつ」＝ウェットドレッシング≒ラップ療法と考えてよいということでした。
　図19-②は「ワセリン＋紙おむつ」療法を開始して12日目の写真です。開始後まもなくから黒色壊死組織が自己融解して黄色壊死組織（スラフ）に変わり，その下に白い筋膜が顔を覗かせました。また，創の周囲の表皮剥離した部分もどんどん治ってきます。
　「創の表情」が1日1日と生き生きしてくるのに，一同驚きました。「こんな治り方があるのか！」
　開始後14日目の朝，処置のために紙おむつを開いてみると創が悪化しているではありませんか（図19-③）！白かった筋膜が黒ずんで脱落しかかり，その下から崩れかかった組織が漏れてきています。悪臭もあります。周囲の皮膚も黒く変化しています。治療に問題があったのでしょうか。それともラップ療法には未知の欠陥があるのでしょうか。
　なかばあきらめかけていたところでしたが，思い切ってメールで鳥谷部先生に相談してみることにして経過と写真を送りました。

（伊藤）：「黒色壊死が新しく出現しました。高機能エアマットを使っておりますし，創を下にして寝ていたわけでもありませんから除圧は十分にできていたものと考えております。創の下半分は，筋膜が脱落しかかっています。筋膜の下には色の悪い肉芽（壊死組織）が見えています。」

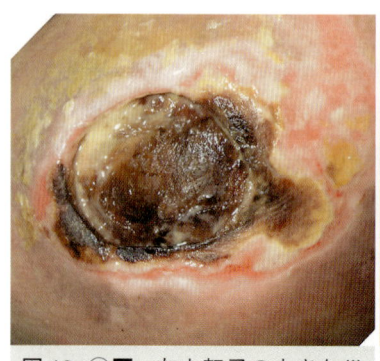

図 19-①■ 左大転子の大きなⅢ度褥創。創は乾燥した黒い壊死組織に覆われている。これはカデックス®軟膏により創が乾燥し，肉芽が壊死したものである。オプサイト®の粘着剤によるものと推測される表皮剥離も見られる。創の周りは浅いⅡ度褥創である。

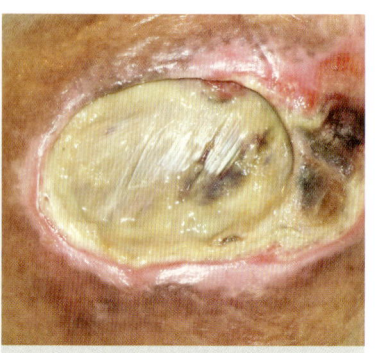

図 19-②■治療変更 12 日目。創周囲のⅡ度褥創の部分は表皮化している。創中心部のスラフに覆われない部分に白い筋膜が見える。1 時の方向に赤い肉芽組織が見える。

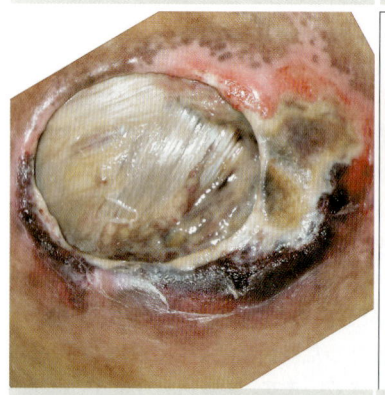

図 19-③■筋膜の下の結合組織が壊死している。周囲皮膚 2-9 時の方向に壊死を生じている。

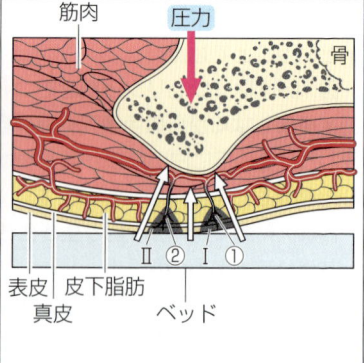

図 19-④■骨に向かって応力が集中し，皮膚の栄養血管が閉塞する。穿通枝①の閉塞でⅠの壊死を生じ，次いで穿通枝②の閉塞でⅡの壊死を生じた。

第4章 だれにでもできる褥創の予防とケア

（鳥谷部）：「興味深い症例をありがとうございます。深い褥創の成因を「穿通枝閉塞」で考えてみましょう。閉塞性動脈硬化症と同じようなメカニズムが見て取れます。最初の病変（左大転子）を起こした部分と，その頭側にできた病変とは，血管支配が違うはずです（図19-④）」（→34頁「発症機序から読み解く褥創の深達度分類」参照）。

メールで説明を受け，別の血管が閉塞してできた新たな褥創であると理解し，治療方針は変えないことにしました。

気を取り直して，その後は「ワセリン＋紙おむつ療法」から食品用フィルムを用いたラップ療法に変更して治療を続けました。

ラップ療法を続けて20日目には，壊死組織がどんどん融解してきました（図19-⑤）。12日目に脱落しかかっていた筋膜は，完全に脱落し，自己融解が進んでいます（カデックス®軟膏に戻さなくてよかった！）。12日目に一部見えていた肉芽が，赤色の良性肉芽として創の中心部に向かって伸びています。

創の下方の2/3の壊死組織がはっきり分界（demarcation）しているので，デブリドマンしました（図19-⑥）。

肉芽は右下の方まで伸びています。

その後も残りの壊死組織もどんどん溶けてきます（図19-⑦，27日目）。

創が開放されている場合は，デブリドマンはほどほどにとどめておいたほうが経過がいいと感じました。

ラップ療法開始後28日目には，肉芽形成が進んでいます（図19-⑧）。創の左下1/4の筋膜は脱落しませんでした。肉芽はこの筋膜の上に伸びています。

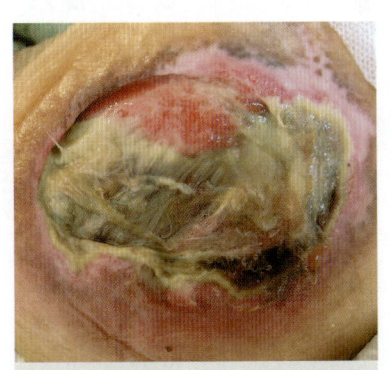

図19-⑤■図19-①より20日間経過。壊死組織の自己融解が進む。同時に肉芽形成が生じている。

49日目には肉芽が形成されました（図19-⑨）。融解しかかった筋膜は，そのままにしておきました。
　（図19-⑨のような肉芽は成書[1)]では"浮腫状の肉芽"と表現されており，浮腫をとるために水分を吸収する外用剤（ユーパスタ®軟膏やカデックス®軟膏）を使うよう指示しています。それは塩鮭しか見たことがない方が生の鮭を初めて見て，「これは水っぽい魚だ」と言ってわざわざ塩をたっぷりかけて塩鮭にするようなものです。）
　ラップ療法開始後52日目（図19-⑩），92日目（図19-⑪）の写真でも，創が順調に治癒に向かっていました。

　治癒経過がここまで良好だったので，これ以後も時間がかかっても治癒すると思っていたのですが，1週間後，完治を待つことなく全身状態悪化のた

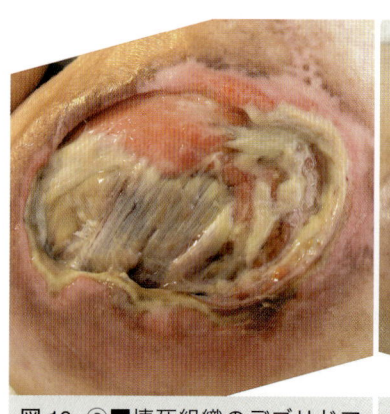

図19-⑥■壊死組織のデブリドマン後

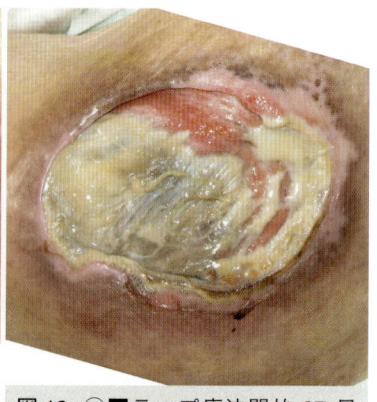

図19-⑦■ラップ療法開始27日目。自己融解が進む。

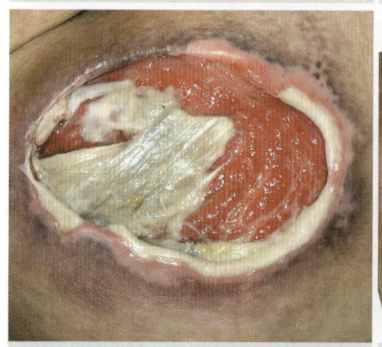

図19-⑧■ラップ療法開始28日目。肉芽形成が進む。

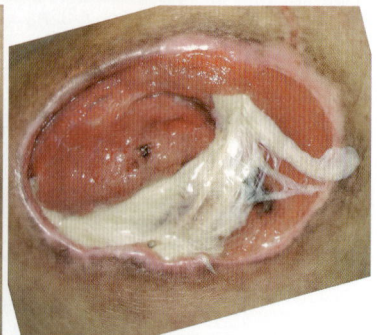

図19-⑨■ラップ療法開始49日目。肉芽が形成された。

め亡くなられました。

　この方は全身悪化のため，治療経過中，仙骨部，左腸骨，右大転子にも褥創ができましたが（もともとは左大転子部 1 カ所でした），ラップを用いた治療にて同じような経過で治癒に向かっていました。

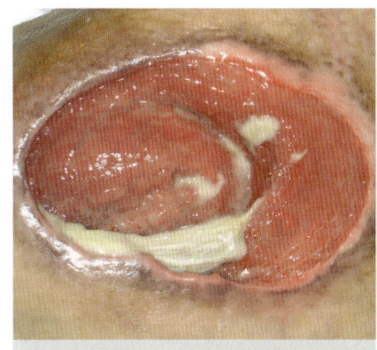

図 19-⑩■ラップ療法開始後 52 日目。創全体が肉芽で覆われている。1-4 時の方向で創縁が平坦になっている。もうすぐ表皮が伸びてくる。

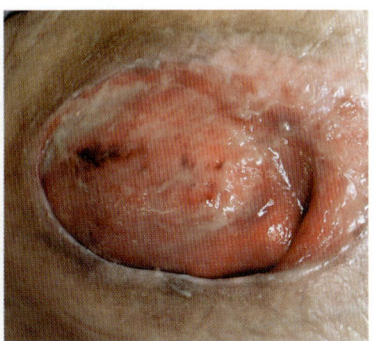

図 19-⑪■ラップ療法開始後 92 日目。0-3 時の方向で，表皮形成が進んでいる。壊死組織はすっかり消失した。

〈治療後の感想〉
●社会保険高浜病院　伊藤誉医師
創のことは創に聞け
　毎日創を観察して，創に何が起きているのか，圧迫はあったのか，血管支配がどうなっているのかを考えることです。
それでもわからなければ，経験者に聞け
　インターネットの時代です。メールで，サイトの掲示板で質問すればすぐに的確なアドバイスが受けられます。

●社会保険高浜病院　褥創回診担当看護師　進藤加代子看護師
　創の治療には消毒・ガーゼが必要と当たり前と考えてきた私にとって，ラップ療法の導入は半信半疑でした。また「褥創は発症に至るいくつかの要因をクリアして治癒に向かう」という考えでもありましたから，この症例のように治癒半ばに悪化するのを見て，「これがラップ療法の限界なのか」と感じました。
　しかしながら，原因をよく考えて諦めずに治療を続けていくうちに創がどんどん改善するのを目の当たりにし，眼からウロコが落ちる思いをしました。

今後，さらに困難な症例に出会ったときも，原因を追求する姿勢をもってラップ療法を続けていこうと考えています。

●社会保険高浜病院薬剤部　荒木隆一薬剤師
　もともと褥創に興味のない医師が褥創回診をする施設では，どうしてもコメディカルスタッフ（看護師，薬剤師）などが中心となって，創部処置をすることが多いものです。ラップ療法を導入して，経過が良好な症例は問題ないのですが，今回掲載していただいたような症例に遭遇すると医師の方から「ほら，みたことか！ラップ療法なんて駄目だ！」と横やりが入り，元の消毒・ガーゼの治療に戻らざるを得ないことが多々あるかもしれません。全国には褥創のケアにラップ療法を取り入れたいが，医師の理解が得られず実践できない人もたくさんいらっしゃると思います。この症例が，そのような思いをしている方たちの一助になればと思います。

筆者の意見

　図19の症例のように治癒傾向にあった褥創の周辺に新たな壊死が出現することがあります。壊死した部分の周囲の皮膚に損傷が見られないときは，筆者は除圧の失敗によるものというよりは，発生機序として閉塞性動脈硬化症（ASO）と同様な穿通枝（皮膚の栄養血管）閉塞による褥創の発生と考えています。この要因は「体位を変えたときなどに皮膚が引きつれて血流が途絶え，穿通枝が閉塞する」と推定していますが，その仮説を立証するのは現段階では困難です。

　ラップ療法では，外用薬などの局所療法により創の状態を修飾する（汚くする）ことがありませんから，この症例の患者さんのように創の状態が変化（悪化）しても，自然のままの状態で客観的に評価することができます。また毎日創処置をするので日々の変化がわかりますし，創の経過，今後の見通しが説明可能になります。褥創担当チームのなかで，あるいは医療スタッフと患者・家族のすべてが情報を共有できます。家族にも治癒経過を理解していただけます。肉芽が形成されたり，新しい壊死が生じたりといった臨床経過をご家族に理解してもらえるので，「高齢者の終末期に全身状態が悪くなると，たとえ高機能マットなどを使っても新たな褥創発生は防げないことがあります」と説明すると，ご家族は十分に納得されます。

文献■

1) 西出薫：Moisture と創傷被覆材．TIME の視点による褥瘡ケア．創床環境調整理論に基づくアプローチ（大浦武彦，田中マキ子編集），97（表5），学習研究社，東京，2004．

付録：高齢者終末期医療・緩和医療について

ホスピスについて 1991 年ごろ考えたこと

　当時筆者が勤務していた病院でホスピスを開設する話が持ち上がり，ホスピス検討委員会なるものがつくられ，有志が毎月集まって症例検討会のようなものを行っていました。そのなかで「ホスピスとは何ぞや」ということになって，海外視察旅行が企画されました。

　1 週間余りの研修旅行に参加したあと，院内検討資料として以下の報告書を書き上げました。その数カ月後，筆者は転勤となり，もっぱら高齢者医療を業とするようになってしまいました。風の便りでは，その後この病院ではホスピス病棟は開設されなかったものの，ホスピスマインドをもった職員が育っていったということです。

　その後 10 余年の間に，高齢化が急速に進み，高齢者終末期医療の考え方が社会的認知を得るようになりました。がん患者の緩和医療と高齢者緩和医療が相互によい影響を与えつつ発展することを期待します。

■ホスピス研修旅行報告書（仮）（用語，数字は当時のもの）

　今回ホスピス研修旅行に参加し，米国ニューヨーク市内の 3 施設を見学する機会を得たので，主に医学的治療における問題について報告し，あわせて考察を加える。

　ホスピスについて，私は新聞，テレビ等の報道により断片的に知り得るにすぎなかった。ホスピスとは，治癒（キュア）の期待できない患者に看獲（ケア）を提供し，肉体的および精神的苦痛を除き，生命維持のための処置はするが延命のための処置はせず，ホテルのような快適な施設で家族やボランティア，看護人，カウンセラー，宗教家たちに囲まれて人生最後の 30 日間を過ごし，神に感謝しつつ死を迎える場と伝え聞いていた。

　ところで，私の診療しているがん患者は，病状が進行して食事がとれなくなると中心静脈栄養（CV）を開始するのが通例だが，CV を始

めると1カ月から3カ月，あるいはそれ以上の期間生存し続ける。そのほとんどの期間は意識清明であり，多少行動の制限は受けるものの，歩行も可能である。CVをしなければ3日〜1週間で衰弱し，脱水状態になって死を迎えるのは確実である。生命維持と延命の処置の区分線はどこにおいたらよいのだろうか。早すぎるとも見える確実な死を選択し，周囲の者がそれを座して見守ることが可能なのは，信仰心に基づく死生観なのであろうか。あるいは，高騰した病院医療費と医療保険の支払い制限，入院日数の制限がそうした選択の背景にあるのだろうか。

　考えてみると，ほんの30年前までは大部分の人間は家庭で死を迎えていたのである。脳卒中患者は移送禁忌といわれ，食事ができなければそのまま脱水症に陥り，約1週間で生を終えた。在宅のがん患者も，痛みに苦しんでいるうちに衰弱し，脱水症になり意識混濁しつつ終末を迎えたのだろう。現在の在宅の死も，往診や訪問看護がなければ30年前とあまり変わりがないだろうし，老人ホームでの死亡の一部分や米国の大多数の老人ホームでの死亡も，同様であろう。近代の病院の前身は，ヨーロッパ中世の病人や貧困者の収容施設であったという。富裕者は自宅に看護人を雇い，医者を招き療養したのに対し，貧困者は収容施設で修道女の看護を受け，医者の診察を受けることなく最期を迎えたのだろう。もっとも，当時の医学知識では有効な治療法は限られていたため，看護の質はともかく医療の質については，何も処置を施こさないのと変わりがなかったものと想像される。現代の進行がん患者においても有効な治療法が限られていることから，中世の医療事情によく似ているといえよう。とすれば，ホスピス運動は一種の先祖返りとも思えてくるのである。

　今回私たちが見学した3つの施設は，その医療内容はそれぞれ異なった特徴を有している。

　セントローズホーム（St. Rose Home）は米国ホスピス協会認定施設ではないため，狭義のホスピスには該当しない。そのため，メディケア（65歳以上の老人保険）およびメディケイド（生活保護医療）の適用はなく，患者からの入所費の徴収もなく，すべて篤志家の寄付でまかなわれている。患者の死後，遺言により親類，知人により，施設に対し寄付がなされることも少なくないそうである。余談だが，日本でもこの習慣を見習ってほしいものである。欧米の死亡公告を見ると，

「故人の遺志により某病院あるいは某対癌協会に寄付を募る」と記載されていることが多い。例えば，「香典返しは○○病院ホスピスの施設拡充のため寄付される」というようになれば，香典返しなどの無駄遣いがなくなると思うのだが。

　セントローズホームは低所得者居住地区に位置しており，独居老人が癌やその他の病気に罹患して人生の最後の数カ月を過ごすためのナーシングホーム（特別養護老人ホームのようなもの）である。入院している多くの患者はすでに他の病院で治療を受けており，経口摂取不能の者は胃ろう（PEG）を設置されたりして入所してくる。入所者に対して新たに胃ろうを設置したり，CVを施行することはない。最期を看取る家族がいないか，あるいは遠方にいるため，施設の職員や同じく入所している他の患者が家族の代わりになって看取ることになるわけである。この点が，家族がケアの中心になる一般のホスピスと異なる点である。

　案内のシスター（看護資格を有する修道女）の話を総合すると，入所者1人あたり月額20～30万円くらいの支出があり，およそ日本の老健施設か老人病院と同額である。修道女が看護婦（当時のまま）や看護人として働いており，これが人件費節約の秘密のようである。近年修道女志望者が減っており，そのぶん非聖職者（普通の人）を雇い入れねばならず，経営圧迫の一因になっているようである。篤志家の医師が，無償で週数回訪問し診療にあたっている。必要な検査や治療は行うとシスターが言ってはいるものの，看護室の薬品棚はほとんど空で，月額20～30万円で医療費もすべてまかなうとなると，医学的にみて，ほとんど何もしていないのと同じというのが実情であろう。入所者がそれでも満足し，シスターたちを信頼しているのは，十分な看護を受けていること，信仰心のため，そして他に選択肢がないためなのであろう。中世の貧困者のためのホスピスとはまさにこのようなものであったのか，というのが訪問した印象であった。

　カルバリー病院は，進行癌患者の急性期入院治療と在宅医療を行う専門病院（acute care specialty hospital for advanced cancerpatients）である。病院の案内書にはホスピスの字句が見あたらないものの，メディケア，メディケイドおよび民間医療保険上のホスピスとしての給付を受ける。保険支払いでのホスピス患者の定義は，余命6カ月以内の進行癌患者で，ホスピスのさまざまな看護・支援を受ける代わりに，化

学療法や外科手術などを受けられない者とされている。1990年までは，最長210日間で支給が打ち切られ，それ以降は病院が無償で治療をしていたのだが，現在ではこの制限は撤廃されている。患者全体について全治療期間の80％以上は在宅療養するように定められ，支給額の軽減に努めている。入院費用は1日約600ドル（定額払）である。これは医療費すべてを含む。患者によってはこれ以上に費用のかかる場合もあるが，より軽症者の入院によってつじつまをあわせているようである。ただし，軽症者の入院には常に行政の監視官の圧力があるという。メディケアでは，貧血，感染，食欲不振等があっても，輸血，抗生物質，人工栄養，補液等の手段により自動的（automatically）に治療されることはないと定められている。実際には，患者や家族の希望により，すべての治療が行われるという。骨転移の疼痛は放射線療法により治療され，胸水が溜まればドレナージされる。ただし，進行癌による腸閉塞や胃幽門狭窄症は，外科的に治療されることはない。

　カルバリー病院は200床を有し，700人の職員が働き，1990年には1,722人の患者を受け入れた。決算報告書からは以下の事項が推計される。なお病床利用率を85％と仮定した。また1ドル138円（当時）として換算した。平均入院日数は延べ36日間であり，入院費用は日額613ドル（8万4600円）である。在宅医療費は1回あたり172ドル（2万3736円），外来診療費は1回当たり232ドル（3万2016円）となり，患者1人当たりの総医療費は23,959ドル（330万6390円）となる。病院全体の医業収益は4,125万ドル（56億9360万円）となる。職員の給与は平均3万3752ドル（466万円）で，健康保険料等を含めると総支出に占める人件費率は79％となる。医業利益は126万ドル（1億7388万円）が計上されている。これに寄付金や利息等を加えると，235万ドル（3億4914万円）の純益が計上された。

　カルバリー病院は，医療内容，費用，人員，規模のいずれの点からも，前述のセントローズホームとは明らかに異なる。また，看護職員やソーシャルワーカーの高度な専門性，および病院の進行癌患者診療への特化という点からみても，米国医療の高度に分化した姿が見てとれよう。

　カブリニ病院も，やはり低所得者居住区に位置しており，アジア系を含め種々の民族的背景を有する人々が患者として入院している。約500床の総合病院の1つの階15床がホスピス病棟である。日本の病院

の入院期間の長さが米国のそれの3倍であることを勘案すると，約1,000床の病院に相当するであろうか。ホスピス病棟の患者の内訳は，病院内から移ってくる者と，他院で診断治療を受け紹介されて来る者とがある。前医は引き続き主治医として診療を受け持つか，カブリニ病院の常勤医に引き継ぐかの選択をする。担当医師と直接話し合う機会が得られなかったため，具体的な診療内容については確証を得られなかったものの，カルバリー病院と同様であろうと思われる。

約80％の患者はメディケア，メディケイドの患者で，見学当日12人が入院中であった。そのうち6人がCVを受けていた。在宅医療を受けている者を含めると常時60〜70人の患者が診療を受けているという。ホスピスは，その発足の初期には医療保険制度の外にあって保険給付を受けることがなく，その医療内容はさまざまであったという。病院に併設されるものは制度上は病棟であって，狭義のホスピスではなかったのだろう。この点は資料不足につき推定にすぎないが，カルバリー病院の公開文書を見ると，緩和療法施設（palliativecare institute）と称していても，ホスピスとはうたっていないのである。初期のホスピスは，その1日当たりの費用が通常の入院費用の約1/3であり，平均生存日数は20〜30日であると主張していた。1983年に米国でメディケアの給付が認められ，ホスピスの数が増えてその医療内容が行政機関の規制を受けるようになるとともに，患者本人および家族の希望と同意によって通常の病院とあまり変わりのない診療が行われるようになったのだろう。そのような事情から，現在ではホスピスでの医療が医療費節減効果を有するという主張は否定されている。事実カルバリー病院での患者1人当たりの総医療費は2万4000ドル（330万円）にのぼっている。

医学的治療という点では，一般病棟とホスピス病棟との間には大きな違いはないと思われる。

違いがあるとすれば，十分な説明と同意により患者の治療の選択の幅が広がり，患者の希望によっては，通常行われる延命治療が差し控えられるということなのだろう。これとても主治医の裁量により一般病棟でも可能なことである。最大の違いは，医学的治療を除く部分，すなわち看護および施設の面である。カルバリー病院には，治療内容，看護内容に対する不満から，他の一般病院から転院して来る患者が少

なくないという。しかしながら，日本の病院と米国の一般病院を比較しても，すでに施設，人的資源に大きな開きがあり，米国の一般病院並みの療養環境を実現するのにさえ多大な努力と経済的負担を要するわけである。現在の，米国の1/3という職員数で，同じような仕事ができるのであろうか。ホスピス病棟並みの看護を実現するにはどのような人員配置が必要なのかを考えると，道はさらに遠いように思えてくる。職員の資質も向上させなければならない。カルバリー病院には，大学院で老人学，心理学などの修士号を取得した看護婦（当時のまま）がざらにおり，弁護士の有資格者さえいる。このような人材をひきつける魅力的な職場を実現するにはどうしたらよいのであろうか。無論，一足飛びにこのようなことを達成するのは不可能であろう。少なくとも私たちにできるのは，看護婦（当時のまま）の中から精神療法等の専門職を育てることであろう。彼女ら（当時のまま）に教育の機会を与え専門職としての資質を育み，癌患者の看護業務に専念させることである。あるいは心理療法士などの専門職を充実させることも一つの方法である。多忙な日常業務に追われるままにしておいて，ホスピスマインド（理念）を強調するだけの精神主義では，意欲ある職員を失望させるだけになりかねない。「経済大国日本は，マクロ的には米国のような医療を可能にする経済力があるのに，ミクロ的には，このような目に見えない部分（看護，介護）に対する資源配分がなされていないという問題」が指摘されて久しい。いくつかの問題が解決されなければならない。ホスピスをはじめるならば，どのような規模で，どのような人員を配置し，どのような教育をするのかということである。米国で行われていることをそのまま日本に移すことはできない。しかしながら確実に言えることは，ホスピスを運営するには熱意だけでなく，資質と人員の双方が不可欠であるということなのだ。

参考文献■
1) 柏木哲夫：ホスピスをめざして．医学書院，東京，1983．
2) Rhymes J：Hospice Care in America. JAMA, 264：369-372, 1990.
3) Meisel A：Legal myth about terminating life support. Arch Intern Med, 151：1497-1502, 1991

第5章

ラップ療法の Q&A

本章ではラップ療法について、
よくある質問と回答を
掲載しています。

Q1 食品用ラップや紙おむつは医療目的に使用してもよいのでしょうか。

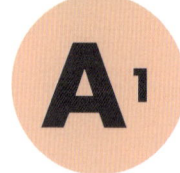

A1 使用できます。ただし，患者（家族）に説明と同意のうえ，お使いください。

　患者（家族）へのラップ療法の説明と同意書の様式（例）を本書の末尾に掲載しています。

　食品用ラップの使用に抵抗を感じる方には，医療用のポリウレタンフィルム（オプサイト®，テガダーム®など）を使用されるとよいでしょう。ただし，粘着面に使用されているアクリル樹脂糊が表皮剝離を生じることがあり，スキンケア上の問題があります。

　それではどうしたらよいでしょう？

　そこで裏技を公開します。医療用ラップを開発しました。作り方の詳細については本書の86頁「5. 医療用ラップ・医療用紙おむつの開発に成功！」を参照してください。下記に簡単に説明します。

医療用ラップの作り方

　食品用ラップを適当な大きさに切って，ポリウレタンフィルムと貼り合わせます。すると，片面は接着剤のついていないポリウレタンフィルム，もう片面は食品用ラップになります。ポリウレタンフィルムの面を創面にバンソウコウで貼り付けます。

　応用：ガーゼとポリウレタンフィルムを貼り合わせます。

医療用紙おむつの作り方

　紙おむつの内側の創に当たる部分にポリウレタンフィルムを大きめに貼ります。それをそのまま創に当てれば，医療用紙おむつのできあがりです。紙おむつの場合は創にフィルムをバンソウコウで固定しなくて済むので，テープかぶれの心配がありません。踵，踝の創の治療にはこの方法が便利です，固定には，ナイロンストッキングの足を切って使います（→144頁「4）ストッキングで褥創予防・治療」参照）。

　母乳パッドを活用する方法を提案，実践されている先生もいます[1]。（→278頁「褥創に母乳パッド」参照）

---

1) 李　由紀, 岡　和美, 松井佳代, 他：褥瘡治療に効果的な母乳パッド使用の提案. 看護技術, 49（14）：1288-1290, 2003.

第5章　ラップ療法のQ&A

Q2 食品用ラップの治療目的の使用はPL法（製造物責任法）で禁止されていると言われましたが？

A2 PL法はラップ療法を禁止しておりません。これは，PL法の誤った解釈から生じる疑問です。

製造物責任（PL）法について

製造物責任法（平成六年法律第八十五号）

（目的）
第一条　この法律は，製造物の欠陥により人の生命，身体又は財産に係る被害が生じた場合における製造業者等の損害賠償の責任について定めることにより，被害者の保護を図り，もって国民生活の安定向上と国民経済の健全な発展に寄与することを目的とする。

（定義）
第二条　この法律において「製造物」とは，製造又は加工された動産をいう。
2　この法律において「欠陥」とは，当該製造物の特性，その通常予見される使用形態，その製造業者等が当該製造物を引き渡した時期その他の当該製造物に係る事情を考慮して，当該製造物が通常有すべき安全性を欠いていることをいう。
3　この法律において「製造業者等」とは，次のいずれかに該当する者をいう。
一　当該製造物を業として製造，加工又は輸入した者（以下単に「製造業者」という。）
二　自ら当該製造物の製造業者として当該製造物にその氏名，商号，商標その他の表示（以下「氏名等の表示」という。）をした者又は当該製造物にその製造業者と誤認させるような氏名等の表示をした者
　三　前号に掲げる者のほか，当該製造物の製造，加工，輸入又は販売に係る形態その他の事情からみて，当該製造物にその実質的な製造業者と認めることができる氏名等の表示をした者

（製造物責任）
第三条 製造業者等は，その製造，加工，輸入又は前条第三項第二号若しくは第三号の氏名等の表示をした製造物であって，その引き渡したものの欠陥により他人の生命，身体又は財産を侵害したときは，これによって生じた損害を賠償する責めに任ずる。ただし，その損害が当該製造物についてのみ生じたときは，この限りでない。

（免責事由）
第四条 前条の場合において，製造業者等は，次の各号に掲げる事項を証明したときは，同条に規定する賠償の責めに任じない。
一，当該製造物をその製造業者等が引き渡した時における科学又は技術に関する知見によっては，当該製造物にその欠陥があることを認識することができなかったこと。
二，当該製造物が他の製造物の部品又は原材料として使用された場合において，その欠陥が専ら当該他の製造物の製造業者が行った設計に関する指示に従ったことにより生じ，かつ，その欠陥が生じたことにつき過失がないこと。

（消費者の窓 http://www.consumer.go.jp より引用）

さて，上記の PL 法を具体例で考えてみましょう。

ポビドンヨードという大変ポピュラーな消毒薬がありますね。添付の説明書には効能の一つとして「ポビドンヨードによる殺菌作用」が挙げられています。ポビドンヨードは，健常な皮膚の消毒には有効な化学薬品ですが，傷のある皮膚に対しては，毒性を発揮することが知られています。効能の一つに傷の消毒を謳っていますが，ポビドンヨードを使用して，もし創が悪化し，感染して健康被害を生じた場合，PL 法の考え方からいくとメーカー有責になります。訴えられた場合は賠償金を払う必要があるし，安全性を自ら立証しなければならないことになります。

医療側の責任はどうでしょうか。ポビドンヨードを使用する際には，患者とその家族に人体に対する有毒性と感染悪化の危険性を説明する義務が生じます。説明を怠って感染を起こし，健康被害を生じた場合は，説明義務違反に問われます。しかしそうした消毒薬の危険性についてきちんと説明している医療者はどれほどいるでしょうか。

食品用ラップの場合は，医療での使用は目的外使用に当たりますから，メーカーは免責になります。医療側の責任としては食品用ラップの医療目的の使用の際には，ラップ療法の説明をして，同意を得る必要があります。本書に掲載している「ラップ療法の説明と同意書」を活用されることをお勧めします。

医療行為においては，いかなる治療法を行った場合でも「説明と同意」が不可欠です。したがってガイドラインのとおりに治療を行っても過失と認定されれば有責になりますから，このことをきちんと自覚して治療を行わなければなりません。
(→302頁「鳥谷部・夏井理論再考―EBMのニュー・フロンティア―」参照)。

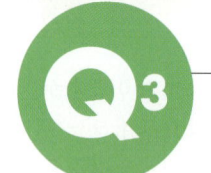

Q3 ラップ療法では，どのような方法で創を評価しますか？

A3 NPUAP 分類と色による分類（福井）[1]の組み合わせで評価します。

　　　　ただし，原著[1]とはある程度違いがあります。詳細は 76 頁「3. ラップ療法における創の評価と治療法の選択」を参照してください。

　なお，ラップ療法では DESIGN 分類[2]を使いません。

理由①　ラップ療法では，DESIGN 分類により治療法が変わることはないからです。「あらゆるステージの褥創を，水で洗浄してフィルムドレッシングを貼る」の繰り返しのみで治療するので，治療の選択のためにわざわざ創の経過を評価して分類する意味がないのです。

理由②　ラップ療法における創の治癒過程は，DESIGN 分類のそれとは異なるからです。本書で繰り返し強調していますが，ガーゼや軟膏は創の二次損傷を引き起こします。そうした従来の治療法と二次損傷を引き起こさないラップ療法とでは，当然治癒過程も異なります。それにもかかわらず，DESIGN 分類は，そうした治療による創の修飾（二次損傷）を考慮せずに創を分類しているので，正しい創の評価には結びつかないのです。

ラップ療法による創の評価

　自験例を用い，創の評価をします。図 1-①は軟膏・ガーゼにより治療したものです。典型的な創の二次損傷がみられます。その後ラップ療法に変更して治療しています。治療経過の評価をみていきましょう（図 1-②，③）。ラップ療法による経過評価と DESIGN による経過評価が異なることをわかりやすく示すため，DESIGN 分類を表記しています。

1) 福井基成：褥瘡治療マニュアル．照林社，東京，1993.
2) 大浦武彦（監），宮地良樹，他（編）：褥瘡状態評価法 DESIGN のつけ方，使い方．照林社，東京，2003.

第5章　ラップ療法のQ&A

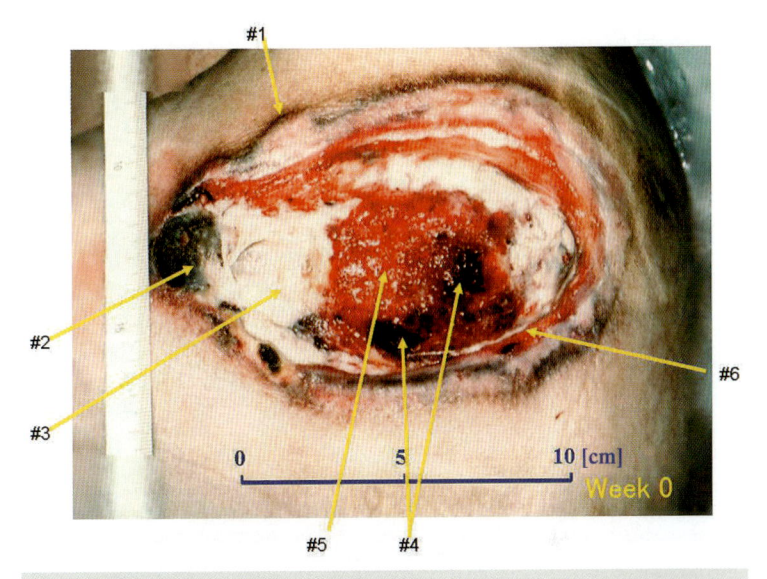

図1-①■左大転子Ⅳ度褥創。骨膜に達している。イソジン®で消毒して，エレース軟膏を塗布してガーゼ保護をしていた（エレース軟膏は蛋白分解酵素配合プラスチベース®基剤の軟膏で，現在発売されていない。）
■ラップ療法による創の評価■
#1 イソジン®で黒く着色した皮膚。#2 イソジン®で黒く着色した壊死組織。#3 黒く着色した壊死組織を一部切除すると，黄色い壊死組織があらわれる。#4 側臥位で大転子がベッドに押し付けられ圧迫壊死を生じた。直下に骨膜がある。黒色の循環壊死を起こした部分は，いずれ融解して脱落する。#5 肉芽の脱落と再生を繰り返して，肉芽の表面は顆粒状になる。#6 側臥位にすると，軟膏ガーゼが創を圧迫し，辺縁が陥凹する。
■DESIGN（褥瘡経過評価用）分類による創の評価■
Depth 深さ：D4 皮下組織を超える損傷。
Exudate 浸出液：E2 中等量：1日1回のドレッシング交換を要する。
Size 大きさ：S6 100以上。
Inflammation/Infection 炎症/感染：i0 局所の感染徴候なし。
Granulation 肉芽組織：G4 良性肉芽が，創面の10%未満を占める。
Necrotic tissue 壊死組織：N2 硬く厚い密着した壊死組織あり。
Pocket ポケット：なし
合計　（D4E2S6i0G4N2）18点

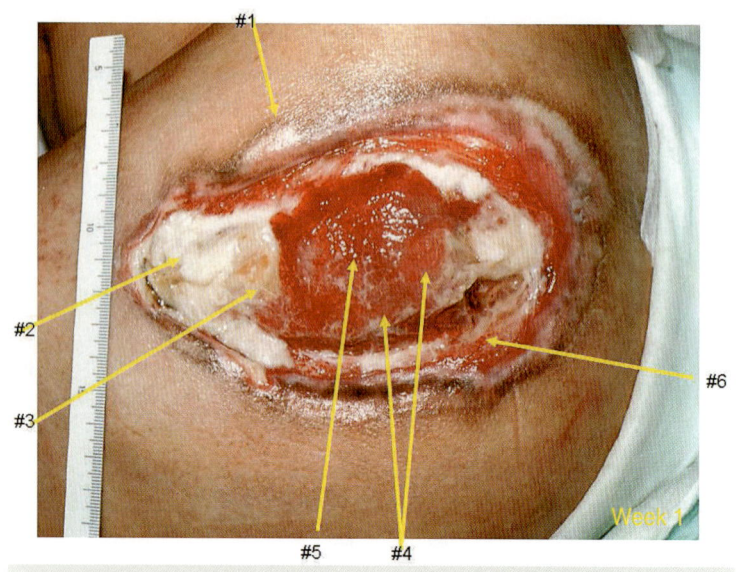

図1-②■ラップ療法開始1週間経過。消毒を止め，生理食塩水で洗浄してラップを貼った。浸出液が多くなり，1日2回の処置を行った。
■ラップ療法による創の評価■
#1イソジン®の色が薄くなっている。#2イソジン®で黒く着色した壊死組織は脱色している。#3黄色い壊死組織が水を吸って軟らかくなっている。これはスラフとよばれる。#4大転子の圧迫壊死はなくなった。代わりに赤い肉芽組織が形成されている。#5顆粒状の肉芽の表面は平滑な表面に変わっている。白っぽい肉芽組織は，DESIGN分類では「不良肉芽」と分類されるが，むしろ治癒傾向を示す好環境である。#6創の辺縁に肉芽形成が見られる。
■DESIGN（褥瘡経過評価用）分類による創の評価■
Depth 深さ：D4 皮下組織を超える損傷。
Exudate 浸出液：E3 多量：1日2回以上のドレッシング交換を要する。
Size 大きさ：S6 100以上。
Inflammation/Infection 炎症/感染：i0 局所の感染徴候なし。
Granulation 肉芽組織：G3 良性肉芽が，創面の10%以上50%未満を占める。
Necrotic tissue 壊死組織：N1 柔らかい壊死組織あり。
Pocket ポケット：なし
(D4E3S6i0G3N1) 17点
※18点から17点に点数が低くなり，「改善」と評価される。しかしこのように点数化された評価は「実感」を反映しているであろうか？
治療法の選択についてはどうであろうか。DESIGNの教科書は，「大文字の所見を改善させる治療を優先させる」が原則である。
しかし，「D：深さ」「S：大きさ」を改善する治療はあるであろうか。また「E：浸出液」を減らすためにはユーパスタ®やカデックス®軟膏で創を乾燥させる必要や「N：壊死組織」を減らす治療として，外科的デブリドマンと化学的デブリドマンを行うことが指示されていて複雑である。
ラップ療法の考え方はいたって単純であり，「このままラップを貼り続ける」だけである。

第5章　ラップ療法のQ&A

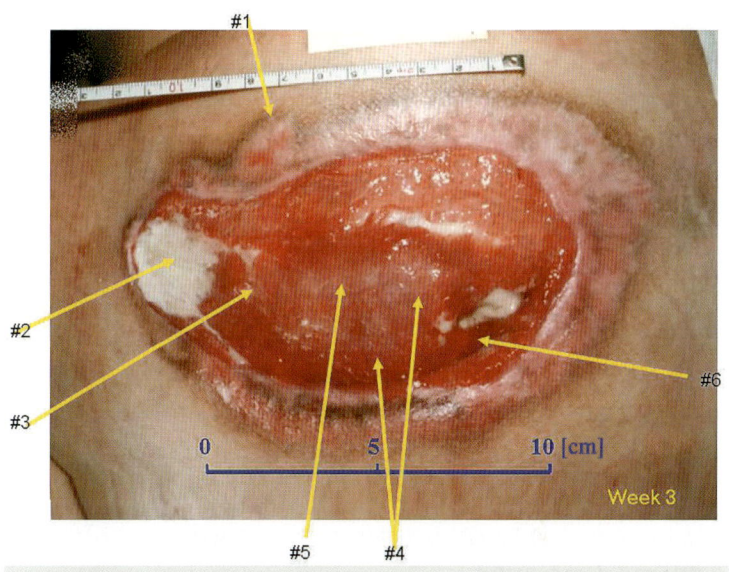

図1-③■ラップ療法開始3週間経過。消毒は一切行っていない。生理食塩水で洗浄してラップを貼り続けたところ浸出液が少なくなり，1日1回の処置に変更した。

■ラップ療法による創の評価■
#1 イソジン®の色がかなり薄くなっている。#2 壊死組織は融解している。#3 スラフは消失し，肉芽組織に置き換わっている。#4 大転子の圧迫壊死は見られない。赤い肉芽組織が厚みを増している。白っぽい肉芽組織は，DESIGN分類では「不良肉芽」と分類されるが，むしろ良性肉芽なのでデブリドマンしてはいけない。#5 肉芽の表面は平滑である。#6 創の辺縁に肉芽形成が見られる。辺縁にみられた壊死組織は消失した。

■DESIGN（褥瘡経過評価用）分類による評価■
Depth 深さ：D4 皮下組織を超える損傷。
Exudate 浸出液：E2 中等量：1日1回のドレッシング交換を要する。
Size 大きさ：S6 100以上。
Inflammation/Infection 炎症/感染：i0 局所の感染徴候なし。
Granulation 肉芽組織：G3 良性肉芽が，創面の10％以上50％未満を占める。
Necrotic tissue 壊死組織：N1 柔らかい壊死組織あり。
Pocket ポケット：なし
（D4E2S6i0G3N1）16点
※17点から16点に点数が低くなり，「改善」と評価される。しかしこの点数は治癒への「実感」を反映しているであろうか？

解説

　DESIGN分類評価の教科書[2)]は，個々の評価点の高い要素に着目して治療法を選択するよう指示しています。この例では，D4（深さ）とS6（大きさ）が点数が高いのですが，これを減らす治療法は，時間をかけた保存的治療（ラップ療法を含む）か，外科的治療の他にはありません。DとSからは，保存的治療法を選択する指針は得られないので，次にE（浸出液）に着目します。教科書は，浸出液を減らすことが治療と考えているのか，カデックス®軟膏塗布を指示します。ラップ療法では，浸出液が多ければ治療と考えているので，このような「ドライ」にする軟膏は使いません。N（壊死組織）の存在を治療阻害因子と考える教科書は壊死組織の切除，または蛋白分解酵素含有軟膏塗布を指示しますが，壊死組織は自己融解すると考えるラップ療法では，N（壊死組織）の存在を問題にしません。

　以上のように，DESIGN分類評価は，ラップ療法における治癒過程と相反するものなのです。

第5章　ラップ療法のQ&A

Q4 皮弁手術の適応についてはどう考えていますか。

A4 皮弁手術の適応はきわめて限られていると考えています。

　筆者の勤務する病院では，2004年以降皮弁手術を行っていません。形成外科医も積極的にラップ療法を推進してくれており，頸髄・脊髄損傷の坐骨結節の褥創も保存的に治しています。紙おむつ・ラップ療法は，日常生活（車いすの使用）を妨げないので，患者さんに好評です。このようなわけで，現在，当院では手術を希望する患者さんはいらっしゃいません。

　筆者の経験から言えることは，手術ができるほど元気な方は保存的治療で早く治るし，そうでない方は術後感染や再発の危険が高く外科手術の適応になりません。保存的治療が難渋する例とされ，「最後の手段」として皮弁手術に頼り，その結果大きな傷あとを残した症例の中には，ラップ療法で治療すれば保存療法で完治できた症例もあると考えています。

　月刊誌「エキスパートナース」掲載の「症例における難治性褥瘡の治療の進め方」という特集に，皮下ポケットを有し，なかなか閉鎖しない傷に対して，皮弁手術をして治療した症例が掲載されています（図1～3）[1]。

　この症例には保存的治療の余地はないのでしょうか。この記事における症例の術前写真を見ると，いずれも軟膏ガーゼによる典型的な二次損傷と思われる様相を呈しています。記事では長年閉鎖しないポケットと小孔を有する例が提示されています（図1-①，図2-①，図3-①）。ポケットの洗浄と軟膏ガーゼの充填をやめ，ラップ療法に変更すればポケットが自然に閉鎖する可能性があります。この症例の患者さんたちは皮弁手術に耐えられるほど全身状態が良好な方々なのですから，ラップ療法で治癒しえた可能性があります。

1) 市岡　滋：褥瘡治療の基礎知識②症例にみる難治性褥瘡の治療の進め方．エキスパートナース，19（15）：24-28，2003．

<皮弁手術例1>（図1）写真は市岡滋先生のご厚意による。

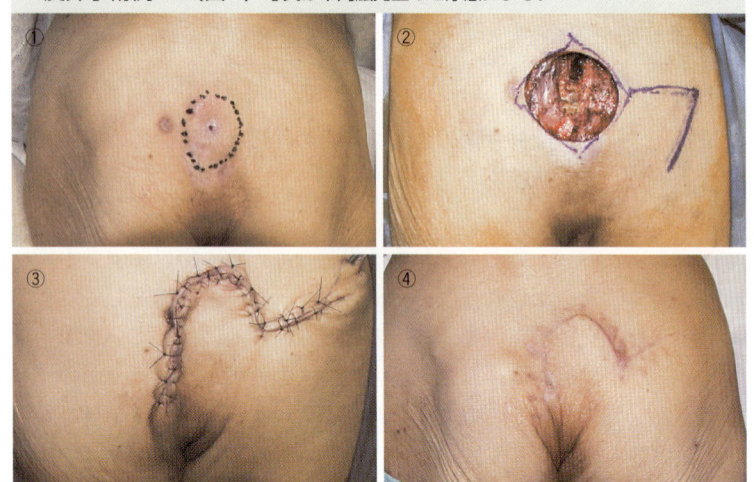

<皮弁手術例2>（図2）

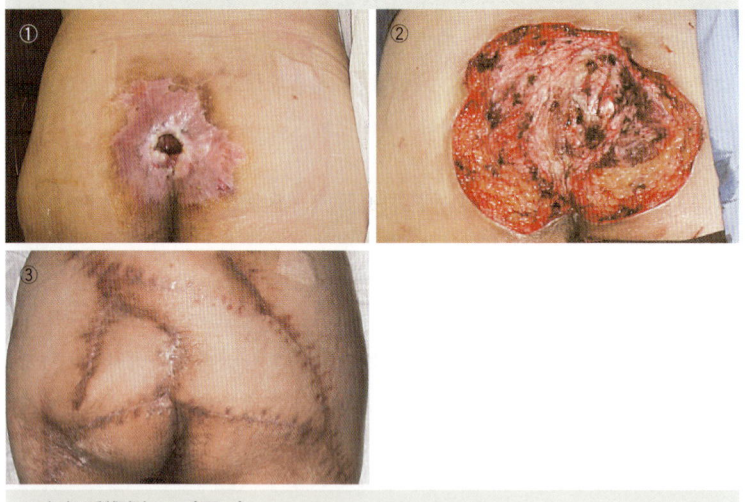

<皮弁手術例3>（図3）

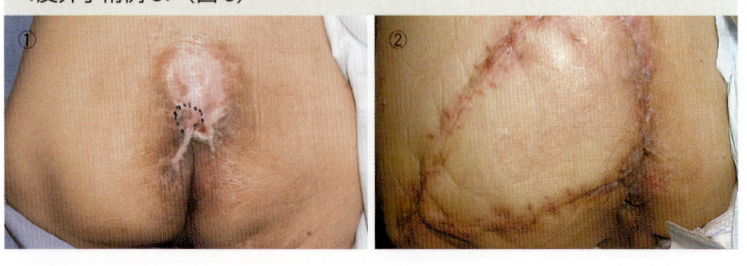

第 5 章　ラップ療法の Q & A

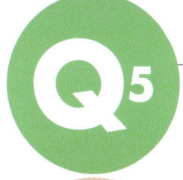

Q5 スキンケアはどうしたらよいでしょうか。

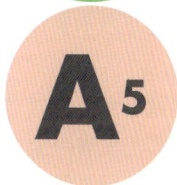

A5 ラップ療法は，それ自体スキンケアです。創を処置する際に，創の周囲のみならず，できるだけ広い範囲を水洗いしましょう。

　霧吹きを使っておしり全体を洗うように広範囲を水洗いします。陰部も洗ってください。一度に使う水は 10〜100 ml ほどです。窓ガラスを洗う要領で行います。大量の水で洗う必要はありません。
　ベッドサイドで，弱酸性石鹸で洗うよう勧めている論文もありますが，すすぎが不十分になり，皮膚がかさかさになることもありますし，また，セラチア菌による汚染が心配ですのでやめましょう[1]。それよりも，毎日シャワー浴をしてあげたほうが喜ばれます。

　食品用ラップを貼っている皮膚は，ほかの部位よりもしっとりしています。食品用ラップは皮脂を保って，乾燥を予防してくれるからなのです。
　通説では浸出液が皮膚の浸軟の原因ということになっています。しかし食品用ラップで覆われた皮膚は常に浸出液で濡れていますが，ラップ療法では浸軟は稀です。よって皮膚の浸軟は浸出液ではなくドレッシングの種類に関係しているのではないかと考えています。ハイドロコロイドといったドレッシング材は浸軟を起こしやすいように感じています。
　徳永恵子氏は，「創からの浸出液でドレッシング材が溶解し，皮膚に付着している場合が少なくない」と記述しています[1,2]。この場合のドレッシング材とはハイドロコロイドドレッシングのことを述べているようです。皮膚に付着したハイドロコロイドは，皮膚を損傷している可能性があります。ハイドロコロイドによる皮膚損傷の問題は成書で指摘されています[3]。浸出液の関与が示唆されており，浸出液のある創に対するハイドロコロイドドレッシングの使用には限界があるのかもしれません。筆者もハイドロコロイドを使用した症例で，表皮剝離を起こした経験があります。フィルムで創を覆うラップ療法ではそう

した傷害が起きないので，安心して治療を行うことができます．

筆者が経験したハイドロコロイドによる治療例を提示します（図4〜6）．浸出液が少ない創はハイドロコロイドで治療できますし（図4），体圧の完全にかからない部位の褥創の治療には，やはりハイドロコロイドで治療できます（図5）．

しかし大きな体圧のかかる仙骨部などの褥創や，浸出液が多い創では，ハイドロコロイドを使用すると創の密閉や剥離が生じ，皮膚の全層欠損が生じることがあります（図6−①）．ラップ療法なら同じ創が写真のようにきれいになります（図6−②）．

文献■

1) 徳永恵子：看護計画の具体的な立て方③スキンケア．エキスパートナース，19（12）：28-31，2003（p30 予防的スキンケア 3) 褥瘡周囲皮膚に対するスキンケア）
2) 徳永恵子：危険因子の評価②スキンケアの考え方と評価法．エキスパートナース，19（4），26-29，2003（p29 褥瘡周囲皮膚に対するスキンケア）
3) 西山 薫：Moisture と創傷被覆材．TIME の視点による褥瘡ケア．創床環境調整理論に基づくアプローチ（大浦武彦，田中マキ子編集），95（図5），100（図9b），101（図11），学習研究社，東京，2004．

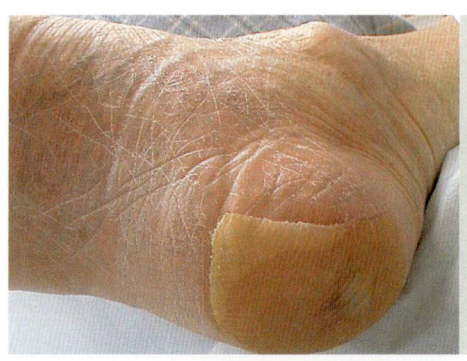

図4■浸出液が少ない創で完全に免荷できる条件ならば，ハイドロコロイドで皮膚を損傷することなく治療できる。

第5章 ラップ療法のQ&A

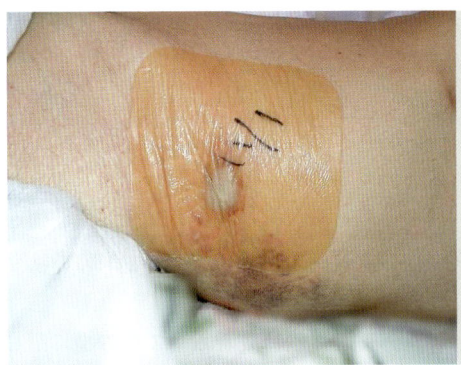

図5■腸骨陵の褥創も仰向けに寝ているかぎり体圧を受けないので，ハイドロコロイドで治療できる。

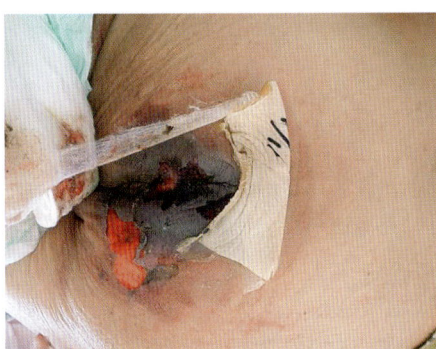

図6-①■仙骨部に発赤を認めハイドロコロイドを貼付。24時間後，ハイドロコロイドが紙おむつにくっついたまま，ずり応力を受け表皮を一緒に剝離している。

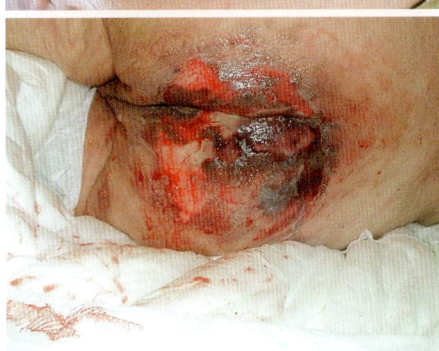

図6-②■紙おむつラップ療法に変更後5日経過。紙おむつにオプサイトを貼付した面が直接に創にあたるようにしている。表皮を剝離せず創もきれいになってきたので，Ⅱ度褥創を観察することができる。

Q6 浸出液が多くてもラップ療法で治療ができますか？

A6 浸出液の多い創こそ，ラップ療法がおすすめです。

　浸出液のコントロールについては，2つの方法が行われています。
①浸出液をガーゼ，軟膏，ドレッシング類に吸着させてその場に閉じ込める。
②浸出液を創の周辺にドレナージ（排出）する。

　従来行われてきた治療法は①の考え方ですが，ラップ療法と持続陰圧閉鎖療法は②の考え方です。
　①では，創を覆ったり創内部に詰め込まれたドレッシング類やガーゼが膨張して創を圧迫し，びらんや壊死を生じるという問題があります。
　②の考え方においては，圧のかかるドレッシング材やガーゼは使いませんから，びらんや壊死を生じにくいのです。ただし，陰圧閉鎖療法には吸引チューブによる皮膚の損傷という問題があります。ラップ療法を行えば陰圧閉鎖療法も不要です。
（→214頁「Q15 陰圧閉鎖療法についてはどう考えていますか」参照）

第 5 章　ラップ療法の Q & A

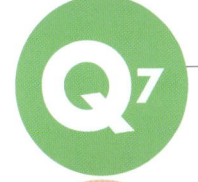

Q7
食品用ラップは，ハイドロコロイドや，ポリウレタンフォームといったウエットドレッシング材の代用品と考えてよいのでしょうか？

A7
食品用ラップを用いた皮膚欠損症の治療は，従来のドレッシング材の考え方を一新するものです。

　　　　　ハイドロコロイドやポリウレタンフォームは「閉鎖性」ウエットドレッシング材で，食品用ラップは「開放性」ウエットドレッシング材であり，その作用・効果は大きく違います（→7頁「開放性ウエットドレッシング宣言」参照）。

　創面に浸出液を維持するドレッシングは，ウエットドレッシングと総称されます。ですからハイドロコロイドやポリウレタンフォームとラップはともにウエットドレッシングとよばれますが，前者による治療は閉鎖性ドレッシングであるのに対し，ラップによる治療は創を閉鎖しない開放性ドレッシング療法です。

　最初のウエットドレッシングとして登場したのが，セロファン，ポリエチレン，ポリウレタンなどのフィルムドレッシングです。ポリウレタンフィルムにアクリル樹脂の粘着面を付加して商品化したのがオプサイト®です。オプサイト®に，浸出液を吸収する能力をもたせた商品として出てきたのがハイドロサイト®で，これは，ポリウレタンフォーム（化粧に使うパフと同じ材料）をポリウレタンフィルムでサンドイッチしたものなので，厚みがあります。吸収面には小さな穴を多数開けています。つまり，ハイドロサイト®は，オプサイト®＋吸収体というもので，いわば「便利商品」です。創に対する作用は，オプサイト®とほとんど同じです。オプサイト®よりも厚みがあり，またその浸出液の吸収力により厚みが増すので，創を圧迫するという点で，その特徴は褥創の治療においてはむしろ欠点となっています。したがって「新しい商品（ハイドロサイト®）だから古いもの（オプサイト®）より優れている」というわけではありません。

　いずれにしても，ウエットドレッシングによって創の治癒が促進されるようにみえるのは，ウエットドレッシングの創保護作用（乾燥，異物，摩擦などから守る）によるものであり，ドレッシングの素材が特別に治癒を促進しているわけではありません。

ハイドロサイト®が外傷には大変有効であるのに対し褥創ではうまく効果を発揮できないわけは，その厚さにあります。褥創の患者さんは創の部分を下にして寝て体重をかけます。そのため厚みのあるドレッシングは褥創の治療に不利であることが容易に理解できます。薄いフィルムドレッシング（ラップ）であれば，そうした問題は皆無です。

　ハイドロコロイドドレッシングは，もともとストーマケアに開発されたものといわれます。それが，手術創や外傷のドレッシングにも適応を拡大してきました。しかしながら，Q5で述べたように褥創では，必ずしも満足のいく結果が得られないのは，体圧が原因です。ハイドロコロイドが体圧により皮膚に押し付けられて傷害を起こしている可能性があるのです。

　また粘着性のあるドレッシング材は表皮剥離を起こしますが，粘着剤のついていないラップでは表皮剥離は起こりません。ハイドロコロイドは，全体が粘着剤のようなものです。表皮剥離を生じやすいのはそのためでしょう。

　ドレッシング材の厚みや粘着剤による損傷の問題は，褥創の治療特有の問題であり，外傷やストーマケアの場合にはあてはまらないことを繰り返し述べておきます。

第 5 章　ラップ療法のQ＆A

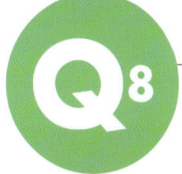

Q8 ずり応力にはどのように対応していますか？

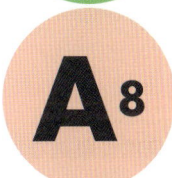

A8 すべりのよい食品用ラップはずり応力を完全に打ち消します。ラップ療法は理想的な褥創発症予防策です。

　ずり応力（工学，理学領域では，ずり応力あるいはせん断応力というのが一般的。医学論文では，なぜかずれ応力ということが多い）を完全に打ち消すのが，食品用ラップなどの粘着性のないフィルムドレッシングの利点です。

　ポリウレタンフォームやハイドロコロイドといったドレッシングは，あたかもマウスパッドの裏面のように密着して皮膚にずり応力を伝えます。その結果，皮膚の損傷を生じます。ポケット形成にずり応力が関与しているという説明もされています。これについても，ラップの有利さは明らかです。ラップは，薄くてすべりがよく，ずり応力を創面に伝えないため，表皮形成を阻害しないのです。

ずり応力の皮膚損傷のメカニズム（仮説）
　①尿でぬれた紙おむつが皮膚に密着する。
　　　　↓
　②ベッド挙上時に，体（仙骨部）がずり下がると，ぬれた紙おむつやドレッシング材が皮膚を頭方にずり上げる。これが「ずり応力」である。この力によって皮膚がよじれて循環障害を生じる。これが褥創の成因の一つである。

　ずり応力は，問題となる皮膚の表面で測定すべきです。しかし，実際の研究では衣服やおむつの表面で行われているのが欠点です。

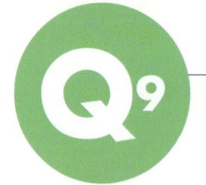

Q9 感染創もラップ療法で治療できますか？

A9 感染創こそラップ療法の独壇場です。

　ラップ療法は開放療法ですので，感染創に最適な治療法です。

　感染創の細菌の数は一定ではありません。菌体数は20分で2倍，1時間で8倍になり，24時間で10の20乗倍に増える計算になります。開放療法では，増殖した菌が創の外にどんどん出て行きますから，創内の菌体数は一定数以下に抑えられると考えられますが，閉鎖療法では，際限なく増殖する危険性があります。感染創の閉鎖療法が一般に禁忌といわれている理由はそこにあります。創を閉鎖すると，創の内圧が高まり，細菌や毒素が創の深部に侵入し，ついには血流に到達して敗血症になります。創をドレナージすると創の内圧が低くなりますから（減圧），このようなことがなくなるわけです。膿瘍を切開ドレナージすると抗生物質の効き目が良くなって，感染が終息に向かうのは日常診療でよく経験することです。

　ラップ療法では，壊死組織の中心部を一部切り取ってドレナージします。創内部にはガーゼを詰めずに，ラップで覆います。ラップは創を閉鎖しないので，膿や浸出液は自由に排出され創の内圧が下がります。理想的なドレナージです。抗生物質は注射または内服で全身投与します。抗生物質は感染の舞台である創の深部に血流を通じて到達します。

　第3章で「感染創を閉鎖すると，感染が深部に進展する」という見解を述べました。すなわち，感染をコントロールするためには創の開放が必須だと考えていますが，その反対に閉鎖療法にあたる治療法を指示する文献もみられます[1]。その文献で紹介されているアクティブ・ドレッシング治療の基本は，外用薬（軟膏治療），充填材，創傷被覆材の三者併用です。この治療法はまさしく閉鎖療法にあたりますが，毎日あるいは1日2回ドレッシング材を交換し，浸出液を吸収する充填材と抗菌薬の併用をすれば，感染助長の危険が少なく閉鎖療法が可能だと結論づけています。

一方、「ラップ療法は閉鎖療法ではないので感染を誘発する誤った治療である」といった議論もあります[2]。この論法は、「創をオプサイト®やハイドロコロイドなどで閉鎖すると、外部から細菌が侵入しない」という前提に立っているようです。いったんドレッシングを貼れば、その内部は永久に無菌状態であると信じているのでしょうか。ドレッシングを貼る前に創を消毒すると創内が無菌になるというエビデンスがあるのでしょうか。ドレッシングはしばしば自然に剥がれてしまい、排泄物で汚染されます。処置の際、ドレッシングを剥がして創を洗浄すると、周囲の菌叢と創内の菌叢は交じり合ってしまいます。要するに創の内外の閉鎖は破れます。再び消毒してドレッシングを貼っても、創が再び無菌化されることはありません。

抗菌薬（ヨード剤、銀など）を低い濃度で使用すると、生体に対する毒性を低めると同時に創内の菌体数を下げることもできるという議論があります[3]。「$in\ vitro$ での毒性にもかかわらず、これらの消毒薬は創傷治癒を必ずしも遅延させない。$in\ vitro$ での評価方法は、創傷環境と大いに異なっている。生体内での研究では、毒性は消毒薬によって非常に異なり、使用濃度に依存している。…」と主張しています。しかし抗菌薬を薄めて使う（たとえばカデックス®軟膏のようにハイドロポリマーに閉じ込めて除放化する）と生体に対する毒性は低くなりますが、同時に抗菌力もなくなると予想されます。すなわち、抗生物質にみられるような治療域が存在するというエビデンスがないのです。

> 治療域：細菌を殺すか増殖能を押さえると同時に生体細胞に対する毒性のない濃度領域が存在すること。

抗菌薬には一般的に治療域が存在しないのです。これは毒物の特性です。

文献■

1) 大浦武彦：創傷被覆材と薬物を有効に使う方法—アクティブ・ドレッシング治療．TIMEの視点による褥瘡ケア．創床環境調整理論に基づくアプローチ（大浦武彦，田中マキ子　編集），70-78，学習研究社，東京，2004．
2) 塚田邦夫：ラップ療法「私はこう思う」．エキスパートナース，21 (2)：117-120，2005．
3) 秋田定伯：創傷治癒過程における感染コントロール．TIMEの視点による褥瘡ケア．創床環境調整理論に基づくアプローチ（大浦武彦，田中マキ子　編集），56，学習研究社，東京，2004．

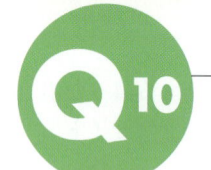

Q10 体位変換はどのようにしたらよいでしょうか。

A10 ラップ療法と高機能エアマットの組み合わせなら体位変換は不要です。

　高機能エアマットを使用すると，体位にかかわらず仙骨部に加わる圧力は 40 mmHg 以下になりますから，褥創予防・治療に大変有効です。ただし，厚みのあるドレッシング（ハイドロコロイドなど）を使ったり尿とりパッドを重ねたりすると，仙骨部に加わる圧力はかなり高くなり，せっかくの効果が打ち消されてしまいます。ラップ療法なら余計な圧をかけませんから，高機能エアマットの効能を妨げません。体圧を計るときは，皮膚面で測定しましょう。おむつの外側で測っても意味がありません。

　また，よくドレッシング材によるずり応力も問題になりますが（ずり応力は，皮膚の表面で測定しないと無意味なので，現在の測定法の再検討が必要です），ラップはすべりが良いので（水上スキー効果），ずり応力は皮膚にまったく伝達されません。

　以上をまとめると，ラップ療法は，ドレッシングによる創の圧迫とずり応力の問題を解決するので，ラップ療法と高機能エアマット（アドバン®，モルテン社など）の組み合わせにて治療を行うかぎり，体位変換は必要ないと結論できます。

第5章 ラップ療法のQ&A

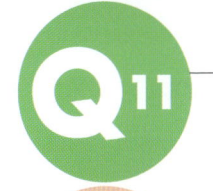

Q11 感染創は消毒しますか?

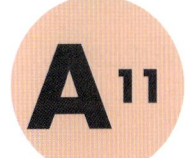

A11 感染創も含め、いかなる創も消毒してはいけません。

　本書で繰り返し述べているように創をヨードホルムなどで消毒をしてはいけません。消毒薬には治療域が存在しないからです(→16頁「1. 消毒とガーゼの常識非常識」参照)。消毒は中濃度で組織毒性を発揮し、高濃度ではじめて殺菌作用を及ぼします。これは毒物の特性です。

　中條俊夫氏は「周囲の炎症兆候が高度な場合には、著者はヨードホルムガーゼが感染拡大抑止に最も効果を発揮するように感じています」と記述されています[1]。感染の主要な舞台はまさにその「周囲の炎症兆候」のある部位なのですが、この部位は、ヨードホルムが到達するには離れすぎています。血行性に到達するためには、いったん静脈系に入り、大循環を経由して細動脈に再び入ってくる必要があります。さらに、感染をコントロールするためには切開ドレナージ(すなわち創の開放)が必要ですが、ヨードホルムガーゼでパッキングすると閉鎖療法になってしまい(→206頁「Q9 感染創もラップ療法で治療できますか」参照)、感染の拡大や創の悪化を招きます。中條氏はこの症例において、最終的に63日目にポケットを大きく切開しています。軟膏ガーゼパッキングという処置をしながら創を結局大きくしてしまうのであれば、最初からガーゼを詰め込んだりしないで、この大きさまで切開しておいても同じではないかと思うのです。すなわち、ここでわかることは軟膏ガーゼパッキングという処置は創にとって不要な処置だということです。むしろガーゼ軟膏パッキングのために、ポケットを切開しなければいけない状況になってしまったのです(→117頁「ポケットを切開してはいけない!」参照)。

1) 中條俊夫:感染褥瘡の治療とケア. エキスパートナース, 20(11):100-104, 2003.

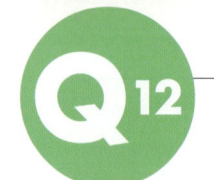

Q12 湿潤環境を維持するだけなら，ラップ療法も従来の治療法と同じではないでしょうか？

A12 ラップ療法では，よりすみやかな肉芽形成と美しい創面形成が得られます。

　ラップ（プラスチックフィルム）には，商用ドレッシング（ポリウレタンフォームやハイドロコロイドドレッシングなど）にはない，際立った特徴があります（表1）。創の表面を傷つけず，よりすみやかな肉芽形成と創面形成（wound bed preparation）が得られるということです。

表1■プラスチックフィルムと商用ドレッシングの比較

プラスチックフィルム	商用ドレッシング
厚さがほとんどゼロ。	厚さがある。
可塑性に富み，複雑な形状に対応する。	浸出液を吸収して膨張し，さらに厚くなる。可塑性に乏しく，複雑な形状に対応困難。
表面が平滑で疎水性であるため，浸出液の薄膜がドレッシング材と創面を隔てる。このためドレッシング材と創面が直接接触しない。	浸出液がドレッシングに吸収されると薄膜が形成されない。このためドレッシングと創面が直接接触する。
浸出液の薄膜がずり応力を打ち消す（水上スキー効果）。	ずり応力を創面に伝達し，創を損傷する。
創面を損傷しない。	創面を研磨し，損傷する。
浸出液を創周辺に排出する。創を圧迫しない。	浸出液を吸収して膨張し，創を圧迫して損傷する。
組織間液の流れを妨げない。その結果，生体の防御機構を妨げない。	組織間液の流れを妨げる。その結果，生体の防御機構を妨げる。
感染制御が容易。	感染制御が困難。

平滑なラップの表面が，表皮細胞を剥離させないので表皮化を妨げないのも大きな特徴です。その結果，ラップ療法では美しい創が形成されることになります（表2）。

表2■創の肉眼的特徴：ラップ療法と成書による治療の比較

ラップ療法	成書による治療[1]
創面が平滑。ときに隆起	創面が不整。陥凹
創縁が平坦	創縁が切立って，クレーター様
創縁に壊死を生じない	創縁に壊死を生じやすい
創底に新たな壊死を生じることが少なくない	創底に新たな壊死（decubitus in decubitus）を生じる
創周囲に，びらんを生じない	創周囲に，びらんを生じる

文献■

1) 栁井幸恵：TIME コンセプトを導入したケアの実際．TIME の視点による褥瘡ケア．創床環境調整理論に基づくアプローチ（大浦武彦，田中マキ子 編集），63-69，学習研究社，東京，2004．

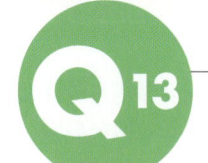

Q13 水圧をかけて創を洗浄しなさいと言われますが？

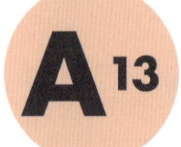

A13 水圧をかけて細胞を吹き飛ばすと，創の修復を妨げてしまいます。

　　　　　　創傷の治療は，創面で細胞培養をしているものと考えてください。

　細胞培養ではプラスチック・シャーレの表面に細胞が薄くのびてきます。顕微鏡で初めて見えるほどの厚さ（100 μm 以下）ですから簡単に剝がれてしまいますので，培養液を交換するときは静かに，かつ慎重に行います。創面においても細胞培養シャーレ内と同様に，線維芽細胞，白血球，表皮細胞が増殖しているのですが，肉眼では見えない大きさです。見えないからといって無造作に水圧をかけて吹き飛ばしては，いつまでたっても創は修復しません。「水圧をかけて壊死組織を除去する」と考えている方々は，こうした問題に気がついていないように思います。壊死組織は自己融解で自然に消失するので，水圧で除去する必要はありません。

　また，創面を綿球やプラスチック手袋ででこすってはいけません。これも創を傷害する行為です。創の表面を覆っているフィブリン層は，創の保護，修復に重要な役割を果たしています。よって，フィブリン層を削り取ってはいけないのです。

第5章 ラップ療法のQ&A

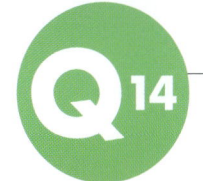

Q14 感染創は閉鎖してはいけないといわれますが,ラップ療法は閉鎖療法ではないでしょうか?

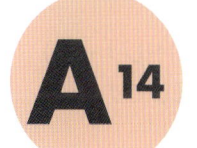

A14 ラップ療法は閉鎖療法ではありません。

　感染創の閉鎖療法は,一般に禁忌といわれています。創を閉鎖すると,創の内圧が高まり,細菌やトキシンが創の深部に侵入し,ついには血流に到達して敗血症になることがあるからです。創をドレナージすると創の内圧が低くなりますから(減圧),このようなことがなくなります。膿瘍を切開ドレナージすると感染が終息に向かうのは,日常診療でもよく経験することだと思います。

　ラップ療法では,壊死組織の中心部を切り取ってドレナージしてしまえば,薄いラップの脇から創内の膿や浸出液は自由に創の周辺に出ていきますので,創の内圧を高めることはありません。また,ラップを貼っているだけで常にドレナージが効いている状態になります。ですからラップ療法は閉鎖療法ではないのです。

　「ラップ療法は閉鎖療法だ」といって感染創へのラップの使用を警告する意見がある一方で,「ラップ療法は閉鎖療法ではないので,感染を防げない間違った治療である」と論じている方もいます。このような意見の持ち主は,創をオプサイトやハイドロコロイドなどで閉鎖すると,創内部へ病原菌が侵入しないと信じているようですが,ドレッシングによる創内・外の閉鎖は幻想です。創の処置の際にドレッシングを剥がして創を洗浄すると,創周囲の菌叢と創内の菌叢は交じり合ってしまいます。すなわち処置時に創の内外の細菌学的閉鎖は破れてしまいます。ですからドレッシング材による創の閉鎖などありえないのです。もし創の洗浄後に消毒してドレッシングを貼ると,創の内部が再び無菌になると考えているとしたら,あまりにも大きな誤りです。

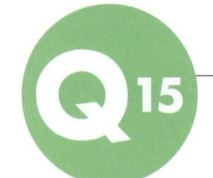

Q15 陰圧閉鎖療法についてはどう考えていますか。

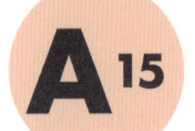

A15 陰圧閉鎖療法[1]は，(ラップ療法＋吸引ドレナージ)であり，治療の原理はラップ療法と同じです。

　　　　　高吸収能タイプのドレッシング材や軟膏ガーゼを使用した閉鎖療法には下記のような問題点があります。
①浸出液を閉じ込めて，創の内圧を上げる。
②その結果，感染を助長する。
③浸出液を吸収させる材料（ガーゼ，商用ドレッシング）は，浸出液で膨張して創を圧迫する。
④ドレッシングの粘着材やハイドロコロイド材は，表皮を剥離する。

つまり，吸収性のよいドレッシングや軟膏ガーゼは浸出液で膨らんで創を圧迫するわけです。これが治癒遅延や創の悪化につながります。一方，最近注目を浴びている陰圧閉鎖療法は，フィルムドレッシングと創の隙間に吸引チューブを留置して陰圧をかけて吸引ドレナージをする治療法で，日本国内でも紹介されるようになりました。
　どうしてこのような方法で創が早く治るのでしょうか。
　陰圧閉鎖療法の論文によると創の内部が陰圧になることが，局所血流の増加，細菌数の減少，肉芽形成を促進し，治癒につながるとしています。なるほど一理ありますが，よく考えてみましょう。例えば仙骨部の褥創の場合，処置のとき側臥位にして吸引ドレナージをすれば創の内部は大気圧より低くなりますが，仰臥位にして体重が加わればたちまち陽圧になってしまいます。また陰圧閉鎖療法では吸引チューブなどが皮膚を傷つけてしまうこともあります。そうした点が陰圧閉鎖療法の欠点ですが，それでも，ガーゼや閉鎖性ウエットドレッシング材で圧迫（陽圧）を加える治療法よりは，ずっと治療効果が高いと予想されます。
　（→57頁「褥創の治癒過程―ラップ療法ではこう治る」参照）。
　「ドレナージ」という観点からすると，ラップ療法も陰圧閉塞療法も同一原理の治療法です。そのうえラップ療法では陰圧閉鎖療法のよう

に体位による制限や創の傷害，また高価な機器の購入といった問題点がないので，最も簡単ですぐれた治療法です。

表3■各治療法の比較：ラップ療法・陰圧閉鎖療法・従来のガイドライン

	ラップ療法	陰圧閉鎖療法[1]	成書の治療法[2]
ドレッシング材	ラップ	粘着性フィルム	軟膏
創の圧迫	圧迫しない	圧迫しない（陰圧？）	圧迫する（陽圧）
創の二次損傷	ない	少ないが，チューブによる損傷あり	顕著
ドレッシングによる表皮の損傷	ない	少ない（粘着性フィルムの交換の回数が少なくてすむため）	顕著
創面	平滑	比較的平滑	粗面
浸出液	自然にドレナージされる	強制的にドレナージされる	創内に閉じ込め，ドレナージを妨げる。
処置の回数	毎日	1回/週	毎日
消毒	しない	1回/週またはしない	する
壊死組織	自己融解	自己融解，吸引	デブリドマンを頻回にしなくてはいけない。軟膏ガーゼ処置により，新たな壊死が生じる
特別の器具	不要	必要（高価）	不要
ADL	制限しない	制限する	制限しない

　陰圧閉鎖療法を，ラップ療法および成書の治療法[2]と比較してみます。陰圧閉鎖療法は，特に深い創やポケットの治療効果にすぐれているといわれていますので，壊死組織のあるⅢ度褥創を例にとり比較してみました（表3）。入手可能な論文の記述と写真から比較したものです。この表からラップ療法が最もすぐれた治療であることがわかります。

　浸出液が多い創では粘着性フィルム（オプサイト）はすぐに剥離してしまうので使用ができないのに対し，陰圧閉鎖療法では浸出液は強制的にドレナージされるので，1週間も貼りっぱなしにすることができるようになったのです。その結果，従来の治療法に比べ下記のようなさまざまな利点が派生しました。

①粘着性フィルムの交換が1週間に1回なので,粘着材による表皮の損傷が少なくなった。消毒も週に1回なので,創の損傷が少ない。
②消毒しても消毒薬はただちに陰圧のかかったチューブで吸引されて創面から消失し,ほとんど毒性を発揮しない。
③創治癒を阻害する抗菌薬を使わない。
④ポケットに軟膏ガーゼを詰め込まない(詰め込みたくても詰めようがない)。

すなわち陰圧閉鎖療法で治癒するということは,従来のガーゼや厚いドレッシング材,消毒を使用する治療法が誤っていたことの間接的証明になります。陰圧閉鎖療法による治療効果は,陰圧そのものの効果による有効性もあるかもしれませんが,陰圧閉鎖療法により創に害を与える不必要な治療をしなくてもすむようになったということによる要因がとても大きいと考えています。毒(抗菌薬やガーゼという不必要な処置)をやめて水(陰圧閉鎖療法)に変えたら創が良くなったから,今度は水が薬に見えるということなのです。ラップ療法も陰圧閉鎖療法も,それを使えばあっという間に治ってしまう特効薬のような存在ではありません。ただ創に対して不必要な害(消毒,ガーゼによる圧迫=陽圧)を与えない治療法というだけなのです。創は害を与えずに,適切な治癒環境においてあげれば特別な薬を与えなくともおのずから治るのです。

文献■
1) 本田耕一:褥瘡に対する陰圧閉鎖療法.TIMEの視点による褥瘡ケア.創床環境調整理論に基づくアプローチ(大浦武彦,田中マキ子 編集),157-167,学習研究社,東京,2004.
2) 大浦武彦(監),宮地良樹,他(編):褥瘡状態評価法 DESIGN のつけ方,使い方.照林社,東京,2003.

第 5 章　ラップ療法のQ＆A

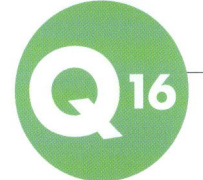

Q16　ラップ療法は肉芽の上がりは早いが，表皮化が遅いと聞いたことがありますが？

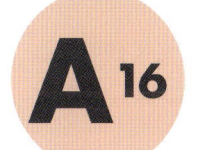

A16　ラップ療法は，表皮形成に理想的な治療法です。

「最後の詰め（表皮化）が弱い―これがラップ療法の限界なので，適当な時期に早めにモダンドレッシング（ハイドロコロイドやポリウレタンフォーム）に変更するべきではないでしょうか？」

　ラップ療法を発表してから，このような意見を頂戴することが少なくありません。しかしこれは根拠のない認識です。フィルムドレッシングの派生商品であるハイドロサイト®や，ハイドロコロイド類の表皮形成に関する効果は，フィルムドレッシング（オプサイト®など）と十分比較検討されていません。ですから，モダンドレッシングがフィルムドレッシングよりも表皮形成促進に優れているというエビデンスはありません。モダンドレッシングは，軟膏ガーゼと比較検討され，その優越性が認められていますが，ラップ療法と比べての優越性ではありません。モダンドレッシングで治療した場合，肉芽形成は比較的早いが，表皮形成が困難であることを，複数の専門家が率直に語っています。表皮形成に関して，商用ドレッシングが優れているという仮説を支持するエビデンスが乏しいのに，なぜラップ療法は，肉芽の上がりは早いが，表皮化が遅いといわれることがあるのでしょうか。それを解く鍵は，症例選択のバイアスにあります。重症かつ低栄養の症例で，困り果てたあげく最後の手段としてラップ療法を始める方が少なくありません。すると，何カ月もかかって治療している間にさらに低栄養になり，治療の限界に達します。それをラップ療法の限界と解釈しているのではないでしょうか。常に「症例選択のバイアスをしていないか」と自問しましょう。

　ラップ療法は軽症例から始めてください。

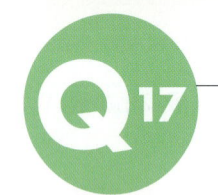

Q17 「ラップ療法をはじめたら,自然に褥創の発生が減りました」という報告は本当ですか？

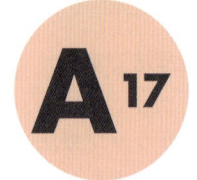

A17 ラップ療法では,創を自然の状態で正しく観察することができ,結果的にケアの技術が向上し,褥創の発生が減少します。

　従来の治療法では,消毒薬や外用薬を塗ったり,創を綿球でこすったり,皮膚を切除したり,不透明なドレッシング材を貼ったりしていたので,創を自然の状態で正しく観察することができませんでした。そのため,そうした行為が実は創傷治癒を妨げるような行為であるということを自覚することができなかったのです。創を水で洗浄して透明なフィルムドレッシングを貼る以外,余分なものを貼らない,施さないラップ療法を行うと,褥創の自然な治癒過程が目に見えます。どうやって褥創が治っていくのか,どのような状態であれば治癒へと向かっているのか,あるいは悪化へと向かっているのかが目で理解できるようになり,創を見る目を養うことができます。厚いドレッシング材を使用したために起こる除圧の失敗が,実は皮膚のびらん（医原性のⅡ度褥創）をつくっていたのだ,ということもわかるようになります。反対に褥創にとって本当によいケアをすると,よい肉芽が形成されてくるということも理解できます。フィードバック効果です。よってラップ療法を行うと結果的に褥創ケアの技術が向上し,褥創の発生が減少するということにつながっているのです。

第5章　ラップ療法のQ&A

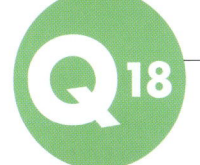

Q18 酸性水による創の洗浄についてどう考えていますか。

A18 酸性水には賛成でも反対でもありません。

　　　　酸性水で創を洗うと，消毒していたときに比べ，見違えるようにきれいになり，感染することが少なくなくなります。そのため創部を酸性水で消毒できる，あるいは酸性水による創部消毒により感染予防ができる，と考えられがちですが実は，酸性水で消毒（したつもり）≒水道水で洗ったことと同じなのです。水道水を滅菌するために，さらしこ（次亜塩素酸ナトリウム）が加えられていることをご存知ですか。酸性水製造装置は，食塩水を分解して用いて次亜塩素酸を生成します。

　食塩水　　$NaCl \Leftrightarrow Na^+ + Cl^-$
　陽極反応：$2Cl^- \Rightarrow Cl_2 + 2e^-$
　陰極反応：$2H_2O + 2e^- \Rightarrow H_2 + 2OH^-$
　溶液反応：$Cl_2 + 2OH^- \Rightarrow ClO^-$（次亜塩素酸イオン）$+ Cl^- + H_2O$
　次亜塩素酸ナトリウム：$NaClO$
　次亜塩素酸ナトリウム（次亜塩素酸イオン）には強力な酸化作用があり，殺菌力を及ぼします。

　次亜塩素酸ナトリウム（さらしこ）は，飲み水の消毒（滅菌）にすぐれた薬品です。そのためプール水の消毒にも使われています。ところが学校のプールに多数の人間が入った後は，次亜塩素酸濃度が低下してしまいます。人間が放出した有機物（汗，垢など）に次亜塩素酸が吸着されて失活したためです。また，日光により分解されることも無視できません。プールにさらしこのかたまりを毎日投げ込むのはそのためです。
　同じことが，創部での酸性水の使用でもいえます。
　酸性水・強酸性水が，創の表面に接触すると，組織間液の緩衝作用により，限りなくpH7.4（弱アルカリ性）に近づくと予想されます。

それだけではありません。次亜塩素酸は，ただちに生体の蛋白に吸着されます。濃度が薄いため，それこそ瞬時の出来事でしょう。酸性水・強酸性水の殺菌作用に関する実験は，試験管内の，しかも蛋白のない状態で行われており，生体創面での殺菌作用を証明したものではありません。

　酸性水は消毒薬の代わりに外傷，褥創，胃ろうや腹膜透析カテーテルなどの出口消毒に使われ，感染発生が減少したと報告されています。報告者は「酸性水は生体に害のない消毒薬」と結論していますが，水道水を代用しても同様の結果が得られるでしょう。実は酸性水≒水道水なのです。酸性水≒水道水と読み替えると，この報告からもう一つの立派なエビデンスが生まれます。それは消毒薬の細胞毒性という結論です。酸性水を使った場合，消毒薬を使わないので創が傷害されない→創感染がなくなり，創の治りが良くなったということなのです（→16頁「1．消毒とガーゼの常識非常識」参照）。

第 5 章　ラップ療法の Q & A

Q19 初めてラップ療法を試みる場合に注意する点を教えてください。

A19 はじめのうちは，他人任せにしないで毎日処置をしながら観察してください。

　ラップ療法中，浸出液が多くみられても慌てないでください。そして消毒剤を使いたくなる誘惑に負けないでください。
　尿もれが多くやむを得ず「尿とりパッド」を使用する際は，仙骨部や創を圧迫しないように十分注意することが必要です。
　また紙おむつの2枚重ねはできるだけ避けてください。このようにすると褥創が予防できると思っている方がいるようですが，事実はその反対で，紙おむつの圧迫により，あっという間に褥創ができてしまいます。

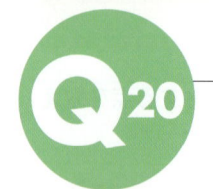

Q20 ラップ療法にはエビデンスがないという声も聞いたことがありますが？

A20 エビデンスはあなたの目の前にあります。それはEBMに対する誤解から生じる批判です。

　　　　　　1998年以来ラップ療法に関する多くの臨床研究が，学会発表や論文の形で公表されています[1)～3)]。日本創傷治癒学会（2004年金沢市）において，大西山大氏は，褥創患者40例56部位（NPUAP Ⅱ，Ⅲ，Ⅳ度）をラップ療法で治療し，ほぼ全例が改善または治癒したと報告しています[4)]。水原章浩氏は，市販の被覆材料（デュオアクティブET®，ハイドロサイト®等）と食品用ラップによる治療を比較検討し（各治療群15例），両群ともに治療効果が認められたことを報告し，ラップ療法の経済性と簡便さを強調しています[5)]。大西山大氏のヘアレスマウスを用いた基礎研究も特筆すべきものです[6)]。学会や研究会での発表は毎年増え，2004年日本褥瘡学会学術集会（札幌）におけるラップ療法関連演題は20を超えました。ラップ療法は，公表されているだけで100を超える医療機関で実施されています（2005年6月現在）。

　本書巻末特別寄稿をお読みください。多くの方々がラップ療法の治療効果を熱く証言しています。

■ラップ療法に関する論文（抜粋）

1) Toriyabe S, Saito H, Sakurai K：Use of a food wrap as a dressing material. Advances in Wound Care. October, 405-406, 1999.
2) 鳥谷部俊一，末丸修三：食品包装用フィルムを用いるⅢ～Ⅳ度褥瘡治療の試み．日本医師会雑誌，123（10）：1605-1611，2000.
3) 岡村進介，卜部さとみ，久富美代子，岩崎貴己子，坂本昌士：褥瘡に対するラップ療法の治療効果と医療経済効果．日本褥瘡学会誌，4(3)：427-430，2002.
4) 大西山大：褥瘡治療における食品包装用ラップフィルム利用の検討．第34回日本創傷治癒学会（金沢市），SⅣ-4，p42，2004.
5) 水原章浩：ラップ療法による褥瘡治療．第34回日本創傷治癒学会（金沢市），SⅣ-4，p41，2004.
6) 大西山大，塩竈和也，下村龍一，稲田健一，堤　寛：創傷モデル（HR-

1型ヘアレスマウス）を用いた褥瘡治療，ラップ療法の全層皮膚欠損創に対する効果．第34回日本創傷治癒学会（金沢市），一般演題5, p47, 2004.

EBMとラップ療法

EBM：Evidence-Based Medicine 根拠（証拠）に基づいた医療。

EBMの時代にあって，「エビデンス」という言葉は「無作為臨床試験（RCT）」と同義に使われることが少なくありません。また，EBMはガイドライン医療と同義に使われることが少なくありません。EBMの大御所Sackett氏は，EBMに関する誤った言説に警鐘を鳴らすため，次の論文を発表しました。

EBMと称して語られていることの嘘とホント

①EBMとは，個々の患者の治療の意思決定をする際に，その時点で得られる最良のエビデンスを，誠実，明快かつ賢明に利用することである。

②EBMは，無作為臨床試験（RCT）やメタアナリシスに限定されない。

③EBMには，われわれの臨床的問題に答える最善の外的エビデンス（臨床所見など）を求めることが含まれる。

④必要なエビデンスは遺伝子学や免疫学のような基礎医学から得られることがしばしばである。

⑤RCTやメタアナリシスはある治療が有効であることを判断するゴールドスタンダードになり得るが……しかしながら治療に関するある種の問題，たとえば有効な医療行為であってそれ以外の方法では致死的な場合や，治験を待つことができない場合は，RCTを必要としない。

⑥そして，われわれの患者の苦悩に対するRCTが未実施ならば，次善の外的エビデンスに従った試みを行うのだ。

（Sackett DL, et al：Evidence-Based Medicine：What it is and what it isn't, 1996より筆者一部訳）

まるで当たり前のことばかり書かれているではありませんか。
Sackettの主張を用いて褥創治療におけるEBMを考えてみましょう。

①EBMは，目の前にある一人の患者の治療を選択するための考え方，方法論であって，ガイドラインとか画一的な治療指針とは別物なのです。

②そもそもRCTはすべてではありません。薬の臨床治験を例に説明します。

2種類の高血圧治療薬A，Bがあるとします。どちらも同じように血圧を下げることがわかっています。A群，B群それぞれ1万人の高血圧症患者を対象にした無作為臨床試験（RCT）が実施されました。BがAよりも有益である（高血圧合併症による死亡が少なかった）という結果が出たとします。その後，Aを服用した患者のほうが，まったく薬を飲まない患者よりも死亡率が高いことが判明したとします。すなわちA薬は，クスリというよりはドクということです。B薬は，ドクと比較されて有用とのエビデンスが出たことになってしまいます。RCTでエビデンスがあるといわれ，大々的に宣伝されたB薬の有効性には大きな疑問符がつきます。

褥創の治療薬やドレッシングの多くはユーパスタ®と比較検討（RCT）されてきました。ユーパスタ®の再評価が行われれば，これまでRCTで「エビデンスあり」とされている治療薬やドレッシングの見直しも日程に上ってくるでしょう。

③ラップ療法で治療した創の臨床所見は，治療の正しさを証言します。

④ラップ療法による治療は，病態生理学により明快に説明できます。

⑤高血圧治療薬などのRCTは，偽薬（外形は薬そっくりだが実薬が入っていない）を対照に行うことが望ましいとされていますが，「くじ引きで決められた患者には薬が与えられない」という倫理的課題があり，実施困難なことが少なくありません。褥創の治療薬やドレッシングの場合はどうでしょうか。対照群に「乾いたガーゼを当てるだけ」では倫理的な問題がありますし，有害であることは自明ですから，ほかのどんな治療法も，比較すれば「有用」になります。「ドクでもクスリでもない，水のような治療法」ならば，対照として最適です。それはラップ療法です。褥創の治療薬やドレッシングの再評価にはラップ療法を対照にすることを提案します。

⑥RCTは，Ⅱ度褥創あるいは，壊死組織が除去されたⅢ度褥創を対象に行われてきました。感染や壊死組織のある「難しい褥創」の治療

第5章　ラップ療法のQ&A

に使えるエビデンス（RCT）は存在しません。「やさしい褥創」に有効な治療法が「難しい褥創」にも有効であるというエビデンスはありません。「次善の外的エビデンス」は，「難しい褥創」をラップ療法で治療することにより，あなたの目の前に現れます。

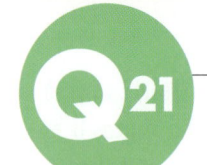

Q21 褥創のガイドラインができたらラップ療法は禁止？

A21 ガイドラインがラップ療法を排除(禁止)してもラップ療法はできます。

　　　　　ガイドラインは法律ではありません。
　ある学会が，ガイドラインを作成し，ガイドラインに従わない治療（ラップ療法）は標準的な治療法ではないので禁止したと仮定します。学会の「禁止」には法律上の根拠がないものの，「ガイドラインに従わない治療（ラップ療法）で悪い結果がでたら裁判で負けますよ」ぐらいのことは言われるかもしれません。療養担当規則に照らし合わせて，「ラップ療法は『特殊な療法または新しい療法』だから保健医療機関では禁止されている」[1]と言われ，ラップ療法を行うことを躊躇されるかもしれません。「褥瘡治療は医療行為。ナースは患者に安全を保障できない方法（ラップ療法）に"NO"ということが必要」[2]と職場放棄のようなことを呼びかける看護系教授までいらっしゃるので，医師と患者がラップ療法をやりたいと思っても，断念せざるを得ないかもしれません。
　しかし，皮膚科領域では湿疹の治療に「サランラップ®を用いたODT」が30年前より行われてきましたし，標準的な教科書にもこの商品名が記載されています。日本褥瘡学会評議員である石川治群馬大学皮膚科学教授は，「プラスチックフィルム＝食品用ラップ」を褥創の治療に用いています[3]。ガイドラインの中に「医療用品として認められていない材料の使用の禁止」を書き入れたら，学会として日本皮膚科学会にもラップ禁止の申し入れをするのでしょうか。
　そもそもガイドラインの目的はどこにあるのでしょうか。「より良い医療を提供し，国民の利益に資する」ことが目的ではないのでしょうか。

ガイドラインは危険な賭け
　斉尾氏の「ガイドラインの有責性（医療事故被害者・主治医の論理）」論には拝聴すべきものがあります（→302頁参照）。ガイドラインを

根拠に特定の治療法が強制され，ほかの治療法（ラップ療法）が受けられなかったとします。後日，ほかの治療法（ラップ療法）が正しかったということになったら，ガイドライン作成者は裁判の被告席に列せられる可能性があります。「ガイドラインに従わない治療（ラップ療法）で悪い結果がでたら裁判で負けますよ」などといっている場合ではないはずです。

文献■
1) 保険医療機関及び保険医療養担当規則（昭和三十二年四月三十日）（厚生省令第十五号）
   （特殊療法等の禁止）第十八条　保険医は，特殊な療法又は新しい療法等については，厚生労働大臣の定めるもののほか行ってはならない。ただし，特定承認保険医療機関において行う第五条の二第二項に規定する厚生労働大臣の承認を受けた療養については，この限りでない。
2) 徳永恵子：ラップ療法「私はこう思う」．エキスパートナース，21(2)：110-111, 2005.
3) 石川　治：治療ガイドラインを見据えた褥瘡治療の流れ．第7回　肉芽形成を促す治療法．エキスパートナース，21(2)：96-99（図5），2005.

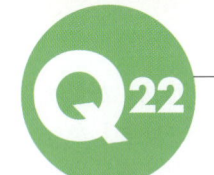

Q22 ヘルパーが褥創の処置をしてもいいの？

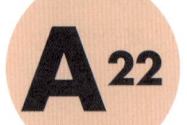

A22 ラップ療法に限り，交換はヘルパーでも，家族でもできます。

　　　　主治医が在宅患者さん（家族）の同意のもとで，仙骨部Ⅲ度の褥創に対し「穴あきポリエチレン＋紙おむつ」による治療を指示したと仮定します。

　①主治医が往診して，「穴あきポリエチレン＋紙おむつ」を交換した。これは褥創の診断および治療，処置です。

　②訪問看護師が訪問して，「穴あきポリエチレン＋紙おむつを交換した。これは褥創の看護と処置です。

　③ヘルパーが訪問して，「穴あきポリエチレン＋紙おむつ」を交換した。これは褥創の発生予防とケアです。

　④患者さん（家族）が，「穴あきポリエチレン＋紙おむつ」を交換した。これは褥創の処置です。

　介護保険のケアプランには①②③を区別して書いておきます。

　②と③はどこが違うのでしょう？　解説します。

　②訪問看護師は，おむつをあけた時に創が汚れているのに気がつき，創を水洗いして，「穴あきポリエチレン＋紙おむつ」を交換します。これは褥創の看護と処置です。感染の徴候に気がついたら，主治医に報告します。これは看護診断です。

　③ヘルパーは，おむつをあけた時にお尻が汚れているのに気がつき，お尻を水洗いして，「穴あきポリエチレン＋紙おむつ」を交換します。これはおむつ交換です。穴あきポリエチレンは，創周囲の皮膚に新たな褥創ができないように貼りました。おむつを当てたときは穴あきポリエチレンは皮膚に接触していますが，陥没した創には接触していません。これは処置ではなく，褥創の発生予防とケアです。

　一見同じような行為をしていますが，それぞれの専門性によって内容が異なるという解釈です。医師が往診先でお話を聞いて帰ったら「診察」で，看護師が同じようにお話を聞いて帰ったら「訪問看護」です。消毒して軟膏ガーゼ処置をすれば「処置」ですが，「穴あきポリエチレ

ン袋＋紙おむつ」を交換すれば，限りなくケアに近づきます。現実に合わせた解釈をしていただきたいものです。

　十分な訓練をすれば，医療行為の一部を医療従事者ではない方に「権限委譲」すべきであるという新しい考え方も出てきています。「ALS患者の吸痰行為をはじめ，同じ（医療）行為が家族には許されてヘルパーに許されないというのは，介護の現実にそぐわない」という議論です。職域間の縄張り争いをいつまでも続けていけば，介護・医療の社会的資源が早晩枯渇してしまうことでしょう。国民的議論を進めていくべき課題と考えます。

　中国のことわざにもあるように「政策があれば対策がある」なのです。

おわりにかえて

　読者の皆さんは,「褥創治療における開放性ウエットドレッシング療法（OWT）」という副題を読んで,ピンとこなかったかもしれません。でも,「ラップ療法」と聞けば,「ああ,サ○ンラップを貼って治療する方法だよね」と思って,本書を手にとって下さったのではないかと思います。1枚のラップを治療に苦渋していた褥創に貼ってみたことが,ラップ療法の始まりでした。創がみるみるうちに治っていくという経験から,試行錯誤を重ねラップによる褥創の治療理論や治療法を導き出していく過程で,それまでの褥創治療の常識に異を唱え,覆す必要がありました。「ラップ療法」を本にしたいという企画が持ち込まれたとき（2004年1月）には,ラップ療法はまだ,単にラップを貼るだけの治療法に過ぎませんでした。それから執筆を進めている間に,ラップ療法は「日本発の新しい褥創治療理論」や「新ドレッシング分類」を生み出す「開放性ウエットドレッシング療法」へと進化していったのです。たった1枚のラップが,褥創治療におけるパラダイムシフトを引き起こしました。

　ラップ療法から進化した「開放性ウエットドレッシング療法（OWT）」についての,現時点における筆者の考えについて,次頁よりまとめていますが,現時点では,仮説・予想の域を超えないものが少なくありません。学問は生き物です。そして人類の共有財産です。開放性ウエットドレッシング療法は,いまやっと誕生したばかりです。この「日本発の新しい治療理論」を読者の皆様の手で大きく育て,世界に発信していけることを願っております。

鳥谷部俊一
（2005年8月,松本にて）

開放性ウエットドレッシング療法のまとめ

◆ODTは時代遅れの治療法

　従来，閉鎖性ドレッシング療法（ODT）とウエットドレッシング療法は同義語として用いられてきました。「創を閉鎖すると創がウエット（湿潤）になり，創治癒が促進される」という考え方です。それに対し，「開放性ウエットドレッシング療法（OWT）」とは「創を閉鎖しなくとも創をウエット（湿潤）にできる」という逆転の発想に基づく新しい治療概念です。OWTは創を閉鎖しないのが特徴です。創を閉鎖しないことにより，感染，壊死組織，ポケットのある創も容易に治療できるようになりました。

創を閉鎖するから感染が起きる

　食品用ラップで褥創を治療しているうちに，創を閉鎖するから感染が起きることに気がつきました。OWTの利点は創を閉鎖しなくとも創をウエット（湿潤）にできることです。褥創の原因は圧迫であり，原因を取り除くことが治療の第一歩ですが，現実には創を完全に免荷することはできません。商用ウエットドレッシング（ポリウレタンフォーム，ハイドロコロイドなど）による創の閉鎖は，外傷では不完全閉鎖＝半閉鎖であるのに対し，褥創では体圧が加わって完全閉鎖になります。完全閉鎖状態は浸出液や膿を創に閉じ込めて感染を誘発している可能性があります。商用ウエットドレッシングは，体圧が加わると創を圧迫して創傷治癒を阻害する可能性があります。厚みのあるドレッシングは創を圧迫，研磨して二次損傷を生じます。ハイドロコロイドは粘着力が強いため，ずり応力を皮膚に加える結果，創を損傷あるいは栄養血管（穿通枝）を閉鎖して深い褥創をつくっている可能性があります。

難しい創も易しい創もウエットドレッシングで治療できる

　褥創の治療においては，難しい創（壊死組織や感染のある創）にはウエットドレッシングは禁忌とされ，易しい創（壊死組織や感染のない創）になってはじめて適応があるというのが通説です。それに対し，難しい創も易しい創もウエットドレッシングで治療できることを実証したのがOWTです。

表1■ドレッシングの4分類（鳥谷部）

	ウエットドレッシング	ドライドレッシング
開放性	開放性ウエットドレッシング プラスチックフィルム（ポリ塩化ビニリデン，ポリウレタン，穴あきポリエチレンフィルム） プラスチックフィルム貼付紙おむつ 持続陰圧閉鎖療法（V.A.C)	開放性ドライドレッシング 乾燥ガーゼ
閉鎖性	閉鎖性ウエットドレッシング ポリウレタンフォーム ハイドロコロイド ガーゼ＋油性軟膏（ワセリン，ゲーベン®クリームなど）	閉鎖性ドライドレッシング ガーゼ＋吸水性外用剤（ユーパスタ®，カデックス®，マクロゴール基剤軟膏など）

◆ドレッシングの新しい分類（鳥谷部）（表1）

　ドレッシングとは，創を覆う人工物です。ガーゼ，軟膏類，プラスチックフィルム（粘着性，非粘着性，ポリ塩化ビニリデン），ポリウレタンフォーム，ハイドロコロイド，紙おむつ類と，それらを組み合わせたものです。

　創を湿潤環境に保つ治療法は閉鎖性ドレッシング Occlusive Dressing Therapy（ODT）あるいはウエットドレッシング療法 Wet Dressing Therapy とよばれ，両者はほとんど区別されずに用いられてきましたが，閉鎖とウエットは独立した概念です。創傷治癒に必要な条件はウエットであって閉鎖ではないということです。感染制御と創の修復の観点からは，創を閉鎖しないで治療したほうがよいといえます。

　①開放性とは，浸出液が自由に創外に排出されている状態をいいます。粘着性のないプラスチックフィルムは，体圧が加わっても隙間から浸出液がドレナージされるので開放性です。開放創は感染制御上有利であるのは経験則です。したがって持続陰圧閉鎖療法（V. A. C.）は，創を持続ドレナージし，かつウエットに保つ，開放性ウエットドレッシング療法といえます。

　②閉鎖性とは，浸出液が創内に閉じ込められ排出（ドレナージ）が妨げられている状態をいいます。たとえ吸収能のあるドレッシング（ガーゼを含む）であっても，ドレッシングが浸出液で膨張して，そこに体圧が加わって創を閉鎖すれば閉鎖状態になります。閉鎖創は感染制御上不利です。

③ウエットとは,創が等浸透圧環境にあることをいいます。商用ドレッシングの多くやプラスチックフィルムはウェットドレッシングです。

④ドライとは,創が高浸透圧環境にあることをいいます。乾燥ガーゼやユーパスタ®やカデックス®軟膏は,浸出液を吸着して創をドライにします。ただし,浸出液の多い創に貼付したガーゼは創をウエットにします。

◆OWTとは

OWTの定義

開放性ウエットドレッシング療法 Open Wet-dressing Therapy

プラスチックフィルム(ポリウレタン,ポリ塩化ビニリデン,穴あきポリエチレンフィルム)を①創に貼り付けるか,②紙おむつに貼り付けて治療する方法です。

ウエットドレッシングによる創傷治療です。閉鎖療法(ODT)ではありません。

OWTの実際

①創とその周囲を温水で洗浄し,ⅰ)ⅱ)のいずれかの処置をします。フィルムは大きめに切って使います。プラスチックフィルムは創にゆるやかに接触し,創を保護します。

ⅰ)プラスチックフィルム(ポリウレタン,ポリ塩化ビニリデン,穴あきポリエチレン)を創に貼付

ⅱ)プラスチックフィルム貼付紙おむつを着用

②壊死組織は適宜切除し,浸出液や膿のドレナージを妨げないようにします。残りの壊死組織は自己融解させます。外用薬やガーゼは使用しません。感染創に対し抗生剤の全身投与を3~5日間行います。消毒薬や抗菌薬の局所投与はしません。壊死組織が乾燥硬化している場合はワセリン(プラスチベース®など)を塗り,OWTで処置します。数日経過すると壊死組織が軟らかくなりますので,適宜切除します。

OWTの適応

すべての褥創を,急性期から治癒まで同じ方法で治療します。感染創,骨膜に達する創,壊死組織のある創,深いポケットのある創も同じ治療法です。

OWTで使用するドレッシング
　①プラスチックフィルム：粘着性のあるフィルム（オプサイト®など）と，粘着性のないフィルム（いわゆるラップと同じポリ塩化ビニリデン，穴あきポリエチレンフィルム）があります。褥創の治療には粘着性のないフィルムのほうが多くの点で有利です。
　②穴あきポリエチレン袋入り紙おむつ：台所水切袋に小さく切った紙おむつを入れました。
　②はラップ療法の進化した方法です。紙おむつは吸収性にすぐれますが，創を乾燥させたり，創に固着して損傷するといった問題があります。「穴あきポリエチレン袋入り紙おむつ」は，創をウエットに保つと同時にドレナージをします。加えてドレッシングをテープなどで皮膚に固定しないため，蒸れや表皮剥離がありません。

OWTの特徴
　①感染，壊死組織の有無を問わず，上皮化に至るまで一貫して同じ方法で治療できる。
　②治療効果が誰にでも評価できる。
　③感染合併の可能性が低い。
　④痛みが少ない。
　⑤治療効果がすぐあらわれる。
　⑥短時間（3分）で処置できる。
　⑦だれでも簡単に処置ができる。
　⑧高価な治療材料を要しない。
　⑨高機能エアマットを併用すると，体位変換を必要としない。
　⑩終末期の患者で栄養状態が不良な場合でも創の状態を改善でき，褥創との共存が可能である。

OWTを初めて試みる場合の注意
　①軽症例を選んで治療する。
　②感染例，壊死組織のある例は避ける。
　③医療用フィルム（オプサイト®・テガダーム®など）を使う。
　④治療に習熟してから，より重症な症例に応用する。
　⑤治療効果に確信がもてるようになったら，汎用品（食品用ラップ，穴あきポリエチレン袋）を使用する。

【特別寄稿】ラップ療法をもっと知るために

褥瘡なんて怖くない	櫻田俊郎	236
私とラップ療法	佐々木潔子	238
HR－1型ヘアレスマウスを用いたラップ療法の全層皮膚欠損創に対する効果	大西山大	240
ラップ療法との出会い―ラップ療法で褥創が劇的に治った	藤後光代, 田畑みや	245
褥創から始める新しい創傷治療	恩田啓二	261
ラップ療法―外科医の立場から	武内謙輔	265
私とラップ療法―整形外科医の立場から	山下倫徳	269
ラップ療法を実践して	財津由紀子	273
総合診療とラップ療法	鈴木將玄	275
褥創に母乳パッド	李 由紀	278
ラップ療法と遠隔医療	松尾美由起	280
救急救命センターにおける褥創対策	冨岡正雄	284
在宅療法は,ラップ療法だ	中野一司	287
在宅看護における褥創ケアとラップ療法	小林奈美, 植屋明代	290
関西でのラップ療法普及の手ごたえ	小川淳宏	294
ラップ療法は患者さんにとって最良の治療である	上條裕美	297
ラップ療法との出会い	室岡雅子	300
鳥谷部・夏井理論再考―EBMのニュー・フロンティア	斉尾武郎	302
ラップ療法こそが最善の褥瘡治療である	夏井 睦	307

褥瘡なんて怖くない

山形市立病院済生館名誉館長
櫻田俊郎

ラップ療法と私との出会い

　1997年に山形市において第36回全国自治体病院学会の会長を務めた際に，出来上がったプログラムを見ていると，出身医局の後輩である鳥谷部俊一鹿島台町国保病院内科医長の「食品包装用フィルム（サランラップ）とタンパク分解酵素含有軟膏（エレース）を用いた褥瘡の治療」の一題が目にとまった。自分自身難治性の褥瘡に苦しむ患者さんにたびたび接していたからである。

　主催者として忙しい時間を割いて氏の発表を拝聴した。消毒剤や抗生剤の使用，外科的手術などを行わずに，市販の材料という方法で奇跡的ともいえる治療効果を上げていることに驚嘆し，会場で会った氏に「興味ある発表をしていただいてありがとう」と謝意を表したが，氏によればこの学会でラップ療法が世にデビューしたとのことであった。

　3年後，日本医師会雑誌にその治療の詳細が「ラップ療法」と名付けられて発表された（123号：1605-1611，2000）

　一方，その頃に夏井睦博士を東北大学から招いて山形市立病院済生館内に形成外科を新設した。夏井氏が声を大にして提唱する「傷を消毒せずに，ガーゼではなく被覆材をあてる」との考え方は鳥谷部博士と共通する治療方針と思い，たずねてみると，両氏は互いに連絡を取りあっているとのことであった。

介護老人施設とラップ療法

　2001年に済生館を定年退職した私は医療法人社団悠愛会の介護老

人施設ならびにクリニック・メルヘンにて第二の仕事に就くことになった。その施設には巨大な褥瘡をもつ入所者が何人もおり，同様の老人が次々と入所してくることに驚いた。ガーゼ交換時の痛さに顔をゆがめるだけで声も出せない状態のお年寄りを目のあたりにして，鳥谷部博士のラップ療法を思い出した。

そこで，大島扶美理事長に氏の論文を供覧したところ，早急に実施してみようということになった。方法は，理事長の発案で浸出液による治療効果を期待して不織布テープの代わりに，市販のビニールテープを使用した以外は鳥谷部原法どおりである。ラップを用いる治療および研究発表に同意を得られた平均介護度 4.1，平均 83 歳の入所者の 51 カ所の褥瘡を対象とした。

ビニールテープでラップを固定するために，浸出液が多く貯留するときには 1 日最大 4 回交換した。また，黒色痂皮に，プラスチベース軟膏を塗布して浸軟させ，軟化した痂皮をデブリドマンした。

最長 24 週間観察した治療結果は驚くべきもので，39 カ所が完治した。最短は I 度の 4 日，最長は IV 度の 15 週であった。改善が一進一退した 3 カ所は，痴呆による介護拒否や全身状態悪化によるものである。また，残りの褥瘡も，転院・退所・転所例を除いて経過観察できた例は，期間を要したもののすべて完治し，施設内の褥瘡による悪臭の問題も解決した。

この結果を，大島理事長が 2001 年福岡市における第 13 回全国介護老人保健施設大会の最終演題で発表したところ大きな反響を呼び，発表後の質問が集中して帰りの飛行機に乗り遅れるのではないかとやきもきしたほどであった。そしてその年度の優秀演題の一つに選ばれた。

ラップ療法は，患者さんへの苦痛なしの驚異的な治癒率を誇り，簡便，安全，廉価なことなど，患者さんへの福音となるとともに，増大する医療費の節約となるうえに，マルメで対応せざるを得ない医療機関や介護施設にとって誠にありがたい三位一体の治療方法であると信じ，江湖に広く推奨申し上げるとともに，現在同じ病院に勤務しながら新しい創傷治療を唱える 2 人の同窓の鳥谷部俊一，夏井睦両氏との縁に深い感慨を覚えるものである。

私とラップ療法

町立南郷病院　内科
佐々木潔子

私とラップ療法の出会い

　私とラップ療法との出会いは，週1回の非常勤医師として鹿島台町国保病院に勤務していたときに，内科医長の鳥谷部俊一先生にお会いしたことに始まる。胃ろう（PEG）はともかくとして，中心静脈栄養カテーテル（CV）まで刺入部位を消毒せずに水で洗いガーゼで拭き取る鳥谷部先生の手技に，以前は外科医を生業としていた身として目からうろこが落ちるような衝撃を受けた。夏井睦先生の「傷の消毒をしない治療」が広まる前のことであったし，その頃の私は，ピアニスト・形成外科医としての夏井睦先生しか知らなかった。

　その後私は，隣町の町立南郷病院に常勤するようになった。2002年春のことである。上司の玉手英一副院長は鳥谷部先生の出身医局の先輩でもあった。私たち3人は通勤仲間になった。毎朝仙台駅からJR東北本線に35分間乗車し鹿島台駅で降車する。鳥谷部先生はガードの手前で左に曲がって鹿島台町国保病院に徒歩で向かい，私と玉手副院長はガードをくぐった向こうの駐車場まで歩いてそこから自家用車で町立南郷病院に向かう。パーク・アンド・ライドである。帰りはその逆の経路を辿る。

　仙台駅から県北に向かう電車はいつも乗客が少なく，読書や仮眠にはうってつけの空間であった。3人を乗せた行き帰りの車内は貴重な情報交換の場となり，診療のアイデアが生まれる場になった。

　「褥瘡のラップ療法（日本医師会雑誌，2000年）」の論文別刷を読ませていただき，「傷を水で洗ってラップを貼る」着想は医局時代に手がけた細胞培養実験からのアイデアであることを伺った。この研究が広く世の中に知られるためには次のステップとしてケースコントロール

ラップ療法のデビューにかかわって

　3人組の通勤を始めてまもなく，鳥谷部先生は「看護技術（メヂカルフレンド社，2002年8月号）」から執筆依頼があったと言った。「これからの治療法」として6ページほどのカラー特集を組む企画で，ラップ療法がやっと陽の目を見る日が来たのだ。私と玉手副院長は，鳥谷部先生の初稿を回し読みするはめになった。

　私は，これは重要な転機になると確信した。手を抜いてはいけないと3人でアイデアを出し合った。書き出しの「ラップ療法事始」のキャッチコピーは玉手副院長の発案である。数カ月前まで大学の研究室で論文作成に関わっていた私は「ナースにも読みやすい文章」「ドクターには理論的に説得するための引用文献を」「要点を押さえて簡潔に」「興味をもった読者のためにホームページのアドレスを入れるのがよい」などと提案し，校正刷りに赤ペンまで入れさせてもらった。「ラップ療法を日本に広めるためには…」と，田園地帯を駆け抜ける電車の中で3人して熱く語り合った。

　ラップ療法の論文を掲載した「看護技術8月号」は好評を博し，発売後間もなく完売になった。これがきっかけとなりラップ療法が多くの施設で追試され，学会・研究会で相次いで報告されるようになったのはご存知のとおりである。鳥谷部先生は論文執筆，講演，テレビ出演で急に忙しくなり，このような活動こそ公務員の本来の在り方だと（私は）本心から思っていたところだったが，鳥谷部先生は請われて遠く長野県の病院に行ってしまった。通勤仲間の研究会は自然解散した。

　このたび褥創のラップ療法を書籍にまとめられたことを，かつての通勤仲間・同僚としてお祝い申し上げるとともに，鳥谷部先生のさらなるご発展をお祈りしたい。

HR-1型ヘアレスマウス[1]を用いたラップ療法の全層皮膚欠損創に対する効果

医療法人福友会八田なみき病院　形成外科
大西　山大

1．創傷治療における食品包装用ラップフィルムの治癒効果

褥瘡の保存的治療法として臨床応用されているラップ療法を，創傷治癒モデルへ応用し，他剤との比較検討をしたので報告する。

方法：

マウス背部に2×2 cm，筋膜上までの全層皮膚欠損創を作製した。鳥谷部ら[2]の方法に従って，創部を水道水にて洗浄し，これを対照群（9匹）とした。処置回数は，1日1回を原則とした。

ラップ群（9匹），bFGF（basic fibroblast growth factor）群（9匹），PGE_1（prostagrandin E1）群（9匹）で実験を施行した。

各群で，1）治癒日数，2）肉眼的変化，3）病理組織所見，について比較検討した。統計学的有意差はt検定にて求めた。

結果：

治癒日数は，対照群とラップ群，対照群とPGE1群，および対照群とbFGF群との間でそれぞれ有意差を認めた（$p<0.05$）。ラップ群，PGE1群，bFGF群の間では有意差を認めなかった（図1）。

創面積は除々に小さくなっていき，上皮化開始時期（実験開始後4日目）と上皮化完了直前（10日目）にラップ群と対照群，PGE1群およびbFGF群との間では有意差がみられた（矢印 $p<0.05$）（図2）。組織所見については，すべての実験群で線維性肉芽組織の所見を呈していたが，病理組織学的に各実験群間で明らかな差はみられなかった。

結論:
ラップ療法は,創傷モデルを利用した今回の実験においても良好な治療効果が確認された。外用薬(プロスタンディン軟膏®, bFGF製剤)と同等の効果が観察された。

2. 褥瘡治療における食品包装用ラップフィルムの有用性

ラップ療法を用いた褥瘡治療を実践し,その有効性を検討した。
対象:
NPUAP (National Pressure Ulcer of Advisory Panel) の褥瘡分類[3] Ⅱ〜Ⅳ度の90例(32〜101歳,平均66.7歳)118部位の褥瘡治療に応用した。
方法:
創面を水道水で洗浄したのちに,食品用ラップで被覆し周囲を不織布テープで固定した。ラップから漏出した浸出液は,紙おむつや尿取りパッドで覆い吸収させた。交換時期は,1日1回の交換を基本とした。消毒薬や抗生剤入り軟膏は使用しなかった。

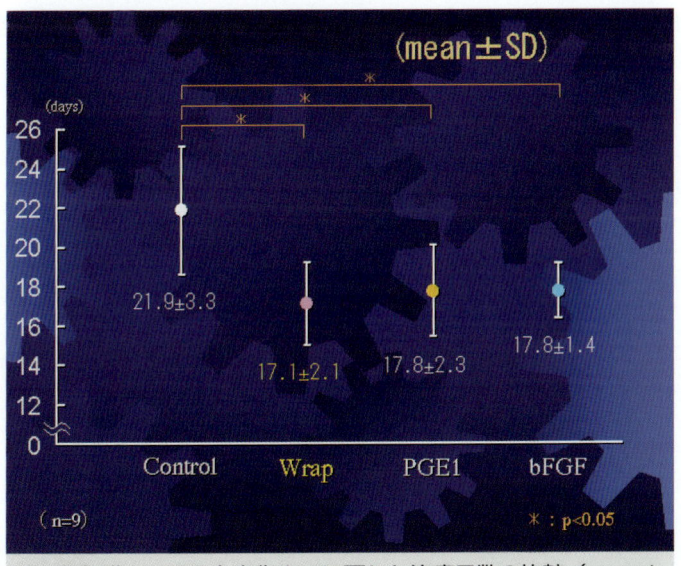

図1 ■ 各群における上皮化までに要した治癒日数の比較(mean±SD)

結果:

治療対象とした90例118部位に対して，上皮化率は，治療開始4週後に36部位，12週後に57部位，24週後に100部位，39週後には全部位で上皮化が完了した（図3）。

壊死組織が存在した40例59部位では，治療開始17週後には全部位で壊死組織が消失した（図4左）。

ポケット形成症例20例30部位では，治療開始8週目からポケットの閉鎖がみられ，24週後には全部位で閉鎖した（図4右）。

考察:

ラップ療法では，創傷治癒過程において，組織修復に関わる細胞が増殖し，肉芽組織の形成が進むことにより組織欠損が修復され，創が閉鎖されると推定される。浸出液中には，多核白血球，マクロファージ，線維芽細胞，上皮細胞などの細胞成分，免疫グロブリン，補体，蛋白分解酵素，サイトカインなどのactive substancesが含まれており，細菌感染の防御機構として働くとともに，壊死組織を融解して創内を洗浄化する機能を果たしていると考えられる[2)4)5)]。

結語:

ラップ療法の利点は次のようにまとめられる。

①創部の湿潤環境に寄与し，多核白血球，マクロファージが浸潤す

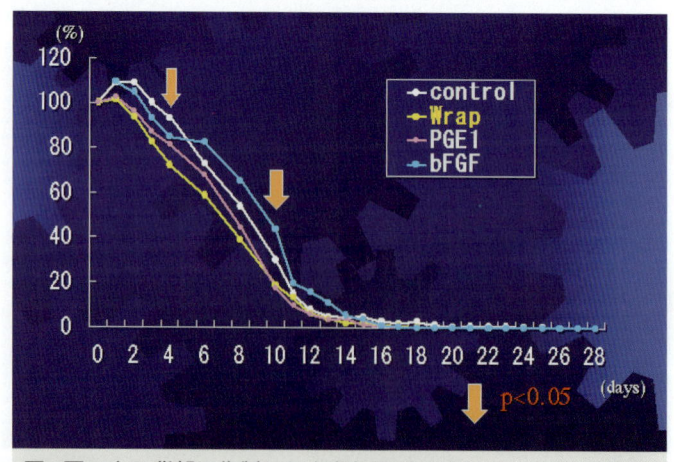

図2 ■マウス背部に作製した皮膚欠損創の各群における創面積の変化

る。このことが細菌感染の防御機構として働き，壊死組織を融解して創内を浄化し，治癒機転を促進させる。

②食品用ラップを不織布テープで皮膚に固定するため，浸出液がラップ内に貯留せず，周囲に漏出するためドレナージ効果が得られる。

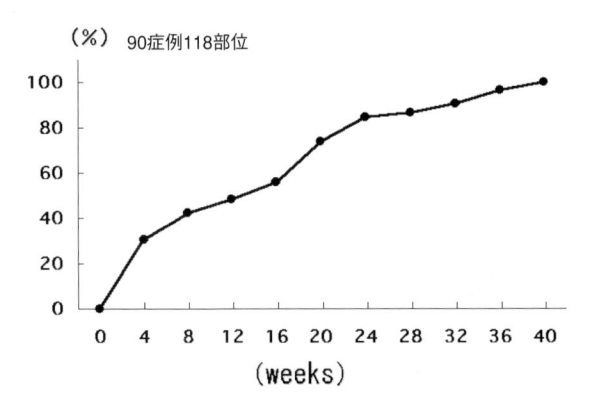

図3■ラップ療法後の上皮化率

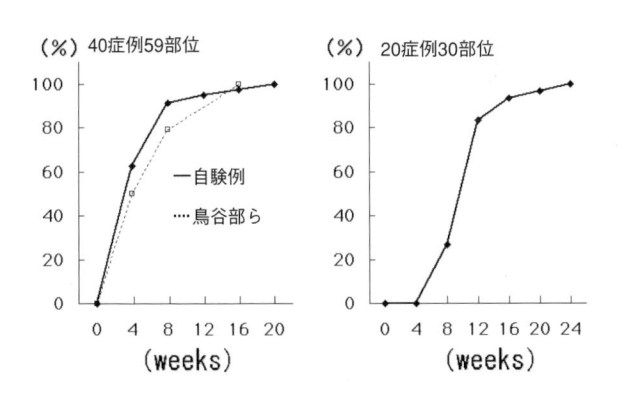

図4■壊死組織あるいはポケットを有する褥瘡に対するラップ療法の効果
（左）壊死組織の消失率　（右）ポケットの閉鎖率

③感染合併症例では，培養により菌を同定し，薬剤感受性に基づいて適切な抗生剤を全身投与することにより感染コントロールが可能である．

　④NPUAP分類Ⅲ度，Ⅳ度といった深い褥瘡治療にも有用であった．

　⑤費用対効果，手技の簡便さからも推奨される褥瘡治療法である．

　⑥ポケット形成症例や浸出液の多い症例においても利用可能であった．

■文献

1) 鵜飼　潤, 吉村陽子：冬虫夏草含有軟膏のマウス全層皮膚欠損創に対する効果-HR-1型マウスを用いて．藤田学園医学会誌，21：371-390, 2002.
2) 鳥谷部俊一, 末丸修三：食品包装用フィルムを用いるⅢ～Ⅳ度褥瘡治療の試み．日本医師会雑誌，123：1605-1611, 2000.
3) National pressure ulcer advisory panel：Pressure ulcers. incidence, economics, risk assessment：Consensus development conference statement. Decubitus, 2：24-28, 1989.
4) Bolton LL, van Rijswijk L：Occlusive dressings., Parish LC, Witkowski JA, Crissey JT eds, The decubitus ulcer in clinical practice, Springer-Verlag, Berlin and Heiderberg, 133-144, 1997.
5) Witkowski JA, Parish LC：Cutaneous ulcer therapy. Int J Dermatol, 25：420-426, 1986.

ラップ療法との出会い

ラップ療法で褥創が劇的に治った

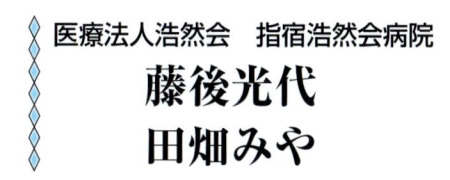

医療法人浩然会　指宿浩然会病院
藤後光代
田畑みや

はじめに

　当院は薩摩半島の南端,指宿市に位置し,一般病床27床,医療保険型療養病床52床,介護保険型療養病床59床を有するケアミックス型の内科系の病院である。

　入院患者様の平均年齢は約80歳で,療養病床では介護度4,5の患者様が8割を占める。

　看護ケアにおいて,褥創予防と治療に多くの労力を割かざるを得ないため,効率的・効果的な方法はないかと思案しているときに参加した研究会でラップ療法に出会った。

　発生後2年経過し,さまざまな方法で治療・ケアを行っても完治しない難治性の褥創をもつ患者様の治療に苦慮している時期で,帰院すると早速ラップ療法を取り入れた。6カ月余りで劇的に回復した事例を,ここで紹介する。

事例紹介

　患者：89歳,男性
　現病歴：脳梗塞を発症。左片麻痺が残る。発症から8年後に当院介護療養型医療施設入所。要介護度5
　経過：X年7月末に発生したときの褥創はDESIGNスケール7点

で，全身状態の悪化とともに徐々に褥創も悪化傾向を辿り，半年後には最高22点となった。

同年12月9日に実施したデブリドマンの後，創の深さがd2からD4と深くなり，約2年間，深さに変化がなくデブリドマンは効果的でなかった。

X+1年2月24日のデブリドマン施行後は肉芽が形成され，炎症が軽減されている（→256頁カラー写真③参照）。このことは，創の開放により，不十分だった洗浄が十分に行えるようになったこと，ポケット内に挿入する鑷子やガーゼ刺激が少なくなった結果，感染予防や薬剤の効果が得られやすくなったことが肉芽組織の形成を促したと考えた。しかし，創は拡大化し，治癒傾向がみられなくなった。

その後，院内に褥創対策委員会が発足し，さまざまな対策が講じられた結果，約1年半後のX+2年5月にDESIGN 12点にまで徐々に改善していった。しかし，D（深さ），E（浸出液），P（ポケット）の状態の改善はみられなかった。

治療方法の変化（表1）

初期の治療方法は「創処置は消毒滅菌操作をしなければいけない」という固定観念のもとにイソジン®消毒，生理食塩水洗浄を行っていた。

使用薬剤は，表2の薬剤を感染の有無や創の深さ，創の状態に応じて変更していった。

その後，洗浄に安価で消毒性のある強酸性水を用い，閉鎖療法の有効性を取り入れ，被覆材を吸収性と閉鎖性のあるものを用いた。結果，創の大きさは小さくなってきたが，ポケットや深さはD4から変化がないままの状態が続いた。

X+2年5月末より，コロニゼーションの考えに沿って[1]，イソジン®消毒，強酸性水洗浄を微温湯に変え，被覆材としてサランラップ®を用いた。これにより，消毒滅菌操作で改善しなかったポケットの縮小と深さ，浸出液の減少がみられた。P（ポケット）の改善，E（浸出液），D（深さ）の順に回復がみられた。

亡くなる直前の半年後には，D（深さ）が皮下組織まであったものの，2 cm×0.8 cmまで回復した。

褥創発生からのDESIGNスケール経過を図1に，治療方法と治癒経過を表3にまとめる。

栄養管理と除圧の経過（図2）

褥創対策委員会設置後，栄養管理委員会が発足し，栄養管理を行うことで全身状態の改善を目指した。

栄養評価のスターティングアセスメントが，褥創アセスメントと同様の項目であり，褥創対策と栄養管理がリンクする形となった。

患者様は（入院時は脳梗塞発症後，呼吸器感染症や尿路感染症を併発され，ほとんど寝たきり状態だった），褥創発生の1カ月前までは経口摂取が可能であった。入院後，認知症の進行とともにADLレベルが低下し，嚥下機能や摂食意欲の低下が進んでいた。さらに，X年7月に脳梗塞の再発と尿路感染症により，全身状態が著しく低下，嚥下障害が出現した。その結果，低栄養により同年7月末に褥創が発生した。1カ月間トロミ食により栄養摂取を試みたが，十分な栄養が取れない状態となり，経腸栄養を開始し，同年9月には，胃瘻による栄養管理となった。

経腸栄養剤は褥創に効果的とされるものを選択した。X+2年10月

表1 治療方法の変化

X年7月〜X+1年1月	X+1年2月〜X+2年5月	X+2年5月〜11月
イソジン®消毒 ↓ 生理食塩水洗浄 ↓ 薬剤 ↓ 被覆材（ガーゼ）	イソジン®消毒 ↓ 強酸性水洗浄 ↓ 薬剤 ↓ 被覆材 （ガーゼ・サージット）	微温湯洗浄 ↓ サランラップ®

表2 使用薬剤および被覆材一覧

薬剤	・スクロードパスタ ・ソフラチュールガーゼ ・アクトシン ・ゲーベンクリーム＋オルセノン ・イントロサイトジェル	被覆材	・サージット ・ハイドロサイト ・オプサイト ・サランラップ

に脳梗塞再発のためしばらく絶食になった。開始は900 kcalから注入したが，栄養状態および褥創の治癒に影響はみられなかった。

除圧対策として，エアマットの使用と体位変換を行った。

X年のDESIGNスケール22の状態の時は，通常のエアマットでは大転子部や踵部にも褥創の発生がみられたが，高機能マットへの変更後は他の部位の褥創発生はみられなかった。

患者様は要介護度5で，自発的に動けない状態であった。褥創発生初期は病棟日課に応じた2時間おきの左右の体位変換を実施していたが，褥創状態悪化に伴い，1～2時間おきで腹臥位を取り入れた体位変換を行っていた。

ラップ療法の導入

なんとか治す方法はないかと思い，X+2年5月，褥創の研究会に出席した。まず最初に聞いた一般演題で，ある形成外科医が「褥創治療にはラップ療法が最も有効である」と言いきった。スライドを見ていてもその治癒効果は歴然としていた。ラップ療法には，今まで行ってきた一つひとつの行為そのものを覆されるような気がした。同時に2年間改善しない褥創を何とかしたいという思いから，この治療法をす

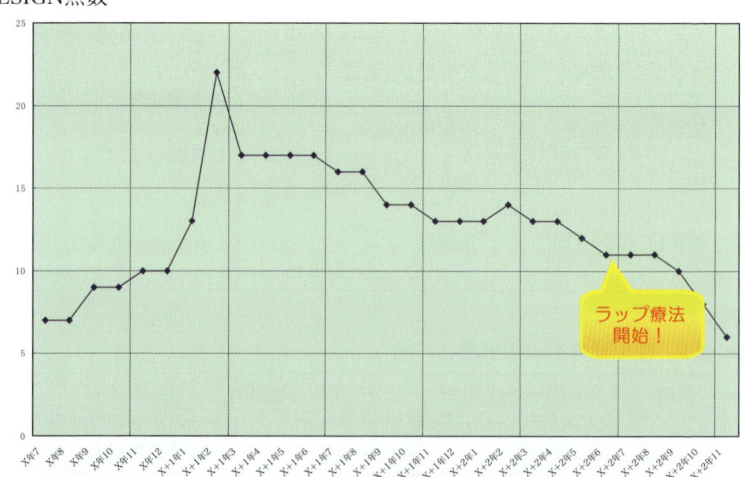

図1■褥創発生からのDESIGNスケール経過

特別寄稿　ラップ療法をもっと知るために

表3　褥創評価と治療経過 (1) [X年7月発生]

	7/末	8/27	9/3	9/17	9/24	10/8	10/15	10/29	11/12	11/26	12/6	12/10	12/17	12/24	1/7	1/14	1/21	1/28	2/12	2/18	2/25	3/11	3/18	4/1	4/8	4/21	4/29	5/9	5/27	5/30	6/3
Depth 深さ	d2	d2	d2	d2	d2	d2	d2	d2	d2	d2	d2	D3	D4	D4	D4	D4	D4	D4	D4	D4	D4	D4	D4	D4	D4	D4	D4	D4	D4	D4	D4
Exudate 浸出液	e1	e1	e1	e2	e2	e2	e2	E3	E3	E3	E3	E3	E3	E3	E3	E3	E3	E3	E3	E3	E3	E3	E3	E3	E3	E3	E3	E3	E3	E3	E3
Size 大きさ	s1	s1	s1	s1	s2	s2	s2	s2	s2	s2	s2	s2	s1	s2	s1	s1	s1	s5	s4	s4	s5	s4	s4	s4	s4	s4	s4	s4	s4	s4	s4
Inflammation 炎症・感染	i1	i0	i0	i1	i1	i1	i1	i1	i1	i1	i1	i1	i2	i2	i2	i2	i2	i3	i3	i3	i3	i1	i1	i1	i1	i1	i1	i1	i1	i2	i1
Granulation 肉芽形成	g2	G3	G3	g2	g2	g2	g2	g2	g2	g2	g2	g2	g2	g2	g2	g2	g2	g3	G3	G3	G3	g2	g2	g2	g2	g2	g2	g2	g2	g2	g2
Necrotic tissue 壊死組織	n0	n0	n0	n0	n0	n0	n0	n0	N1	N1	N1	N1	N1	N1	N1	N1	N1	N1	N1	N1	N1	N1	N1	N1	n0	n0	N1	n0	N1	N1	N1
Pocket	0	0	0	0	0	0	0	0	0	0	0	0	0	0	0	P1	P2	P3	P3	P3	P3	P3	P3	P2	P2	P2	P2	P2	P2	P2	P3
合　計	7	7	9	14	10	10	10	10	10	10	10	12	13	14	13	15	17	22	21	22	17	17	17	17	16	15	16	15	16	17	17
ブレーデンスケール	11	11	11	11	11	11	11	11	11	11	11	11	11	11	11	11	11														

治　療：9/11PEG造設　12/7ハイドロジェルガーゼ使用　1/15イソジン®消毒＋酸性水洗浄，中央壊死部にソフラチュールガーゼ
　　　　12/9中央壊死部，デブリドマン施行　2/24 0時・9時方向にデブリドマン施行

栄　養：8/31注入食，開始　9/17CZ-Hi 1,000 kcal開始　TP＝6.5，Zn＝36

除　圧：エアマット (エアドクター) 使用　2時間ごとの体位変換　腹臥位を含む　2時間ごとの体位変換

スキンケア：週2回のハーバー浴・皮膚乾燥時はワセリン軟膏塗布

備　考：学習会により，亜鉛強化食を選択

表3 褥瘡評価と治療経過 (2)

	6/17	6/20	6/24	6/27	7/1	7/4	7/8	7/11	7/15	7/25	7/28	8/1	8/5	8/8	8/12	8/19	8/22	8/26	9/2	9/5	9/9	9/12	9/16	9/19	9/23	9/26	9/30	10/7	10/10	10/14	10/17
Depth 深さ	D4	D4	D4	D4	D4	D4	D4	D4	D4	D4	D4	D4	D4	D4	D4	D4	D4	D4	D4	D4	D4	D4	D4	D4	D4	D4	D4	D4	D4	D4	D4
Exudate 浸出液	E3	E3	E3	E3	E3	E3	E3	E3	E3	E3	E3	E3	E3	E3	E3	E3	E3	E3	E3	E3	E3	E3	E3	E1	E1	E1	E1	E1	E1	E1	E1
Size 大きさ	s3	s3	s3	s3	s3	s3	s3	s3	s3	s3	s3	s3	s3	s2	s2	s2	s2	s2	s2	s2	s2	s2	s2	s2	s2	s2	s2	s2	s2	s2	s2
Inflammation 炎症・感染	i1	i1	i1	i1	i1	i1	i1	i1	i1	i1	i1	i1	i1	i1	i1	i1	i1	i1	i1	i1	i1	i1	i1	i1	i1	i1	i1	i1	i1	i1	i1
Granulation 肉芽形成	g1	g1	g1	g1	g1	g1	g1	g1	g1	g1	g1	g1	g1	g1	g1	g1	g1	g1	g1	g1	g1	g1	g1	g1	g1	g1	g1	g1	g1	g1	g1
Necrotic tissue 壊死組織	N1	N1	N1	N1	N1	N1	N1	N1	N1	N1	N1	N1	n0	n0	n0	n0	n0	n0	n0	n0	n0	n0	n0	n0	n0	n0	n0	n0	n0	n0	n0
Pocket	P2	P2	P3	P3	P3	P3	P3	P3	P3	P3	P3	P3	P3	P3	P3	P3	P3	P3	P3	P3	P3	P3	P3	P3	P3	P3	P3	P3	P3	P3	P3
合 計	15	15	16	16	16	16	16	16	16	16	16	16	15	14	14	14	14	14	14	14	14	14	14	14	14	14	14	14	14	14	14

ブレーデンスケール

治療: 8/8〜アクトシン
8/22〜ゲーベンクリーム+オルセノン
9/2〜スクロード/パスタ・サージット
9/19〜ハイドロサイト・サージット
10/7〜スクロードパスタ・サージット

栄養: TP=6.5、Alb=3.4、Zn=64

除圧: 8/5 エアマット (アドバン) に変更
1・2時間毎の体位変換 (個別体交プログラムを作成)

スキンケア: 週2回のハバート浴・皮膚乾燥時はプセリン軟膏塗布

備考: 研究会で、閉鎖療法を学ぶ (サージットの活用)

特別寄稿 ラップ療法をもっと知るために

表3 褥創評価と治療経過 (3)

	10/31	11/11	11/14	11/25	12/2	12/16	1/6	1/20	2/3	2/10	2/17	2/24	3/2	3/23	4/6	4/14	4/20	4/27	5/4	5/18	5/21	5/25	6/8	6/22	7/6	7/16	7/27	8/10	8/20	8/31	9/11
Depth 深さ	D4	D4	D4	D4	D4	D4	D4	D4	D4	D4	D4	D4	D4	D4	D4	D4	D4	D4	D4	D4	D4	D4	D4	D4	D4	D4	D4	D4	D4	D4	D4
Exudate 浸出液	E3	E3	E3	E3	E3	E3	E3	E3	E3	E3	E3	E3	E3	E3	E3	E3	E3	E3	E3	E3	E3	E3	E3	E3	E3	E3	E3	E3	E3	E3	e2
Size 大きさ	s2	s2	s2	s2	s2	s2	s2	s2	s2	s2	s2	s2	s2	s2	s2	s1	s1	s2	s2	s1	s1	s1	s2	s1	s1	s1	s1	s1	s1	s1	s1
Inflammation 炎症・感染	i1	i1	i1	i1	i1	i1	i1	i1	i1	i1	i1	i1	i1	i1	i1	i0	i0	i0	i0	i0	i0	i0	i0	i0	i0	i0	i0	i0	i0	i0	i0
Granulation 肉芽形成	g1	g1	g1	g1	g1	g1	g1	g1	g1	g1	g1	g1	g1	g1	g1	g1	g1	g1	g1	g1	g1	g1	g1	g1	g1	g1	g1	g1	g1	g1	g1
Necrotic tissue 壊疽組織	n0	n0	n0	n0	n0	n0	n0	n0	n0	n0	n0	n0	n0	n0	n0	n0	n0	n0	n0	n0	n0	n0	n0	n0	n0	n0	n0	n0	n0	n0	n0
Pocket	P3	P3	P3	P3	P3	P3	P3	P3	P3	P3	P3	P3	P3	P3	P3	P3	P3	P3	P3	P3	P3	P3	P3	P3	P3	P3	P2	P2	P2	P2	P2
合計	13	13	13	13	13	13	13	13	14	13	13	13	13	13	13	11	11	12	12	12	12	12	12	11	12	12	11	11	11	11	10
ブレーデンスケール																															
治療	10/31～イントロサイトジェル・サージット 12/2～スクロードパスタ・サージット							2/3～スクロードパスタ・サージット イントロサイトジェル (火・水・木・金)									4/27～スクロードパスタ (火・水・木) ゲーベン+オルセノン (金・土・日・月) 5/24～微温湯洗浄・サージット ラップ療法開始 7/6～微温湯洗浄・オプサイト														
栄養	TP=6.4, Alb=2.8, Zn=57													3/24 CZ-Hi 1,000 kcal→アイソカルプラス 1,500 kcal へ変更				TP=6.5, Alb=3.4, Zn=65 5/24～1,500 kcal→1,800 kcal へアップ								TP=6.5, Alb=3.3, Zn=60 8/19～1,500 kcal へ戻す					
除圧	週2回のハーバート浴 皮膚乾燥時はワセリン軟膏塗布																								全身清拭2回/w				7/15エアマット (ビッグセル) に変更		
スキンケア																															
備考																											研究会に参加し, ラップ療法を決意!				

251

表3 褥創評価と治療経過 (4)

	9/21	9/28	10/6	10/6	10/12	10/26	11/9	11/23
Depth 深さ	D4	D4	D4	D4	D4	D4	D4	D3
Exudate 浸出液	e2	e2	e2	e2	e2	e2	e2	e1
Size 大きさ	s1	s1	s1	s1	s1	s1	s1	s1
Inflammation 炎症・感染	i0	i0	i0	i0	i0	i0	i0	i0
Granulation 肉芽形成	g1	g1	g1	g1	g1	g1	g1	g1
Necrotic tissue 壊死組織	n0	n0	n0	n0	n0	n0	n0	n0
Pocket	P1	P1	P1	P1	P1	P0	P0	P0
合　計	10	10	10	10	10	8	8	6
ブレーデンスケール								
治　療					10/12〜微温湯洗浄・サランラップ®			
栄　養					TP=6.2, Alb=3.0 前回脳梗塞発症から811病日目に脳梗塞再発し, 持続 Div 施行一時, 絶食となる 10/6〜アイソカルプラス 900 kcal で再開			
除　圧								
スキンケア								
備　考					研究会にてラップ療法は注目を集めていた			

特別寄稿 ラップ療法をもっと知るために

	X年 8/31	9/17	12/18	X+1年 1/15	X+2年 3/24	5/24	8/19	10/2	10/6
栄養剤摂取量	L7 1,000kcal →	CZ-Hi 1,000kcal		6.5	→ アイソカルプラス 1,500kcal	1,800kcal →	1,500kcal	(絶食)	900kcal
栄養データ TP		7.0		6.5	6.5		6.5		6.2
Hb		11.0			11.9		13.2		13.1
Alb					3.4		3.3		3.0
Zn		57	30	36	65		60		
体重(kg)	47.3			44.6	46.1	52.2	53.8	55	
BMI	19.95			18.8	19.4	20.2	22.7	23.2	
DESIGN合計	11	11	22		13	12	11	10	8
除圧 エアマット	エアドクター →			8/5～アドバン →			1/15～ビッグセル →		
体位変換	定時の2時間毎の体交 →	体位変換個別プログラムの実施 →			体位変換に褥長位立ち取り入れ 1時間～2時間ごとの体交 →				

図2 ■ 栄養管理と除圧対策の経過

ぐやってみようと決心した。一つ危惧したことは,「普通の水道水で洗浄しサランラップ®を貼る。これだけで感染を起こさないだろうか,もしかしたらかえって悪化させてしまうかもしれない」という不安であった。しかしその迷いも,その後の特別講演を聴いて和らいだ。館正弘氏によると,「創内の細菌の多くは"コロニゼーション"であり,消毒は必要ない」とのことであった[1]。

研究会から帰ってから,褥創部のイソジン®消毒を中止し,念入りに洗浄を行いラップ療法を開始した。「これで治るのではないか」と期待しつつ見守った。今まで変化の見られなかったポケットが,どんどん小さくなっていった。毎日の処置が楽しみになった。完治まであと一歩のところで,この患者様は亡くなられたが,全身状態が次第に悪化するなかでも褥創は治り続けたのである。

おわりに

2004年11月に,鳥谷部先生に当病院で講演をしていただく機会に恵まれた。ラップ療法についてユーモラスにわかりやすく解説していただいた。いまや,当病院においては,褥創のみならず,あらゆる皮膚の創傷において感染の有無を確認しラップ療法を行っている。経過はもちろん良好である。また,褥創自体も以前に比べ治癒が早くなっていることはいうまでもない。現在,当院では褥創治療として「ラップ療法」の基準化を検討しているところである。

次頁より本事例の詳細な経過と写真を掲載しているので参照されたい。

文献■
1) 館 正弘:創傷治癒と細菌の colonization. 第1回日本褥瘡学会九州地方会講演

参考文献■
1) 鳥谷部俊一:実践! Dr鳥谷部のHow toラップ療法(ケアネットDVD). 東京,ケアネット,2004.
2) 大浦武彦(監修):褥瘡状態評価法―DESIGNのつけ方,使い方. 照林社,東京,2003.
3) 厚生省老人保健福祉局老人保健課監修:褥瘡の予防・治療ガイドライン. 照林社,東京,1998.

治療方法をラップ療法に変えて治癒した仙骨部褥創

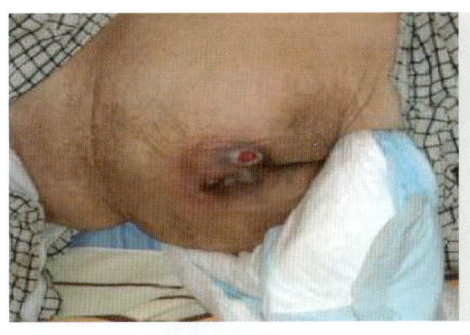

①X年8月19日

X年7月発生（第5病日目）
- 【イソジン®消毒＋スクロードパスタ＋ガーゼ保護】という処置を1日に1回行い，2〜3時間ごとの体位変換実施。
- 発生5日前より発熱，膀胱炎所見にて治療開始。
  食事摂取量の低下もあり，「持続点滴」開始となる。
- 発症から5週目，脳梗塞に伴う嚥下障害から肺炎を併発する。
  経口摂取困難となり，8月末より経鼻チューブによる注入食を開始し，その後およそ10日後にPEG造設し，「1,000kcal/日」の注入を開始した。
  全身状態の悪化と同時に褥創も悪化の一途を辿る。
  栄養──8月31日〜9月11日＝L7　9月17日〜CZ-Hiに変更し，Zn強化の注入食にした。
- ※学習会により，栄養の重要性，特に褥創に関して，Znをはじめとした微量元素の必要性を学び，注入食にCZ-Hiを選択する。

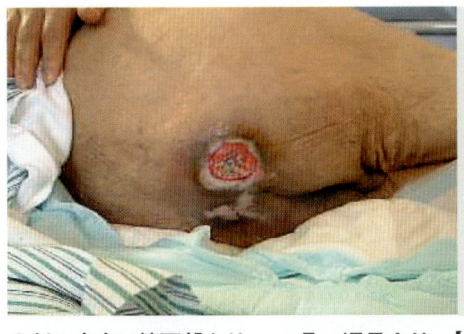

②X年12月25日
デブリドマン後16日目

- 創の中央に壊死部あり　12月2週目より，【バリターゼ】使用
- 12月9日，デブリドマン施行。

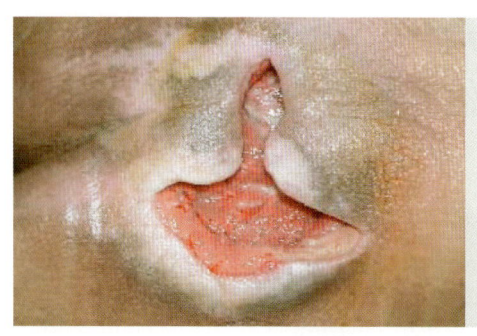

③X+1年2月24日

- X+1年1月15日より酸性水洗浄
- 壊死部【ソフラチュール】,全体【スクロードパスタ+ガーゼドレッシング】(1日に2回施行)
- 1月より,9時・12時方向にポケットが出現
  1/15 TP=6.5, Zn=36

仙骨部以外にも,2月11日(右大転子部)・3月25日(左大転子部)に褥創発生。腹臥位も含め,1〜2時間ごとの体位変換を実施。

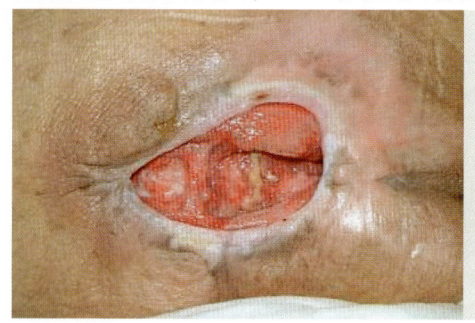

④X+1年8月1日

- 8月5日,エアマット「エアドクター」より「アドバン」へ変更
  1〜2時間ごとの体位変換を継続(個別プログラム作成)
- 8月8日より【イソジン®消毒+生理食塩水洗浄+アクトシン+ガーゼ保護】

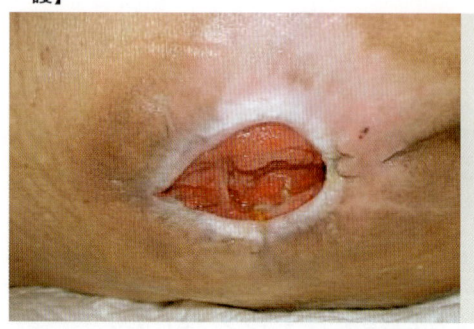

⑤X+1年8月22日

- 8月22日より【イソジン®消毒+生食洗浄+ゲーベン+オルセノン】
- 9月2日より【イソジン®消毒+生食洗浄+スクロードパスタ+サージット】

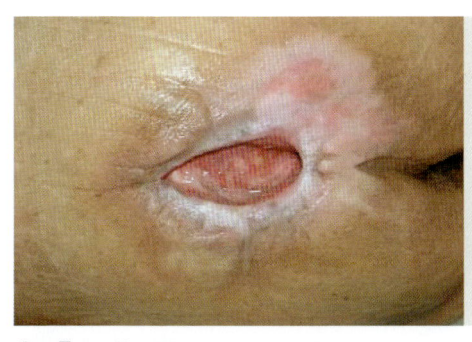

⑥ X+1 年 9 月 19 日

● 9 月 17 日　TP＝6.5，Alb＝3.4
● 9 月 19 日より【イソジン®消毒＋生食洗浄＋ハイドロサイト＋サージット】

⑦ X+1 年 10 月 28 日

● 10 月 7 日より【イソジン®消毒＋生食洗浄＋スクロードパスタ＋サージット】
● 11 月 26 日　TP＝6.4，Alb＝2.8，Zn＝57

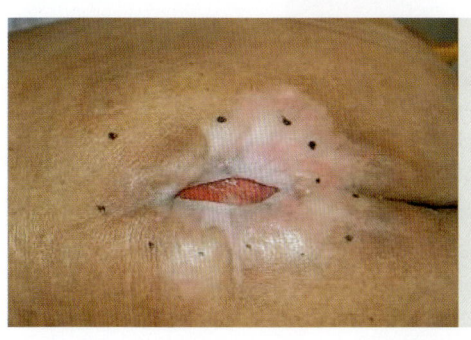

⑧ X+2 年 2 月 10 日

● X+2 年 2 月 3 日より，2 パターンの処置へ変更
　1【イソジン®消毒＋生食洗浄＋A＋サージット】
　2【イソジン®消毒＋生食洗浄＋B＋サージット】
　　　A＝スクロードパスタ（火・水・木・金）
　　　B＝イントロサイトジェル（土・日・月）
● 栄養──▶ 3 月 24 日〜CZ-Hi よりアイソカルプラスへ変更
　【1,000 kcal/日】⇒【1,500 kcal/日】

⑨X＋2年4月20日

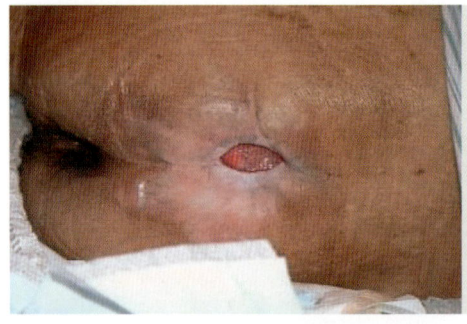

- 4月21日　TP＝6.5, Alb＝3.4, Hb＝11.9, Zn＝65
- 4月27日より，処置内容・実施日の変更
  1【イソジン®消毒＋生食洗浄＋A＋サージット】
  2【イソジン®消毒＋生食洗浄＋C＋サージット】
  $\left\{\begin{array}{l}\text{A＝スクロードパスタ（火・水・木）}\\ \text{C＝ゲーベン＋オルセノン（金・土・日・月）}\end{array}\right\}$

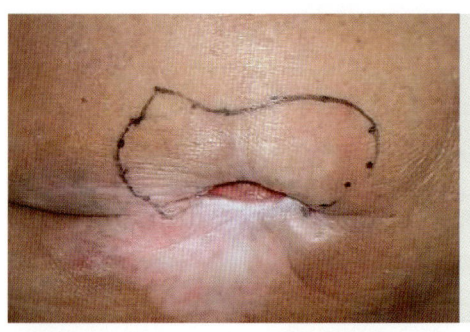

⑩X＋2年5月25日

- 研究会に参加し，【ラップ療法】実行を決意する。
- 5月24日より【微温湯洗浄＋サージット】
  栄養──→5月24日，【1,500 kcal/日】⇒【1,800 kcal/日】へ変更
- 7月6日かぶれがあり，【サージット】より【オプサイト】に変更
  1回/日の処置となる。
- 7月15日，エアマット「アドバン」より「ビッグセル」に変更

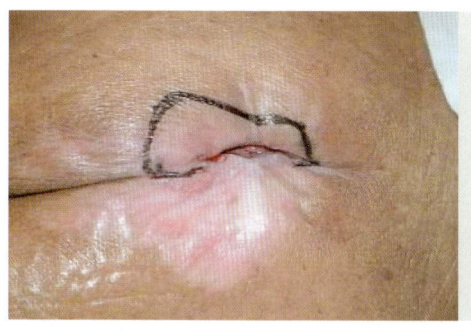

⑪X＋2年8月10日

- ●順調にポケットが縮小
  栄養──▶8月19日,【1,800 kcal/日】⇒【1,500 kcal/日】へ変更
- ●1年間で体重は約10 kg増加した。
- ●8月18日　TP＝6.5, Alb＝3.3, Hb＝13.2, Zn＝60

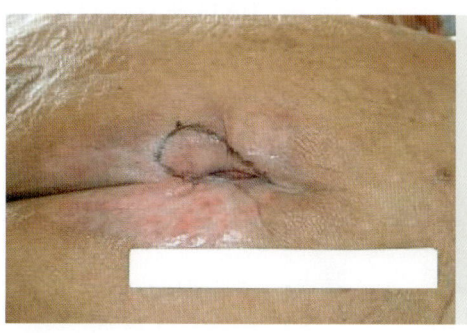

⑫X＋2年9月28日

- ●第811病日目に脳梗塞再発作
  Div持続（10/2〜10/15）
- ●10月4・5日絶食
- ●10月6日,アイソカルプラス（900 kcal/日）を再開始した。

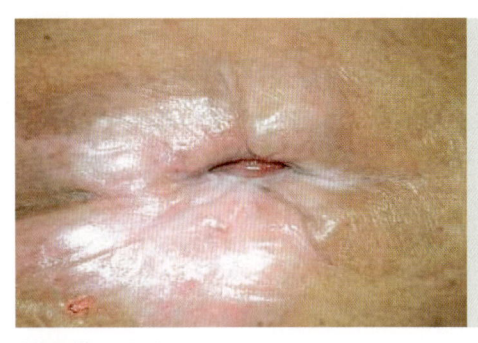

⑬ X＋2 年 10 月 12 日

- 10 月 22 日より
【微温湯洗浄＋サランラップ®】
- 10 月 14 日　TP＝6.2，Alb＝3.0，Hb＝13.1

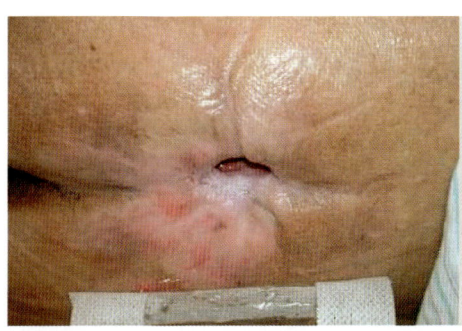

⑭ X＋2 年 11 月 23 日

- 11 月末永眠（第 865 病日目）
- 創の大きさは 2.0×0.8 cm でポケットもない状態にまで改善していたが，全身悪化のため永眠された。

褥創から始める
新しい創傷治療

中伊豆温泉病院　外科・消化器科
恩田啓二

入院すると褥瘡が悪くなるという謎

　長野の病院に転勤してはや2年。馬鹿にされた日々が続いた。病院に関連する介護施設は3つ。それらの介護施設から月に何人かは肺炎などで病院に入院した。入院すると褥瘡が発生する。治らない。介護施設の看護師がある日気がついた。「入院すると褥瘡が悪くなる。退院して介護施設に戻ると褥創は治っていく。もうこれ以上，先生には褥瘡治療をまかせられない！」

　西暦2000年（まだ20世紀）の春，とんでもない論文をみつけた。日本医師会雑誌に載ったその論文[1]では，褥創を食品包装材料のラップで貼って治すという。ふざけた論文だ。ラップは野菜や豚肉を包むものであってお尻の肉を包むものではない。「変な論文だね」と病棟主任に渡した。1カ月ほどして主任から，論文のとおりに治療したら褥創が良くなったという報告を受けた，——が肝心の論文を紛失しそれっきりになってしまった。

　あれから1年ちょっとの2001年秋。相変わらず入院すると褥瘡は悪化した。そのとき「湿潤環境」という言葉に初めて出会った。外科を始めて15年，そんな言葉は知らなかった。インターネットで調べてさらに驚いた。あの紛失した論文が載っていた。そこにリンクしているホームページでは消毒とガーゼの撲滅を訴えている。「消毒をしてはいけない，ガーゼをあててはいけない」と。

　確かに，「消毒はいけないことだ」と主張している人がいることは以前から知っていた。しかし先輩から「傷は消毒するものだ」と教え込

まれていたため，消毒しない治療法なんて"紅茶キノコ"と同じ程度の民間療法だと軽視していた。

ラップ療法を試す

紛失していた論文をダウンロードすることができたので，半信半疑で試してみた。症例には事欠かない。差しさわりのないようはじめは軽い褥創から試した。確かにみるみる褥創が改善していく。もっとひどい褥創も次々と治っていった。鳥谷部先生の「ラップ療法」に確信をもつことができた。病院の倉庫からアルギン酸塩が出てきた。フィルムドレッシング材は外来にもある。外来で外傷患者を夏井先生のホームページに記載されている方法のように治療してみた。「消毒しない，ガーゼをあてない」。すると次々に早く非常にきれいに傷が治っていった。

傷を消毒しなくても化膿なんかしない。化膿と消毒が関係ないこともわかった。この治療法を始めてから傷を観察する本物の目を身につけることができた。

消毒とガーゼのウソ

その後長野の病院から伊豆の病院に転勤した。3年前まで傷といえば何でもかんでも消毒していたが，この3年間は傷を消毒したことがほとんどない。水道水で洗うときれいに早く治る。今や，外傷や術後の患者さんが外来に来ると，私の指示で何の抵抗もなく看護師が水道水[2]で傷を洗浄してくれる。病棟ではお年寄りが転んで擦りむくと，同様に看護師がフィルムドレッシング[3]を貼ってくれている。重要なことは医師の指示なしに勝手に消毒をしていないということだ。当院の看護師は消毒が危険な行為だと十分認識している。ちなみに私は自分にも自分の家族にも傷の消毒はしていない。

消毒さえしていれば安心という責任逃れの処置はやめたほうがよい。今も根強い消毒という習慣はおそらく，戦後 GHQ の指導で"しらみ"を殺した DDT のなごりか，ベトナム戦争で貴重な水を浪費しないために衛生兵が行った処置のなごりだと思う。外科の世界は封建的であり，先輩が「消毒」と言ったら絶対だった。そのため消毒とガー

ゼの習慣が長く受け継がれてしまった。誰も疑問に思わなかった。もう21世紀。19世紀から130年続く「消毒とガーゼのウソ」に気づいてもいい頃だ。私がこのウソに気づくきっかけはかろうじて20世紀のうちだった。

解けた謎

　当院では治らない褥瘡はほとんどない。ほぼ全例がラップ療法で完全治癒まで持ち込めている[*1]。当院の病棟看護師は褥創患者の入院を嫌がらない。「褥創患者は手間がかからず簡単に治っていくから，褥創患者で病棟が埋まってくれたら楽だ。」とまで言い切る[*2]。

　「入院すると褥瘡が悪くなる，退院して介護施設に戻ると褥創は治っていく」。あの謎は解けた。入院して褥瘡を毎日消毒していたから悪くなっていったのだ。消毒をやめるだけでも褥創は治るものなのに。

　一方，介護施設には機械浴があり，寝たきりの入所者でもほぼ一日おきにお風呂に入ることができた。そのうえ施設では看護師の手が足りず十分な消毒ができなかった。施設ではこれらがみんな幸いした。なるほど。

　「ちょっとくらい傷を消毒しておいて悪いことはないだろう」がいけない。治そうとする創面は絶対に消毒してはいけないのだ。欧米の教科書では創内に消毒が入らないよう創周囲の健常皮膚だけに使用が限られている[4]。邦文の総説にもそうした記事が書かれ始めた[5]。褥創から始めてみてほしい。新しい創傷治療の幕開けだ。

文献■

1) 鳥谷部俊一, 末丸修三：食品包装用フィルムを用いるIII〜IV度褥瘡治療の試み．日本医師会雑誌，123：1605-1611，2000．
2) 角田孝彦，他：水道水の殺菌効果についての検討．日本醫事新報，4079：23-27，2002．
3) 穴沢貞夫（監修），倉本　秋，他（編集）：ドレッシング―新しい創傷管理．へるす出版，東京，1995．
4) Tintinalli JE, et al（eds）：Emergency medicine：A comprehensive study guide. 6th edition, Mcgraw-Hill, TX, 290, 2003
5) 志賀英敏，平澤博之：一般診療における創傷処置．日本医師会雑誌，131：1395-1398，2004．

[1] 2003年1年間の当院実績では褥創症例は32例で，うち28例が完全治癒．
[2] 当院の褥創治療見学を歓迎します．メールでご連絡ください（連絡先→info@kna.ja-shizuoka.or.jp）．
中伊豆温泉病院ホームページ
http://www.ja-shizuoka.or.jp/k-nakaizu/index.htm

ラップ療法──外科医の立場から

別府医療センター　血管外科
武内謙輔

なぜ血管外科医が褥創をみるのか

　私が医師になって早いもので今年で10年になる。10年というのは一つの節目であり，今後医師としてどのような道に進むのかについて，もう一度考え直さなければいけない時期であろう。

　私の専門は外科でありその中でも血管外科を専門としている。それなのになぜ褥創をみているのか。鳥谷部先生は「なぜ内科医が褥創をみるのか。それはそこに褥創の患者さんがいるからである」とおっしゃっている。私の考えもまさに一緒である。目の前に褥創の患者さんがいれば，外科医であろうが内科医であろうが皮膚科医であろうがそんなことは関係ない。今の時代は専門化されてきており，大きな病院では外科も呼吸器，消化器，肝・胆・膵，血管，乳腺などに分かれており，自分の専門分野しか担当しないことが多い。それはそれでいいと思うが，私の目指しているところはちょっと違う。外科医であっても，エコー・消化管透視や内視鏡・ERCPなどの検査をはじめとして，診断・手術・術後の管理，そして自分が手術を担当した癌患者さんが残念ながら再発した場合は化学療法，終末期医療など，患者さんを幅広く診れる医師，そういう医師を目標としている。テレビで「Dr.コトー診療所」というドラマがあったが，主人公の医師（この医師は離島に勤務しており腹部大動脈瘤や脳出血の開頭手術までこなすのだ！ちょっと設定に無理があることはあるが…）に憧れたものである。

創部を消毒することへの疑問

　私が褥創の患者さんを初めて診たのは，確か医師になって3年目の

ことと記憶している。週1回非常勤で行っていた病院では毎日その日の日直の医師が回診するのだが，そこで褥創の処置をすることになった。その当時は褥創についてあまり知識がなく，看護師長さんに言われるがごとく型どおりの処置（すなわち，消毒をして軟膏を塗りガーゼをあてる）を行っていた。この師長さんがわれわれの間ではちょっと有名な方で，腰が曲がりかけてもう定年かという年齢にもかかわらず，かん高い声で若い医師をしかりつけるようにリードして回診を行っていた。

　実は，研修医のころから術後のきれいな縫合創を消毒することについて疑問を感じていた。どの教科書を読んでも「創部は消毒しなさい」といった記載はなく，勉強会では術後の創部に消毒は必要ないという論文を読んだにもかかわらず，誰も消毒をやめようとはしなかった。その当時は上司にしかられないために消毒をしていたような気がする。

　その後数年が経過しある後輩より創傷治療のサイト（夏井）を紹介された。彼とは以前一緒に同じ病院で勤務していたのだが，そのときに「傷の消毒は意味がないよ」と私が言っていたことを覚えていて，「面白いサイトがありますよ」と言って教えてくれたのである。そのサイトを初めて見た時のことは今でも鮮明に覚えている。胸のつかえがすっととれたような，今までの迷いをすべて吹っ切ってくれたような，そんな感じがした。すぐに夏井先生にメールを送り自分の病院で講演をしてもらい，その後相澤病院で実地見学をさせていただき，そこで本書の著者である鳥谷部先生に紹介された。今度は鳥谷部先生に講演をしてもらった。この間約半年であった。これだけの間に当院からは創部の消毒は完全になくなり，今ではイソジン®綿球を出す看護師はいなくなった。

　今後いろいろな病院で勤務する機会があると思うが，外科医として褥創の治療をするチャンスがあればこれまでの経験を生かして取り組んでいきたいと考えている。

抵抗勢力との死闘

　これまで褥瘡関係の学会に参加する機会はあまりなかったが，病院の褥瘡対策委員長になったせいもあって，2004年9月に札幌で開催さ

れた日本褥瘡学会に初めて参加した。そこで鳥谷部先生や他のラップ療法を行っている多くの先生と話をする機会があり，ある種の連帯感が生まれた。ラップ療法に関する演題は 20 以上あり，なぜかその発表は本会場から離れた会場に押しやられていたのだが（これが主催者側の意図によるものかどうかは不明），会場は立ち見が出るほどの盛況ぶりであった。座長である評議員の先生方は概ねラップ療法に批判的であったが，理論的に批判している人は一人もいなかったと思われた。そして 11 月，長野県松本市で開催された第 1 回長野県褥瘡懇話会では鳥谷部先生がシンポジウム形式で初めて発表することになった。日曜日とあってわざわざ飛行機で松本まで出かけていった。これは聞き逃せないという気持ち，そしてその時起こったことを見届けなくてはいけないという一種の使命感にかられての行動であった。演者は 6 名でわが鳥谷部先生は 5 番目の発表であった。4 人目までの発表は理学療法士，看護師，皮膚科医，形成外科の方々で，時間超過したわりには内容は薄いものであった。鳥谷部先生の番になった。会場の照明が落とされ，ラップ処置の動画が流れていつもの軽妙な語り口で講演を始めると，場内は静まりかえった。

発表が佳境に入ったところ，突然座長が終了を命じた。規定の 15 分を超過したという。鳥谷部先生は，手短に発表をまとめて降壇した。会場の興奮を混じえたざわめきは，しばらく醒めることがなかった。座長は時間超過を理由に，6 番目の発表とディスカッションの中止を宣言した。熱い討論を期待していた聴衆からは，失望の声がもれた。会場のロビーでは鳥谷部先生のまわりに質問者の輪ができた。

今後はぜひ公の場で褥瘡の治療について議論していかなければいけないだろう。「ラップは医薬品ではないのだからけしからん」などという半ば感情論で頭ごなしに批判しても前には進めない。これだけラップ療法でいい結果を残している医師が増えてきているなか，ちゃんとした学会の場で公開の場でお互い議論をしていくべきである。

最後に

「創の消毒をしてはいけない」。このことは教科書にも書いてあるしたくさんのエビデンスもある。しかし私が勤務している地域では創を消毒している医師がなんと多いことか（たまたまかもしれないが）。

風邪に抗生剤を処方する医師も多く，また当院に紹介される患者さんはかなりの数の薬を飲んでいる。そのような患者は自分の飲んでいる薬の内容について理解していないことがほとんどで，医師の処方のままに薬を飲んでいる。そのような患者への教育も当然大事であるが，やはり医師のほうに多くの責任があると言わざるを得ない。

　当然のことながら抗生剤による腸炎などの副作用も多く経験する。「キズは消毒せずに洗ったほうが早く治るよ」と患者さんに説明すればほぼ100％の人が理解してくれる。それなのにたくさんの医学の勉強をしてきた医師がそのような傷害行為をなぜやめられないのか，非常に疑問である。これからも病院内だけでなく地域にこの考え方が浸透していくように微力ながら邁進していく所存である。

私とラップ療法

整形外科医の立場から

> 東国東広域国保総合病院　整形外科
> （現：自治医科大学　整形外科）
> **山下倫徳**

私とラップ療法のかかわり

　皆さんは褥創をどのように治療されていますか？　この本を手にされた人は何かしら「ラップ療法」に興味をもたれていると思います。従来の治療法とどう違うのか。私も試行錯誤を重ね治療してきました。褥創は除圧が不十分だったり栄養状態が悪いとどんなに局所治療をがんばっても治らない，悪化する，再発することもあり，ラップ療法も魔法の治療法でないことを最初にお断りして，私とラップ療法のかかわりと私なりの考えについて簡単に述べさせていただきます。

　私も最初は褥創を軟膏や創傷被覆材を使って治療していました。非常に浸出液が多く1日3回被覆材を交換していた患者さんを，ある日思い切って未滅菌のポリウレタンフィルム（以下フィルム）だけにしてみました。それ以前も浸出液の少ない褥創に滅菌フィルムを使用していましたが，清潔を重んじる（とされる）整形外科医として，コストのためとはいえ未滅菌フィルムを創部に直接使用することに一抹の不安はありました。創は少しずつ改善しましたが，浸出液が多量に貯留するという問題がでてきました。対策としてフィルムに18G針で多数穴を開けて余分な浸出液をオムツに吸収させてみました。結果的に創部に適度な湿潤環境が得られ，難治性であった褥創は加速度的に良くなりました。これ以後浸出液が少ない時期はフィルムのみ，多い時期には穴をあけてこっそり症例を重ねました。

　ある時，夏井睦先生のホームページ「新しい創傷治療」からのリンクで「ラップ療法」を知り，鳥谷部先生のホームページを見て，私の

やっていたことに対する理論的な裏づけを得ました。当初は食品用ラップの使用に抵抗を感じましたが，症例を選んで少しずつ試してみました。

ラップ変法

　私が主に使用していた「穴をあけたフィルム」は従来のフィルムドレッシング法と違い，密封せず「半閉鎖式」とする点で先人である「ラップ療法」の理論と同じで，勝手に「ラップ変法」と命名しました。創傷治療を勉強していくに従い，洗浄に使用していた生食も微温湯に変えていきました。また，感染創では全身的に抗生物質を投与，局所は外科的デブリードマン，場合により切開排膿を行いますが，ドレッシングはガーゼでなくフィルムのままのほうが感染制御と同時進行で創治癒も速めていることが観察で確かめられました。

　私自身のガーゼ＋軟膏（NPUAP Ⅰ　12.5 日，Ⅱ　42.5 日，Ⅲ　90.0 日，Ⅳ　270.0 日），被覆材（Ⅰ　5.5 日，Ⅱ　25.5 日，Ⅲ　51.0 日，Ⅳ　132.0 日）という約 100 例ずつの治療成績と比較しても，ラップ変法のほうが治療日数が短かったのです。そこで院内で勉強会を開きました。その後褥創対策委員会として「褥創対策マニュアル」を作成し，院内の褥創処置法の統一を試みました。それまでのラップ理論を応用したフィルムドレッシングの新しい方法というこだわりも，ラップ療法の考え方を普及させたいと思い，呼称を「ラップ療法」に統一しました。その後は実際にやっていくうえで試行錯誤を重ね少しずつ改良を加えました。

　ここから先はそうした試行錯誤から生まれた私見を述べたいと思いますので，参考程度に読み流してください。

ラップ療法におけるポイント

　褥創の局所治療で重要なのは，できるだけ薄いドレッシングと浸出液のコントロールだと思って治療しています。浸出液が多い時の対策として「フィルムにはさみで数カ所切れ目を入れたものを貼る」。もしくは「穴をあけたフィルムを直接オムツに貼ってあてる」。この方法は天疱瘡の治療をしていて思いつきましたが，糊のついている粘着面を

創部にあてないため，テープかぶれをする患者さんや皮膚の脆弱な患者さんにも有用で，鳥谷部先生のホームページの掲示板でも紹介させていただきました。黒色期の褥創は白色ワセリンやプラスチベースでもよいですが，ハイドロジェルのほうが早く軟らかくなります。黒色期などで外科的デブリードマンを行う時は出血しないようにするのが基本ですが，たまに深入りしすぎて出血してしまった時や易出血性の患者さんの場合，一晩だけアルギン酸を使っています。以上のようなことを踏まえて再度院内で勉強会を開き，医師会でも講演させていただきました。「褥創対策マニュアル」も，より実践的に大幅改訂し，「褥創発生予防マニュアル」も作成しました。「ラップ療法」症例が100例を超えた（平均治療日数 NPUAP Ⅰ　6.9日，Ⅱ　18.0日，Ⅲ　37.0日，Ⅳ　120.3日）ところで地方会で発表し，日本褥瘡学会に発表しました。

　ラップ療法の考え方は湿潤環境治療における原点であり最も基本の治療です。私は創傷治療において被覆材や軟膏は＋αと考えています（例：フィルム＋被覆材等）。経験的にいえば従来の軟膏＋ガーゼや被覆材，ラップ療法のどの方法でも治療はできます。実際，被覆材は非常に有効で私も外傷治療で愛用していますが，局所における体圧などによる組織の血流障害という褥創の成因を考えると，厚みをもたずドレナージもできるラップ療法が，現在のところ理論的により良い治療法だと思います（自験例では深く浸出液の多い時期ほど有意にラップ群のほうが治療成績が良く，浸出液のコントロールが可能であれば被覆材とあまり治療日数に差はない）。被覆材の使用が2〜3週間と制限されている現在，処置の簡便さ，低コストという面でもラップ療法はすぐれています。ただし厚労省お墨付きの治療法ではなく医師の指示または同意と患者さんの同意書が必要となります。また漫然とラップを貼らずに他の治療法と同様「創をよく観察」して状態を把握し，感染徴候の有無や創周囲の状況も含めた「創を見る目」を養い，より自然な創の治癒過程を知るにも最適な方法だと思います。

「清潔」「不潔」ではなく「滅菌」「準滅菌」という考え方

　整形外科に限らず（整形外科は特に？）いまだ「清潔」「不潔」という分け方をしていますが，「滅菌」「準滅菌」という考え方，処置の実

情に応じて準滅菌のものを使用しても問題がないこと，また褥創に限らず皮膚欠損創の治療では湿潤環境を作ること（湿潤環境理論もいまだにご存知でない医療従事者が多い），創の二次損傷を防ぐため創面に固着しないドレッシングを工夫すること，たとえ感染創であっても創部を消毒しないこと（創面の消毒は白血球やマクロファージを傷害，線維芽細胞の増殖も抑制し生体の防御力を低下させ，むしろ感染を誘発している），といったこれらのことを私たちがもっと勉強していく必要があると思います。私自身は書物やネットを通して創傷に関する多くの知識を勉強させていただき，多くの方とも知り合うことができました。若輩者ですが「知識は皆で共有してこそ」と思い，ネットを通じて自分の考えや経験，知識について意見交換をさせていただいています。また，そこで得られた知識や情報を基に，日々創意工夫を加えながら日常診療を楽しんでいます。

　私はラップ療法を実践していくなかで除圧の大切さ，全身管理の難しさ，予防の大切さを改めて考えさせられました。ラップ療法に興味をもっていただいた皆さんが，ラップ療法を通じて創傷治療や湿潤環境治療（閉鎖療法）の知識を高め，創傷治療の楽しさを問題点も含めて知っていただければ幸いです。また私も一緒に今後とも勉強していきたいと思います。

（2005年6月現在，褥創のラップ療法201例　平均治療日数　NPUAP Ⅰ 6.6日，Ⅱ 18.3日，Ⅲ 38.0日，Ⅳ 100.6日）

ラップ療法を実践して

松尾病院　看護師
財津由紀子

苦痛にゆがむ患者さんの顔

　看護師になりたてのころより創にくっついたガーゼを剥ぎ消毒を行うと，患者さんの顔が歪むことに気がついていた。
　その表情から，治療による痛みを受けていることは察していたが，「創は消毒してガーゼで覆うもの」という固定観念があり，それは痛くても仕方がないものと思い込んでいた。
　とはいえ，患者さんのその表情を見ると心苦しく，満足のいく医療を提供しているとは決して思っていなかった。
　3年前，院内看護研究をきっかけに，褥創の基礎的な知識について研鑽する機会が与えられた。同時に，鳥谷部先生や夏井先生の理論と発想を学び，傷に対する考え方が大きく変わった。
　従来の治療法に対し「昔からされてきた創を消毒しガーゼで覆うことは本当に適切な治療なのか？」「治療により与えられる痛みを仕方がないとすべて片付けてしまうことは間違っていないか？」など，根本的な問題を直視する必要性を感じた。また，患者本位のやさしい医療をできるかぎり提供したいという思いが高まっていった。
　これが，創を消毒せずにやさしく包む治療法である「ラップ (Wrap) 療法」を提案した動機である。

ラップ療法の開始

　当院では2002年6月から主治医の指示のもと，ラップ（フィルム材使用）療法が始まった。実際に経験して，私たちの「常識」を覆されたことは，何よりも高齢患者さんの自己治癒力のすばらしさであっ

た。高齢者の褥創は，治癒するまで時間がかかるものだと思い込んでいただけに，「正しい治療」の効果に驚かされた。心苦しく思っていた痛みに関しては，処置ごとに歪んでいた表情が消え，「痛くありませんよ」と穏やかな表情と言葉に変わった。その他にも，実践してこそ知り得たことは少なくない。

　もちろん，ラップ療法を含め各被覆材に湿潤環境を整える効果や，創の痛みをなくす効果があることは知ってはいる。治療日数についても，ラップ療法と医療用被覆材を使用してみて大差がないのではないか。違いがないものにコストをかける必要があるのか。安価なラップ療法は，患者・家族，病院双方に，コスト面で負担をかけないという強みをもっていると考える。

　日本褥瘡学会評議員のある先生は，"「創を見る目」があれば何を使っても創をよくすることができる" と看護雑誌に書かれていた。創を見る目を養い患者さんのことを考えたうえであれば，（ラップ療法に限らず）コストのかからないものを選択することは，理にかなったことである。

　しかし，食品用ラップの使用については，医療材料ではない点を問題視する論調が少なくない。しかし，それでも，現場で試行錯誤しながら適切なものは何かと追及していると，薄くて粘着性のない食品用ラップが，創に一番やさしいドレッシング材であることがわかる。

　現在のところ，ラップ療法は，コストパフォーマンスが高いことも含め，褥創を発症した患者さんに対しては，理想的な治療法だと看護師としても確信している。

　それゆえに，食品用ラップの創傷への使用については厚生労働省の認可，または同等品の市販を望み，患者・医療者側が共に安心してラップ療法を行えるようになることを願っている。

総合診療とラップ療法

筑波メディカルセンター病院　総合診療科
鈴木將玄

総合診療とは

　近年，大学病院をはじめとして，さまざまな医療機関に「総合診療科（あるいは総合診療部）」といった診療科が開設され，「総合診療」という言葉を耳にする機会が多くなりました。

　総合診療の位置づけは施設によりさまざまであり，全国的に統一されていないのが現状ではありますが，われわれは『総合診療の専門性とは，臓器，性，年齢，急性・慢性，心理社会的問題，予防，保健・医療・福祉などのさまざまなカテゴリーにおける守備範囲の「幅広さ」と，患者およびその家族のニーズさらにはその施設からのニーズにも合わせて，どこからでもアプローチできる「柔らかさ」にある』と考えています。

　そこでわれわれは幅広いニーズに対応するために常にアンテナを張り，より良い治療手段や情報を求めています。そして実際に活用している手段の一つに「ラップ療法」があります。

　改めていうまでもありませんが，ラップ療法の利点を列挙してみると：
- 治りが早い
- 費用がかからない
- 病院でも在宅でも処置が同じでよい
- 薄いラップを使用することで余計な圧がかからない
- ラップが創部に固着しない
- ラップを通して創部が見える

などが挙がりますが，最近では褥瘡のみならず熱傷やその他の皮膚病変にも応用されてきているのは，ご存知のとおりだと思います。

当院総合診療科は，緩和ケア（ホスピス）病棟（以下 PCU：Palliative Care Unit）の診療も担当しています。総合診療科が PCU も担当しているのは全国でも珍しいと思いますが，「終末期患者に対する総合診療」と考えれば，なんら違和感はありません。PCU では，褥瘡をはじめとして，皮膚腫瘍あるいは腫瘍の直接浸潤や転移による皮膚病変，人工肛門，胃瘻などに関連する皮膚の処置が必要になることが少なくありません。しかしその対象は全身状態不良で体位交換すら苦痛である方が多く，処置の方法には大いに頭を悩ませています。苦痛を緩和するために入院した PCU で苦痛の多い処置ばかりでは，それこそ本末転倒です。

ラップ療法の応用

　われわれが行ったラップ療法の応用を紹介します。先の日本褥瘡学会でも報告した右腋窩部の大きな皮膚腫瘍の症例です。創部（というより原発巣そのものですが）には多量の浸出液や強い悪臭があり，毎日かなりの時間をかけて洗浄と処置をしていました。前医では創部に直接ガーゼをあてていたため，処置のたびに出血し，痛みもかなりあったようです。当然ながら処置自体が苦痛になっていましたが，浸出液や悪臭のため処置をしないこともまた苦痛であるため，毎日患者・スタッフともども我慢して処置を行っていました。そこでラップ療法が登場します（「褥瘡の」ではありませんが…）。ワセリン（フラジール®などの抗生物質を粉砕して加えると消臭に効果があります）をたっぷりと塗布した食品包装用ラップにドレナージをよくするため注射針で多数の穴を開けてから創部にあてるようにし，そしてラップの上からガーゼやオムツをあてて浸出液を吸収するようにしたわけです。こうすることによって，手間はあまり変わりませんでしたが，処置時の苦痛は大幅に軽減し QOL が向上しました。この事例ではラップが「創部に固着しない」ことが最大のメリットになりました。

　また，交通事故後に寝たきりになり胃瘻による経管栄養を行っている患者さんで，胃瘻からの胃内容物の漏れによって周囲が難治性の皮膚炎となっている症例のスキンケアにラップ療法を応用し効果を上げた事例もあります。

　褥瘡から始まったラップ療法は，このようにいろいろなかたちで応

用可能な治療手段として活用されています。ラップ療法の本質的な部分を考えると，さまざまな視点から「患者にとって何がベストか」を常に考えている総合診療のマインドと共通する点が多いと感じています。

　総合診療とラップ療法のますますの発展を願ってやみません。

褥創に母乳パッド

医療法人同心会遠山病院　内科
李　由紀

次はラップ療法をアレンジしよう！

　私は，核家族で育ち核家族を築き 24 時間営業のコンビニ病院で勤務している 10 年目のママさん内科医です。高度医療についていきながらも介護の心を忘れずに地域の病院で勤務するのは，結構なバランス感覚が必要で，毎日がため息の連続です。「寝たきりになっても人間らしく！」はすばらしい目標ですが，ガンコなご老人を看護師さんが毎日お世話する姿を見ては，介護とは正に人間にしかできない難業だ，と日々感じております。高齢社会を迎え，これまで自己を犠牲にして家族に尽くしてきた嫁は介護開放され，介護はビジネスとなりました。30 年後に老人になる私自身今できることは何か？　と，とりあえず今のうちにできることとばかりにせっせと子どもたちを育てています。しかし，どうして高齢者は自分を高齢者だとは思わないのでしょうね？　その一方で親の心を知る子どものなんと少ないことでしょう！　忙しくても自分の心や体はもっと大切にしなくては，と思います。そういう私もいつまでも新人のつもりでいたのですが，母親になってからは今しかできないことがある，と気がつき，現時点での最善となる目標を掲げ，今もっている感性を役立てるよう意識しています。

　例えば褥創に母乳パッド。褥創にラップが使えるらしいと情報をつかめばすばやく調査。実際にラップ療法を何例か実行すれば，もっと小さいおむつはないかな？　と思うことでしょう。

　そんなときに最近まで使っていた母乳パッドが候補に挙がります。母乳パッドは程よいサイズで丸みをもち，やさしく創を守る清潔素材で患者さんの受け入れも良好でした。インターネット仲間とのおしゃべりで，裏にフィルムを貼るとラップを切るより手間が要らず，と教

えてもらいました。この加工母乳パッドによる治療成績は第2世代ラップ療法といえる手応えを感じています。

　まだまだあります。

　入院中の患者さんの入浴回数は経営者サイドからの改善は望めません。お金にならないから。でも母親でもある私はおむつかぶれ対策はどんな軟膏より洗浄が先，を経験したばかりです。職員に給料を出す心配は上司の仕事です。おむつの性能と値段の関係も，購入する立場で一緒に悩めます。

　食事で思うのは，正体の知れないきざみ食よりやわらかく煮た形のある食事が欲しいということ。炊飯器やレンジ料理は最近の主婦のほうがおばあちゃんより上手ですからね。嫌がる子どもを追いかけて歯を磨いているので高齢者の不潔な口腔が気になります。「子ども用」仕上げ磨き歯ブラシが使いやすいのも知っています。などなど。

　結果も過程も大事ですから。常識に甘んじることなく，心の中のポラリスを見失うことのないよう，ガンバリましょう!!!　皆さん。

文献■

1) 李　由紀，岡　和美，松井佳代，他：褥瘡治療に効果的な母乳パッド使用の提案．看護技術，49：1288-1290，2003．

ラップ療法と遠隔医療

松尾クリニック　内科・循環器科
松尾美由起

ラップ療法と遠隔医療

　クリニックから120 km以上離れた陸の孤島とよばれる和歌山県すさみ町から電話をいただいたのは20世紀末の1999年のことだった。褥創のポケットが大きくなり入院して手術を勧められたが、何とか家で治せないものだろうかとの相談だった。

　往診にいくにも距離がありすぎるのでテレビ電話形式を使って診せてもらうことになった。まだインターネットもそんなに普及しておらず富士通の在宅支援システムを使うことにした。初めての交信で82歳の女性と対面した。50歳頃より糖尿病でインスリン治療中で、81歳の時に脳梗塞をわずらった。右片麻痺の後遺症があり徐々に廃用症候群のため寝たきりになってしまったという。CCDカメラで褥創をズームアップして診せてもらうと27×20 mm大の皮膚潰瘍がはっきり見えた（図1）。その下にはポケットが広がっているらしい。綿棒でその広がりを示してもらった。とてもきれいな創面だったのでこれなら手術せずに治せるのではないだろうかと思い、毎日テレビ電話画面で観察し、かかりつけ医や訪問看護師と連携して治療することになった。

　その頃、褥創について「時期に応じて治療法を変えよう」という内容の本を書いていた私は、従来どおりポケットにイントラサイトゲルを注入するところを画面で見せながら指導したり、いろんな薬剤を次々と変えて治療していった。肺炎なども併発しながら3年の月日を経て、フィブラストスプレイも含めありとあらゆる方法を試みたが、どうしてもあとわずかなポケットがふさがらない！その頃鳥谷部先生のラップ療法の話がメーリングリストに載ったのである。

特別寄稿 ラップ療法をもっと知るために

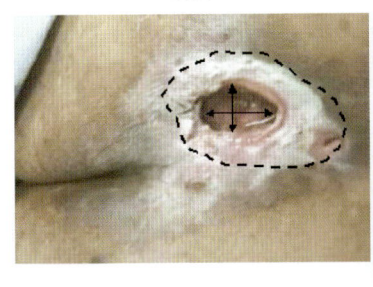

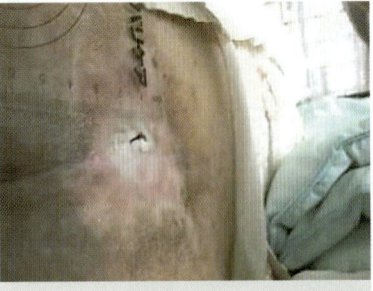

最初 → 2年後

図1■27×20 mm の皮膚潰瘍
ポケットが形成されている（点線部分）
薬剤を変えたりと，いろいろ試みたが，どうしてもあとわずかの創がふさがらなかった。

　これだ！　と思った私は「消毒は絶対せずにサランラップ®を貼りましょう」と画面から呼びかけたのだった。「えっ？　サランラップ®ですか？」画面の家族・看護師は戸惑いの表情を見せた。「そう。サランラップ®は適当な湿潤環境を保つことができ，薄くて圧迫しないし褥創の治療には最適だと思うので試してみましょう」。そしてついに3年間閉じなかったポケットがなんと2週間できれいに閉じたのである（図2）。

　もう1件，褥創が2年間治らないという相談を受けた。今度は30 kmほど離れたところで両下肢麻痺の54歳の女性だった。きれいな褥創だったが5 cmほどあるポケットにイソジン®ガーゼがぎっしり詰め込まれていた。「絶対よくなるからガーゼはやめましょう。そして創は消毒もしないで洗うだけにして，その上からサランラップ®を貼りましょう」と説明し，ラップ療法を始めた。今度はデジタルカメラで撮った写真をメールで送ってもらうことにした。2～3日経って「白くなっているので悪くなっているような気がする」との連絡が入った。今までイソジン®で乾燥した茶色の肌しか見ていなかった介護者が驚いたのだった。「大丈夫，ふやけているだけだから，だんだんよくなりますよ」となだめながらラップを続けて，なんと1カ月で5 cm大のポケットはきれいに閉じてしまった。

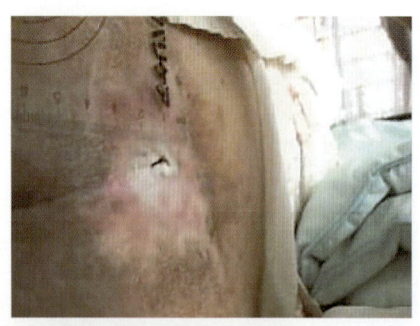

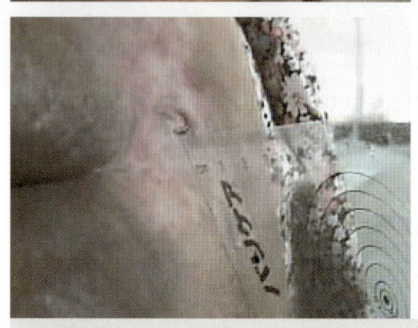

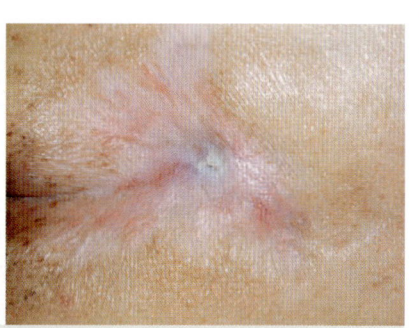

図2■
その後一進一退を繰り返していたが，ラップ療法にて完全に治癒した

ラップ療法と出会って褥創医療が変わった

　ラップ療法はとにかく治癒が早く，治った傷跡が美しい。褥創は乾かして治すものとなんとなく考えられていた時代から10年以上経て，やっと理論のしっかりした治療に出会った気がした。ポケットに何か(特に乾燥させるガーゼなど)を充填して圧迫すると治癒するわけがないのは，考えてみたら当然のことだった。

　ラップ療法以前はいろんな軟膏類を使ったり壊死部をはさみで切って出血させたりと一進一退の状況がほとんどで，なかなか治らなくて当たり前だと思っていた。当然悪臭もあり体位変換も頻回に，と言いながら在宅患者さんではそれができなくても仕方がないと思っていた。在宅でポケットを切開して出血したらどうしようなどと思い悩んだこともある。それがラップ療法を始めてからは，臭いもなく，処置も早い，そして何よりも高機能なエアーマットやウォーターマットで体圧分散をすれば，頻回の体位変換をしなくてもきれいに治るのだ。

在宅医療を担う介護者もやりがいがあり希望をもつことができる。

　ラップ療法は閉鎖療法ではないので，過剰な浸出液はラップの周りから滲みだしておむつなどに吸収され，適度な湿潤環境を保つことができる。感染があっても我慢強く洗浄とラップ療法と抗生剤の全身投与を行えば必ずといってよいほど治癒する。以前やっとラップ療法を始めたばかりの頃，壊死に感染を伴い，悩んだ挙句，壊死部をデブリドマンしてガーゼで覆い結果的に悪化させたことがあった。迷わないことが大事である。さらにラップ療法は家族でも十分できるし安価なので，大きな褥創でも治療しやすい。こんなすばらしい発明は近年稀である。

　今も和歌山のすさみ町からは毎日のように連絡がある。最近再びできた褥創もラップ療法で1週間できれいに治癒し感謝されている。

救急救命センターにおける褥創対策

兵庫県災害医療センター　救急部部長
冨岡正雄

　当センターは 2003 年に新設された救急救命センターで，機器もベッドもスタッフもマニュアルもすべてゼロから出発しました。病床数は 30，患者数は年間 1,200 人前後，平均在日数は 7 日間という，超急性期型病院で，第 3 次救急症例（救命治療を目的とする）のみを受け入れている病院です。搬送されるのは意識障害や多発外傷などで，自動的な寝返りが困難な状態の方がほとんどです。つまり褥創発生の危険度の高い患者が多く占める病院です。また，いったん褥創が発生すると，栄養状態や体位変換困難など褥創にとって悪い条件の多いことも特徴です。そうしたなか，われわれ救命センターの職員が褥創対策として重視しているのは以下の 3 点です。

1. 褥創の発生を最小限にする。
2. 発生した褥創または持ち込まれた褥創を，簡便かつ効果的に治療をする。
3. 治療中の褥創を，転院先でも継続して治療していただく。

1 褥創の発生を最小限にする

　まず，褥創の発生を最小限にすることについての取り組みです。救命センターでは多くの方が，意識が清明でなく自動的に体位変換することが不可能ですから，全ベッドに体圧分散マットレスを使用しています。通常は，いわゆる汎用型マットレスを使用していますが，脊椎損傷などの褥創発生の危険度の高い患者さんや，体外循環を行っていて体位変換が他動的でも制限される患者さんには，高機能の体圧分散

マットを使用しています。当センターでは 30 床のうち 8 台に高機能体圧分散マットレスを常備しています。体位変換については，呼吸器合併症予防の目的もあり，基本的に 2 時間ごとに行っています。これは少ない患者を多くのスタッフで診療する救命センターの長所でもあります。それでも，約 1% の患者さんに褥創が発生していますので今後の課題にしています。

② 褥創を簡便かつ効果的に治療する—ラップ療法の導入

当センターでは，2004 年 5 月にラップ療法を導入しました。それまでは，いろいろな軟膏類や被覆材を使用していたのですが，手間がかかるわりに良くならないことと，ポケットを十字切開して大量出血をきたし，ただでさえ全身状態が良くないのをさらに悪化させてしまったという苦い経験がきっかけになりました。鳥谷部先生のホームページを見ながらの導入でした。ラップ療法を開始すると，そのポケットの褥創がみるみるうちに肉芽形成しました。私も看護師も驚きの毎日でした。褥創と聞くとあまりよくならないという思い込みから，どうしても処置の優先順位が低くなりがちですが，毎日目に見えてよくなっていくので，スタッフ一同，積極的に褥創処置に取り組むようになりました。治療法がとてもシンプルですので，毎日担当が変わる勤務体制でも，処置方法が担当者によって変わることなく行われ，一貫した治療を行うことができるようになりました。

③ 転院先でもラップ療法による褥創の治療を継続していただく

さて，われわれの救命センターでは，当然ながら超急性期を過ぎてある程度症状が軽快すれば，他院へ紹介し転院することになります。したがって治療中の褥創のほとんどが完全に治癒することなく当センターから離れていくことになります。しかし，せっかくラップ療法で軽快しつつある褥創が転院先で古い治療法に戻されて悪化することが危惧されます。最初のうちは転院する際に紹介状に，被覆材などに代えて，ラップ療法を行ったことを一筆書いていたりしましたが，いつまでもそのようなことをするわけにもいかず，周辺地域の病院や診療

所がラップ療法を継続していただけるように鳥谷部先生を講演にお迎えしたりして啓蒙を行っています。また私自身が講演をしたり，体験談を語ったりすることにより，兵庫県下にラップ療法が広まることのお手伝いができれば，と考えています。

在宅医療は，ラップ療法だ

医療法人ナカノ会　理事長
ナカノ在宅医療クリニック　院長
中野一司

ラップ療法は，上医の治療

　鳥谷部先生のラップ療法の理論を学び，またラップ療法を実践し，その絶大なる効果を体験するに，われわれ医療者は今まで何をやってきたのかと愕然とさせられる。まさに，「眼からウロコ」の治療法で，「やさしく包み，自然治癒を邪魔しない」というラップ療法のコンセプトは，在宅マインド（哲学）そのものといえる。

　昔から，治療で患者を悪くしないのは普通の医者（中医），上医は病を良くし，下医は病を悪くするといわれてきた。われわれの医療界は迷信めいた伝統的治療法が多く，情報社会となった現在，改めて検証してみれば，あまりにも間違った治療法が横行しているのではなかろうか？　鳥谷部先生のラップ療法は，眼からウロコの上医の治療法である。

　在宅医療を経験すると，今までの病院医療が何と権威主義的（迷信めいたもの）であったかということに気づかされる。「食べなくなったら，点滴を」「血圧が高ければ，降圧薬を」と，あまりにも安易に医療が行われてしまうケースが珍しくない。そのために，患者の利益になるどころか，害になるような下医の医療が実践されているケースに，しばしば遭遇する。

　はじめにそのような2例を検証して，ラップ療法の包括する"在宅マインド"につき述べてみたい。

点滴は体に良いという迷信
（医原性栄養失調，点滴依存性低栄養症候群）

「最近食欲低下があって毎日外来で点滴していたが，いよいよ外来にも通えなくなったので往診にて点滴をお願いします」と，在宅医療の依頼がある。これなどは，まさに点滴依存性低栄養症候群である。ちょっと自分の頭で考えればわかることであるが，点滴（ソリタT3など）の構成成分は，水と砂糖と塩である。これで短期間生きるための栄養は足りる。だから不用意な点滴は，落ちた食欲をさらに落とす。長期的に点滴すると，アミノ酸や脂肪分（その他，ミネラルや糖質など）の不足のため，栄養失調となり，外来にも通えない事態となる。

ご本人ご家族には，（前医に十分気を遣いながら）点滴は栄養価が低いことを説明し，エンシュアリキッドなどの流動食は栄養価が高く栄養バランスが良いことを説明し，薬だと思って（実際薬であるのだが）飲んでくださいと説明し飲んでもらうと，2週間くらいで元気になり，このまま在宅医療でフォローして良いかしら？？　と考えるくらい元気に回復される。しかし，このような患者さんは，一般的に高齢で，認知症もあったりして，そのまま在宅でフォローするケースも多い。

「点滴をすれば，元気になる」の迷信が，患者さんにも医者にも点滴好きを作り，点滴依存性低栄養症候群を作り出す。世間でよくみられる風景である。（驚くことに，入院医療でもみられる。だらだらと，普通の点滴で1週間以上管理するのは良くない。栄養管理を考えたら，経口摂取が困難で輸液が長期化する場合は早めに中心静脈栄養（IVH）に切り替えるべきと考える。）

血圧は低いほど良いという迷信
（高血圧恐怖症，降圧薬依存性低意欲症候群）

元気がなくなり，寝たきりになってから病院にいけなくなったので，ここ2，3年は，家族が薬だけを病院外来にもらいに行っていたというケースで，在宅医療を依頼されて初回往診するケースがある。高血圧の合併があって，降圧薬を内服している。血圧を測定すると110/70。担当の訪問看護師に確認すると，「血圧のコントロールは良好です」というお返事。本当に，これで良いのだろうか？？

この患者さん，降圧薬を減らして（そして中止），血圧が140前後に回復してきた。反応が良くなり，痴呆症状が改善し，ADLも回復した（寝たきりだったのが歩行するまで改善した例もある）。降圧薬依存性低意欲症候群の一例である。在宅医療では，よく経験することである（降圧薬の投与は，慢性期に移行しても，急性期の量がよく検討されていないままで維持されているケースが多い）。

　"血圧は低いほど良い"という迷信がある。「血圧が200あるから，頭が痛いのでしょう」と言って，降圧薬を処方する医者も多い。これは，間違いである。"頭が痛いから，血圧が200ある"，のであるこのケースの場合，処方すべきは頭痛薬か安定剤である。一般的に高血圧は症状がない。"血圧が高いから気分が悪くなる"のではなく，"気分が悪いから血圧は上がっている"のである。これに対し，低血圧は気分不良や意識障害などの症状を伴うことがある。安易に降圧薬を使って，降圧薬依存性低意欲症候群を作るのも，下医の仕事である。

在宅マインドを包括するラップ療法

　上述したように，ラップ療法は，上医の治療法である。人体には，自然治癒力がある。傷ができれば，生体内組織（生体社会）は，創傷部に，白血球やマクロファージ，血小板，血管内皮細胞などを総動員する。「いざ，鎌倉！！」の世界である。そして，戦場（創傷部，炎症部）に動員されたこれらのミクロの戦士は，細菌を殺す抗体やサイトカイン，戦いの後の廃棄物を片付けるための蛋白分解酵素，復興修復のための凝固因子，増殖因子などを生産し，分泌する。創傷部へのガーゼや消毒は，これらの行為をすべて台無しにするのである（下医の治療）。ラップ療法は，これらのミクロの戦士の行動に，湿潤環境という心地よい場を提供し，支援する行動である。あなたの傷を治すために優しく包み（ラップ），支援しますという，まさにまさに上医の治療法なのである。

　在宅医療では，自宅に帰ってきただけで，精神的にも安定し，自然治癒力（良い精神症状が免疫系に働き病気を治すことは，科学的にも立証されている）を引き出し，患者さんが元気になる場面にたびたび遭遇する。在宅という良質の療養環境を提供し，（在宅というラップで患者様をやさしく包み込み）病気の治癒を支援する在宅医療こそ，ラップ療法（のコンセプト）そのものといえよう。

在宅看護における褥創ケアとラップ療法

鹿児島大学医学部保健学科助教授
小林奈美

ナカノ訪問看護ステーション所長
植屋明代

なんでもあり？！―在宅看護における褥創ケアの実情

「褥創洗浄後の創部と周辺の水分を滅菌ガーゼで拭き取る必要があるか？」最近，ある利用者宅で話題になったことである。鳥谷部先生の考えに賛同するクリニック側としては，「創部を拭き取ってわざわざ細胞表面を傷つける必要はないし，周辺の水分を拭き取るならティッシュペーパーで十分」と考えるのだが，某ステーション（当クリニック併設のステーションではない）から派遣されているナースは「創に触れるのだから滅菌ガーゼは当然必要」という考え。そして当のご本人やご家族は，「今まで滅菌ガーゼを使っていたのだから，続けてほしい」という意向。さて？

整理してみると，一見些細にみえるこの問題が，医療経済にもからむ深遠な問いであることがわかる。まず，この単純な問いは，

①洗浄後の創部の水分を拭き取る必要があるか？
②周辺部分を拭き取るのに滅菌ガーゼは必要か？

という2つの問題を含んでいる。

まず，①の問題について，ラップ療法であれば，閉鎖ではないので，多少創部に水が残っていようが，浸出液とともに滲みだしてしまうので，新しくできつつある表皮をこすりとるようなことはしないに限る。オプサイトのようなフィルムドレッシングを用いるにしても，ラップ療法の考えに基づいて閉鎖しないように一部工夫を用いれば同じこと

である。しかし，ハイドロコロイドドレッシング材で閉鎖しようとすると，残った水＝汚い水は？　そのまま創に閉じ込めるのか？　ということが気になるのである。

　②の問題については，周辺を拭き取るだけであるから，滅菌ガーゼである必要はないし，そもそもガーゼである必要もない。なぜ，ここで「滅菌ガーゼ」が問題になったのか？　現在の診療報酬制度では，滅菌ガーゼを使用するとクリニック側も持ち出しになる。必要ないものは減らしたい。利用者全額負担で滅菌ガーゼを購入するとなると，利用者もその金額の差に驚くし，必要性を真剣に考えるだろうが，今まで自己負担なしに得られたものを負担することには当然抵抗がある。一方，某ステーションのナースは，褥創の消毒が「毒」だということは理解し，洗浄中心のケアにシフトしても「創部＝清潔（無菌）であるべき」との考えに依然としてこだわりがある。他にも不思議なこだわりはある。入浴時，創部は開放したままであるのに，創部洗浄となると生理食塩水でなければならないと考えるのである。あくまで創部の周辺と表面を軽く洗い流すのが目的であって，血管に吸収させることが目的ではないのだから，清潔な水・ぬるま湯で十分である。しかも湯冷ましである必要はなく，塩素を含んだ水道水のほうがよい。

　こうした従来の考えや方法を新しいものに変えるということは，「科学的な効果」という強烈なインパクトを与えるか，「信じたい」という盲目的な信仰心を呼び起こさないかぎり，容易にできることではない。「エビデンス信仰」がもてはやされる中，多様な考え方に基づく褥創ケアが，それぞれの「正しい根拠に基づく常識」と信じられて行われているのが在宅看護における褥創ケアの実情だろう。

褥創のステージと同時に「人生」のステージを考える

　褥創ケアのEBM/EBNを推進してきた大浦氏，真田氏は著作の中で多くのアセスメントツール，分類ステージを紹介している[1)2)]。個々のアセスメントツールはフィジカルアセスメントとしては網羅的で分量も立派なものである。しかし「創」一つにこれだけのアセスメントが必要なのだとしたら，「創をもった患者様」，「創をもって在宅療養している患者様と暮らすご家族」のアセスメントは，どのくらいの分量を必要とするだろうか？　例として挙げられたクリニカルパスには患者

様やご家族は指導の対象としてしか現れていない[2)]。

　しかし「褥創」としては同じステージであっても，体力のある介護者がいて，在宅療養できることを喜ぶ家族の中で，「がんばって元気になろう！」という気力をもって生活できる患者様の場合と，高齢のため自分自身が生きることに精いっぱいの介護者で，療養のために帰宅したものの，自分の居場所がご家族の心の中にない患者様の場合とでは，提供されるケアも予後も異なってしかるべきである。

　在宅介護において最も強調されるべきは，包括的・全人的かつシステム的アプローチである。まず，褥創ができ，余計なケアが必要となることで，身体・精神・経済的負担を最も負うのは誰なのか，また，そのことが家族の関係や生活にどのような影響・変化をもたらすのか，それを常に考えながら予防策を立てる。やむを得ず褥創ができても，「今」という時が，患者様やご家族の人生のステージにおいてどのような意味をもつのだろうか，ということを考えながら創をアセスメントし，ケアの方法を共に考える。「創・治療」が先にあるのではなく，「人・生活」が先にある。それが，在宅看護で展開される褥創ケアの大原則である。

患者様や家族とともに選ぶ「なんちゃってラップ療法」のすすめ

　在宅看護では，褥創ケア一つにしても，さまざまなご家族の事情が絡む。どのような方法でも，治るべくして治ることもあるし，医療者ができる範囲で尽くしても治らないこともある。そのような現実の中で私たちがお勧めするのは「なんちゃってラップ療法」，つまり厳密にラップ療法にこだわるわけではないが，鳥谷部先生が開発してきた「ラップ療法で褥創が治る仕組み」を理解したうえで，個々のケースに即した選択肢をできるだけ多く提案し，患者様やご家族とともに選び，工夫するということである。

　たとえば，どうしても食品用ラップを使用することに抵抗があり，医療用フィルムドレッシングの購入に問題がないケースであれば，それらを使用すればよい。乾燥肌で粘着材によってかぶれるのであれば，ワセリンなどで部分的に粘着材と皮膚が接触する部分を減らせばよい。オムツの内側にフィルムドレッシングを貼り付けて粘着力のない

外側を創にあてるという方法もある。創部の洗浄には，食品用中性洗剤の空ボトルで十分だが，100円ショップでもさまざまなタイプのスプレーボトルを見つけることができる。もちろん，煮沸消毒の必要はなく，中性洗剤でときどききれいに洗えば十分である。鳥谷部先生はラップの周囲を固定するテープとしてシルキーポアのようなメッシュタイプの不織布テープを推奨しているが，このテープは利用者様負担なので，もっと安価なテープをと望むのであれば，やわらかめの紙テープやビニールテープを試してみてもよい。その際，くれぐれも密閉しないように開放部分をつくっておく。

閉鎖式ドレッシング法など，他の方法を好む主治医の指示のもとでも，治癒が望めるような他の条件が整っているのであれば，主治医と対立してまでラップ療法にこだわることはないが，治癒が悪い場合や周囲の皮膚が粘着剤でかぶれ，従来のドレッシング剤が使えなくなった場合などは，ラップ療法を試してみるよう勧める。他の軟膏などについても，主治医が処方にこだわるのであれば，あえて対立せずに次善策を練る。ラップ療法のメカニズムを理解していれば，次善策も立てやすい。

ラップ療法は，患者様とご家族が納得のうえで行うので，事前の十分な説明と同意，いわゆるインフォームド・コンセントの問題に敏感にならざるを得ない。介護する人が理解できるように説明することは，私たちナース自身が褥創の発生と治癒のメカニズムをきちんと理解し，自分の言葉で表現できるようになっていなければできないことである。治る条件が整えば，介護者は自分の手によって治癒していく褥創をみて，ケアへの自信をもつだろうし，創が治癒する頃には，介護者の表情にも，患者様の表情にもゆとりが生まれてくることだろう。

さて最後に，最初に述べたやり取りの顛末であるが…とりあえず，ガーゼをクリニックから提供し，担当ナースの所属するステーションで滅菌することになった。変化を起こすことは容易なことではないが，「今の常識」さえも疑ってみる勇気と探究心は常に忘れずにいたいものである。

文献■
1) 真田弘美（編）：褥瘡ケア完全ガイド．学研，東京，2004．
2) 大浦武彦, 田中マキ子(編)：TIMEの視点による褥瘡ケア．学習研究社，東京, 2004．

関西でのラップ療法普及の手ごたえ

多根総合病院　外科
小川淳宏

ラップ療法との出会い

　私は昨年で消滅した近鉄バッファローズの本拠地，大阪ドームのすぐ前の300床ほどの民間総合病院の外科に勤めている。あれは，2002年の秋頃のこと。私は卒後10年を越え，平凡な外科医として，日々，消毒とガーゼの処置に励んでいた。ところがふと目にした夏井　睦先生の「創傷治療に消毒とガーゼは不要」（日経メディカル　2002年9月号）の記事を見て，ひっくり返りそうになるくらいの衝撃を受けた。半信半疑で夏井先生のホームページ「新しい創傷治療」を拝見すると，その考え方は非常に理路整然としており，決して奇をてらったものではないと感じた。何よりも今までの常識に捉われず，より患者さんの苦痛を減らしたい，早く治してあげたいとする考え方が深く伝わってきた。その夏井先生のホームページから鳥谷部先生の「褥創のラップ療法」を知ったのが私とラップ療法との「出会い」である。

ラップ療法の導入

　約1年後の2003年の10月，私は，病院の褥創対策委員長に任命された。その頃には私は夏井先生を病院にお招きして院内講演会を開いたりしていて，創傷処置にはちょっとうるさい奴という評価を得るようになっていた。しかしそんな私でも，さすがにすぐにラップ療法をしてみようとは言い出せなかった。ひと月ほど経って，内科病棟のある患者さんの約15cmの褥創について看護師さんから相談を受けた。

発症後約2カ月になるが改善傾向がみられないので困っているとのこと。私は待ってましたとばかり「良くならないのだったらラップ療法というのを試してみたら」と提案してみた。2週間後，内科病棟の看護主任さんに呼び止められた。「この前ご相談した患者さんのことですが，先生のご指示のとおりにラップ療法というのを試してみましたが…」といわれ，「ドキッ。駄目だったのか？」と思った次の瞬間，主任さんは笑顔になり「すごく良くなったんですよ。ありがとうございます」と言った。その後も順調に患者さんの褥創は治癒に向かい，ほどなく退院となったのだが，その際，患者さんの奥さんから「ラップ療法はすばらしい治療ですね。これからもぜひラップ療法を続けてください」と感謝と激励のお言葉をいただいた。その後はその主任さんを中心にラップ療法の普及が進み，内科病棟から全病棟に対象患者を広げていった。従来の治療に比べて簡便で明らかに治癒速度が速かったため，看護師さんへの受け入れは容易であった。さらに一部の看護師や医師の疑問に応えるため，2004年7月には鳥谷部先生もお招きして院内講演をしていただいた。その後，褥創対策マニュアルにもラップ療法を盛り込み，当院の褥創治療は100％ラップ療法となり，現在に至っている。

今は褥創にはラップ療法がベスト

関西でラップ療法を行っている病院はまだ少ないらしく，最近2,3のメディアから取材を受けた。内容は完全に夏井，鳥谷部両先生の受け売りだが，朝日新聞，週刊サンデー毎日，産経新聞と次々に掲載され，記事をみた患者さんのご家族から多数の問い合わせを受けることになった。この件で褥創に苦悩され，現在入院中の病院の治療に満足していない患者さんが多数おられることを知ったが，残念ながらお一人も当院でお引き受けすることはできなかった。なぜなら，当院は急性期病院であり，他院の褥創患者さんを受け入れるベッドはないからである。まだ関西では，多くの患者さんが望む治療を受けられないのが現状と思われる。私が夏井先生の記事をみたのがきっかけになったように，私の記事がきっかけで一人でもラップ療法を始める医師が増えればと願うばかりである。

私はラップ教の信者ではない。今後さらに良い治療法が見つかれば

あっさり乗り換えようと思っているお尻の軽いラッパーである。
　ベストの治療とは永久的なものではなく常に変化していくものだと思っている。今は褥創にはラップ療法がベストと考えている。

ラップ療法は患者さんにとって最良の治療である

相澤病院傷の治療センター
上條裕美

はじめに

　私たち医療に従事する者が忘れてはならないこと，それは，患者さんという一個人に対し医療行為を行っているということである。しかし，現在の医療ではこのことが忘れ去られてしまってはいないか。患者さんの年齢，経済面，精神面等を考慮しない不必要な手術，処置，高価な治療材料や薬剤の使用がいかに多いことか。そんな中にあって，ラップによる褥創治療は患者さんにとって最良の治療であると私は思っている。

　私は，従来からの治療とラップを使用しての褥創治療にそれぞれ2年ほどかかわってきた。

ラップ療法以前

　褥創の治療にかかわりだした当初，寝たきりで褥創の再発を繰り返す患者さんに出会った。治療を進めるうちに，この患者さんにこのような高価な治療材料を毎日（浸出液が多い時期であったため，頻回な交換が必要であった）使うことは本当に意味があることなのか？　と疑問を感じていた。そう思いながらもそれに代わる治療方法が見つからず，少しでも患者さんの苦痛が取れるならとドレッシング材と軟膏を使用し処置にあたっていた。

ラップ療法以後

　ラップ療法を導入する2年前までは，それぞれ病棟ごとに褥創の治療を学び，皆で治療方法を確認し合い処置にあたっていた。さまざまなドレッシング材，薬剤が十分に使いこなせず棚に収納されたまま，いざ他の病棟や在宅での治療に移行した場合，看護師，家族がその治療方法で困惑するという状況であった。

　しかしラップ療法という新しい褥創治療を取り入れたことで病院内での褥創治療が統一化されるようになった。それは，この治療が今までの褥創治療とは異なり，簡便で，しかも誰もが処置しやすい治療であったからだ。しかし，いくら治療方法が統一されたとはいっても，正しい治癒原理を理解したうえでなければ何の意味ももたない。そのため，治療を始めた当初に，ガイドラインを作成し，それをもとにした勉強会を開催してきた。現在も，回診時，ベッドサイドで一緒に創部の評価を行い，正しい創の見方ができる看護師を育成していく教育的側面も大切に行っている。ラップ療法導入以前は，看護師の個々による主観的判断（知識量の有無等）が治療材料，薬剤の使用を左右してしまっていたが，ラップ療法という単純，明快な治療を取り入れたことで，治療体制が整い，結果的には，患者さんの治療効果につながっていると確信を得ている。今後の課題は，ラップ療法を行っていく医師，看護師が正しい目で創の観察ができ，それに基づき適切な治療が行えるような情報の整備が必要ではないかと感じる。

　今後も，患者さん，家族の治療説明を十分に行いながら，少しでも不安が少なく治療に臨めるような配慮を看護師として大切にしていきたい。

ラップ療法と出会って考えたこと

　褥創は，加齢現象の一症状にすぎない。その褥創とうまく共存していくという捉え方のなかでの治療，看護であるべきだと思う。そう捉えるなら，ラップ療法は意にかなう治療方法だ。それは，最高の治療効果が期待でき，安価であるため，使用に関して制限なく使える材料であるからだ。便による汚染，おむつかぶれができたなら，褥創，周囲の皮膚の状態に合わせ頻回に交換することができる。治療材料の規

定の枠にとらわれず，患者さんの創を見ての治療が行える。本来あるべき治療の姿がラップ療法にはある。

おわりに

新しい治療を行っている過程には，さまざまな課題はつきものである。そんなとき，私たち医療従事者は，今まで培ってきた知識，技術を知恵に変え，患者さんにとって苦痛の少ない最良の治療を考案していくべきである。

ラップ療法との出会い

財団法人岩手済生医会中津川病院 内科・循環器科
室岡雅子

褥創と向きあう

　1999年4月に内科医師として現在の職場に入った。入院患者の平均年齢は優に80歳を超えているという病院である。

　驚いたのは，患者に皮膚科的トラブルが多いということであった。もちろん，深い褥創やポケットを形成した褥創をもつ患者も多かった。それまで勤めていた大学病院では，そのような褥創を診ることは皆無であった。また，皮膚科的トラブルも中等症以上のものは，皮膚科の医師に診察してもらうシステムになっていた。自分で患者の皮膚を観察しながら処置の指示を出さなければならない新しい職場は，それだけでストレスが大きかった。これまでとまったく違う環境の職場に早くとけ込まなければと焦った。スタッフと亀裂を生むようなことは避けたいという理由で，自分の専門分野以外については，スタッフに「これはどう対処したらいい？」と質問するなどして，スタッフの意見を尊重するようにしていた。

　褥創についても然り。褥創を自分で観察して診断して処置の指示を出したことがなかった私は，ベテランナースのやることをお手本にすることにした。在宅看護の経験も豊富なベテランナースは，背部に褥創を形成していた在宅患者さんの処置の際，綿棒で創表面を擦り，消毒して，さらに背中を露出させ日光浴をさせながら，背中をマッサージしていた。

　褥創はすっかり乾燥しきっていた。「ここからがなかなか治らない」とベテランナースは嘆いていた。今思えば治らないのも当然なのだが，私は知識のなさゆえ，ナースの行う処置を尊敬の念さえ抱き見つめていたのである。

　何とか完治にまで導くことはできないものだろうかと，私自身も褥

創に関する医学書を買ったり，日本褥瘡学会にも入会し，情報を集め出した。情報が集約されてくるにつれ，これは大変なことだと思った。病院で行われている褥創治療のすべてが時代遅れなのだ。赴任後数年を経過して，頼りない私の指示に耳を傾けてくれるスタッフも増えてきたので，まずは，褥創の消毒をやめるということから始めた。最初は怪訝そうな顔をしていたスタッフも，すぐに効果に気づいてくれた。

ラップ療法を知る

　徐々に意識改革をしようとしていたところ，いいタイミングで「褥瘡対策未実施減算」という医療施策が始まった。スタッフも自ら勉強するようになり，創の治癒には湿潤環境が必要という認識が定着してきた。スタッフから，医療用創傷被覆剤を使用したいという声も上がり，新規に創傷被覆材を採用した。

　保険適用上創傷被覆材の使用は原則2週間，最長3週間とされていた。新しい被覆材を使用しはじめた当時，大きく，かつポケット形成のある褥創患者さんがおり，被覆材の使用期限が3週間では到底治癒まで対処ができなかった。適用期間終了後の処置をどうしようかとインターネットを検索していたところ，鳥谷部先生の「ラップ療法」のサイトが目に止まった。実際に褥創が治癒していく過程が明示してあり，これなら治せると確信した。自分たちにもできそうな簡単な処置ということも魅力的だった。

　スタッフを説得して，ご家族からも了解を得，食品用ラップを褥創に使用してみた。それまで，創はガーゼや被覆材で手厚く覆い保護するものというイメージが強かったスタッフには，食品用ラップのみで被覆した創はあまりにも無防備に見えたようで，皆，半信半疑という表情だった。しかし，翌日の創の状態をみて，スタッフの表情は明らかに変わった。ラップの貼られた創は，一日で状態が変化していた。処置についたナースからは「すごいですね」の声。

　この日から，褥創患者さんの入院を心待ちにするようになった。褥創と聞くとげんなりしていた頃とは大違いである。ラップ療法で褥創を治療した患者さんの経過を，「日本褥瘡学会」で発表する機会にも恵まれた。鳥谷部先生には足を向けて寝られない。感謝の気持ちでいっぱいである。なによりも，患者さんが，褥創が治ったことに，ひいては鳥谷部先生に感謝しているに違いない。

鳥谷部・夏井理論再考
―― EBM のニュー・フロンティア ――

フジ虎ノ門健康増進センター
斉尾武郎

ラップ療法は EBM の敵か

　「ラップ療法にはエビデンスがない」として，不当な治療法という謗りを浴びている．"素朴な" EBM 的評価ではそのような結論となるのは当然であろう．しかし，"ラップ療法は EBM の考え方に新しい視点を加えてくれるのだ" とは考えられないだろうか．

　通常，EBM では治療効果の評価にランダム化比較試験を最強とする臨床的エビデンスを用いる．この前提として，治療という介入行為は疾患を改善する効果があると考える．すなわち，治療しないよりは何か治療したほうが治りやすいはずだ，という大前提がある．しかるに，鳥谷部・夏井理論による創傷治療の根底には，「傷はおのずから治る能力を有しているのだから，その治癒能力を妨げないことが最大の治療法である」という考え方がある．したがって，通常の EBM で問題となるような，"治療による治癒の促進" が治療方法の評価に必要なエビデンスのテーマではなく，"鳥谷部・夏井方式以外の創傷治療による創傷治癒の遅延" がテーマなのである．つまり，鳥谷部・夏井方式以外の治療法は有害であると主張しているのであるから，従来の治療法を信奉する側は面目丸つぶれであり，このままでは鳥谷部・夏井方式と従来の治療法とが折り合うことはありえないであろう．鳥谷部・夏井方式こそが有害であるという主張をせざるを得ないわけである．もし，決着をつけるのであれば，やはり臨床試験を組むより他はない．

副作用の検証試験

　これを少しく敷衍するならば，鳥谷部・夏井方式と従来の創傷治療の効果を比較するには，副作用のランダム化比較試験を組めばよいということになる。すなわち，鳥谷部・夏井理論の側からは，従来の創傷治療により，創傷治癒が遅れるかどうかを検証するのである。逆に従来の創傷治療を支持する側からは，鳥谷部・夏井理論に沿った治療により，創傷治癒が遅れることを検証するということになる。いずれの立場にせよ，相手がネガティブな効果をもつものだということを証明することになる。

　副作用の有無を検証するということは，人為的に有害事象を生じさせるということを意味するため，倫理的な問題が障壁になるものの，鳥谷部・夏井理論への多数の医学者らの批判があることからわかるように，社会的には臨床的平衡に達しているため，両者の比較試験を行うことは必ずしも非倫理的であるとはいえない。

創傷治療のパラダイム・チェンジ

　むろん，双方が治癒に関してポジティブな効果をもつということを前提にした臨床試験を組むことも可能であろう。しかし，鳥谷部・夏井理論の背景にある「傷はおのずから治る能力を有しているのだから，その治癒能力を妨げないことが最大の治療法である」という考え方を否定しないことには，どのようなポジティブな効果が従来の創傷治療で証明されようとも，その正当性は担保されないことになる。なぜならば，鳥谷部・夏井理論以上にシンプルな介入はおよそ従来の創傷治療のコンセプトからは出てこないため，いかなる治療法に対しても，鳥谷部・夏井理論の側からは"創傷の治癒を妨げている"という批判がどこまでも成立するからである。

　かように考察を進めていくと，結局は鳥谷部・夏井理論と従来の創傷治療理論では，根本的に創傷の治癒に対する考え方に相違があり，それが"治療"という人為的な介入が創傷治癒に善と働くのか，悪として働くかについての立場の違いに逢着する以上，いかなる検証試験を行ったとしても，おそらくは双方からさまざまな副理論が提唱され，結果についてさまざまな解釈がなされ，結局は合意に達することはな

いであろう。これはすなわち，パラダイムがまったく異なる治療法同士であるということであり，双方を比較すること（その方法が臨床試験であるかどうかにかかわらず）が，必ずしも双方の融和につながらない，むしろ，対立が深まる可能性が高いことを意味するのである。

ガイドラインの罠

　鳥谷部・夏井理論，特に鳥谷部氏の提唱するラップ療法につき，褥創の診療ガイドラインに沿っていない，正当性のない治療であるという批判がなされている。しかし，これはむしろ，ガイドラインを作成した人々に残酷な話なのである。

　いずれかの疾患につき，診療ガイドラインに沿った治療を行ったものの，患者が死亡したとしよう。この時，遺族が主治医を訴えた場合，主治医はどのように抗弁するか。「某学会の診療ガイドラインに沿って治療したので，善意管理義務は果たしている」と答えることであろう。すると，その診療ガイドラインを作成・普及している人物や組織が有責であるということになる。「ガイドラインに従うかどうかは主治医の裁量の範囲」という抗弁は空しい。いやしくも学会の権威の名の下で周知せしめたガイドラインであるからには，よほどの臨床的な必要性がないかぎり，ガイドラインに従わない治療の結果が芳しくない場合には，ストレートに主治医に責任があるとされる可能性が高いからである。つまり，ガイドラインが存在することにより，医師の裁量権が暗示的に制限を受ける以上，半強制的にガイドラインに従わざるを得ないのだ，という主張が主治医からなされるわけである。そこで，ガイドラインの妥当性の有無が法廷に上ることとなる。自由度の低いガイドラインであれば，作成団体・普及団体が医師の裁量範囲を狭めたからこそ，患者それぞれに最適の治療を主治医が選択できなかったと指弾される。反対に自由度の高いガイドラインであれば，何をしてもガイドラインのせいにされるわけである。いずれにせよ，ガイドラインの作成団体・普及団体が医療過誤訴訟の当事者になることは時間の問題であろう。これはEPO訴訟などの行政による制限診療を主題とした訴訟に想いをいたせば，容易に理解できるはずである。その被告側に各学会のガイドライン作成者や，ガイドライン普及にあたった組織が座ることになるのである（表）。

表：ガイドラインの有責性（医療事故被害者・主治医の論理）

自由度 \ 有責性	あり	なし
低い（行うべきことが限定されているガイドライン）	● ガイドラインの作成者・普及者（治療者の裁量の範囲を狭めたのはガイドラインだ） ● ガイドラインで推奨されている薬の製造販売者（自社の薬がガイドラインという料理本医療の中で勧められているのを放置しておいた。ガイドラインの中に薬物名が書いてあれば，治療者はそれ以上は詳しく個々の薬については調べないものなのに。） ● 行政（おかしなガイドラインを放置していたのは行政だ。）	● ガイドラインを守った治療者（標準的治療に従ったまでのことだ。ガイドラインが悪いから病状が悪化したのかもしれぬ。） ● ガイドラインを守らなかった治療者（守れないようなガイドラインを作ったのが悪い。無理にガイドラインに合わせようとして，治療が混乱した。ガイドラインの定める治療方法の範囲があまりにも狭いので，診療の参考にはならなかったと主張。）
高い（治療者の裁量の範囲が広いガイドライン）	● ガイドラインの作成者・普及者（治療者が何をしてもガイドラインのせいにできる） ● ガイドラインで推奨されている薬の製造販売者（自社の薬がガイドラインという料理本医療の中で勧められているのを放置しておいた。ガイドラインの中に薬物名が書いてあれば，治療者はそれ以上は詳しく個々の薬については調べないものなのに。） ● 行政（おかしなガイドラインを放置していたのは行政だ）	● ガイドラインを守った治療者（標準的治療に従ったまでのことだ。ガイドラインが悪いから病状が悪化したのかもしれぬ。） ● ガイドラインを守らなかった治療者（実際はガイドラインに従っていなくても，ガイドラインに従ったと強弁できる。あるいはガイドラインの定める治療方法の範囲があまりにも広いので，診療の参考にはならなかったと主張。）

注1）本表は当該疾患に1個しか診療ガイドラインがない場合である。ガイドラインが複数存在する場合は，どのガイドラインに沿った治療を行うのかについて，治療者の裁量が広がるため，個々のガイドラインの有責性は減る（ガイドラインという治療体系の選択性）。

注2）ガイドラインで推奨する治療法と保険診療による償還との間には，相当以上のズレがあるため，行政はその点についても責任を問われる可能性を有している（二重の有責性）。すなわち，ガイドラインで推奨されている治療法を実施できなかったのは，保険診療の縛りがあるからだという主張も治療者の側からは成り立つ余地がある。

注3）本表で挙げた医療事故被害者・主治医の論理が成立する以上，ガイドラインの作成者・普及者，ガイドラインで推奨されている薬の製造販売者，行政等が診療ガイドラインに対するそれぞれの立場の正当性を普段から種々の形で主張していても，ガイドラインに関連して（民事）裁判が提起される可能性を有している（ガイドラインの没免罪符性）。

ガイドラインを作成・普及するということは，かくも重い意味を有しており，鳥谷部・夏井理論という，まったくパラダイムの異なる治療法が提唱されている時点でガイドラインを提示することは，治療法に関する混乱を収拾しようという試みとしては勇気ある行動である。しかし，ガイドラインを提示すれば，その当否にかかわらず，「鳥谷部・夏井理論に従わず，実質的に半強制的である診療ガイドラインに従ったために創が悪化した」という指摘をされる余地を残しており，むしろ，ガイドラインを作成せず，さまざまな医学者がそれぞれに学説を唱えるのみのほうが，治療の責任という点からは医学者の責任は軽いのである。公平・公正な医療の提供という点では，ガイドラインを作成することは必須である。しかし，ガイドラインの存在が広く知られること自体が，種々の医療上の対立にガイドラインの作成・普及にあたる者が当事者として関与する可能性を高めるのである。しかし，ガイドラインを作成してしまった以上は仕方がない。お勧めはガイドラインを複数作成し，その選択は各治療者に委ねるという方法である。この意味で，皮肉なことに鳥谷部・夏井理論による診療ガイドラインが作成されることが，既存のガイドライン作成・普及者の医療紛争における当事者性を軽減する唯一の方策である。

ラップ療法こそが最善の褥瘡治療である

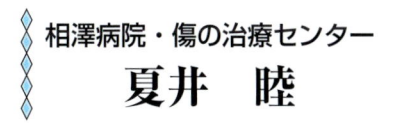

相澤病院・傷の治療センター
夏井　睦

はじめに

　ラップ療法は褥瘡の理想的治療であり，最善の選択である。それは褥瘡の病態を知れば明らかであり，実に理に適っているからである。これは従来からの軟膏を主体とした褥瘡治療，被覆材を使用する褥瘡治療，手術による褥瘡治療のすべてを凌駕する治療効果を発揮する。医療費高騰が問題になり，高齢化社会が進行している現在，最も望ましい褥瘡治療のあり方を示しているのがこのラップ療法である。

褥瘡とは何か

　寝たきりで意識もほとんどなく自力で体動もできない患者に発生する褥瘡とは何だろうか。それは加齢という自然現象，老衰という進行性不可逆性変性疾患の一症状である。自分の意思で体が動かせなくなり，食事も取れなくなり，目は白内障で濁り，耳も遠くなり，排尿や排便のコントロールもできず，意識が混濁して周囲の人間との意思の疎通もできず，やがて寝たきりになり…というのは死への自然な過程であり，いわばそれは自然現象である。木から落ちたりんごが加速度運動をして地表に落下するように，人間はいつかは死に，死から逃れられる人間はいない。
　人間の死の様相はさまざまである。事故で突然死ぬ人もいれば，戦争にまき込まれて死ぬ人もいる。病気で死ぬ人もいれば，人に殺されて死ぬ人もいる。そして，寝たきりになって死を迎える人もいる。そ

ういう寝たきりになって徐々に死に向かう人に褥瘡が発症する。寝たきりになってしまった時，人間は褥瘡の発生から逃れられないのである。

死への自然現象が褥瘡であるということは何を意味しているだろうか。これは死に付随するあらゆる現象が同時に起きていることを意味し，決して褥瘡だけが発生しているわけではない。だから，褥瘡のある患者の褥瘡を治したところで患者の状態は何も変わらないのである。褥瘡が治ったからといって意識が戻るわけでもなく，歩けるようになるわけでもないし，生命予後が改善するわけでもない。

例えば，寝たきりで意識のない患者に白内障があったら手術をするだろうか。骨粗鬆症が見つかったら投薬するだろうか。脳腫瘍があったら手術するだろうか。では，褥瘡があったら治療するだろうか。このようなことを考えない褥瘡治療とは，要するに褥瘡の本質から眼をそらしたものである。

褥瘡だけ治せばいいのか

褥瘡が老衰に伴うものであるかぎり，いったん治癒しても再発は避けられない。褥瘡の原因である老衰を改善することも，老衰の進行を止めることも不可能だからだ。だから，どんなに高価な薬剤を使って治しても，完璧な皮弁術を行っても，褥瘡が再発しない状態にできるわけではない。

要するに，寝たきりになった高齢者の抱えるすべての問題を考えたうえで褥瘡治療しているのならいいが，褥瘡だけ切り離して治療するのはナンセンスである。それは寝たきり患者に白内障の手術をするのと何ら変わらないのである。

褥瘡を治したいと看護師や医師が考えるのは勝手だが，それは患者のことをまったく考えていない行為だと思う。

被覆材とラップを比較すると

創傷被覆材は外傷の治療ではきわめて効果的であるが，褥瘡治療では致命的な欠点がある。厚みをもつことと連続2週間しか使用できないこと，そして価格が高いことである。

特別寄稿　ラップ療法をもっと知るために

　まず厚さの問題であるが，これは褥瘡発生機序に直接絡んでいる。褥瘡が同一部位に体重がかかることによる皮膚・軟部組織の損傷であることに異論はないだろう。だから，褥瘡創面にあてるガーゼは極力薄くすることは褥瘡治療の基本中の基本である。

　ならば褥瘡の治療材料は薄ければ薄いほど望ましいことになる。治療材料として極限の薄さをもつのがラップであり，したがってラップは理想の治療材料ということになる。実際，褥瘡を創傷被覆材で治療していると，被覆材の形の圧痕が皮膚や肉芽につくことはよく見かける光景であるが，これは被覆材自体の厚みによる圧迫が加わっていることを示す。一方，ラップで圧痕がつくことは絶対にないのである。これは治療材料としてのラップの絶対的優位性を示している。

　次に「連続2週間使用を限度とする」とする保険診療上の制約の問題も避けて通れない。この規定があるかぎり，褥瘡のような慢性創に創傷被覆材を使うことは事実上不可能である。どうしても創傷被覆材で褥瘡を治療するのであれば，病院持ち出しを覚悟することになる。現在，いくつかの施設が褥瘡治療のマニュアルを発表していて，その多くは創傷被覆材の使用を薦めているが，これらの施設ではどんなマジックを使ってこの「2週間の制限」をクリアしているのだろうか。まさか，病院持ちだしで治療をしているわけではないだろう。要するに，メーカーが無償で被覆材を提供してくれるようなことがないかぎり，このような創傷被覆材を使った褥瘡治療とは絵に描いた餅に過ぎないのである。現実に使えない治療法を提唱されても，現場で治療している人間にとっては無用の長物でしかない。

　そして被覆材の価格の問題も無視できない。もしも将来，この「2週間の制限」が撤廃されるとしたらどうなるだろうか。当然，褥瘡治療に大量の被覆材が使われるようになり，医療費の高騰を招くだけである。寝たきりで意識のない患者にそれだけの医療費をかけることの是非をまず問うべきであろう。

ラップを使おう

　しかし，だからといって褥瘡の治療を止めるわけにはいかない。そうであれば，被覆材と同等の効果のある材料を探すべきだろう。褥瘡治療，あるいは創傷治療の原則は湿潤環境の維持である。要するに，

創面を覆って乾燥を防げる物であれば被覆材と同等の治療効果をもつことになる。創面を覆う物はいろいろ考えられるが，その一つの候補にラップがある。

では医療材料の中で「創面を乾かさず，創面に固着せず，2週間以上連続使用できる」ものはあるだろうか。この条件に合致するものにポリウレタンフィルムなどの接着剤付きフィルム材がある。これらも褥瘡治療には非常に有用だ。だが，浸出液が多ければすぐに剝がれてしまうし，創周囲の皮膚が接着剤で損傷されることも少なくない。この皮膚の損傷は接着剤に由来することは明らかであり，それならば接着剤は本質的に不要だということになる。この点からもラップの優位性が導き出せる。

ラップは医療材料でないので使うべきではないという考えもあるだろうが，それなら皮膚科領域で普遍的に行われている「サランラップ®によるODT療法」はどうなるのだろうか。これは，現在発行されている多くの教科書に「サランラップ®」という商標付きで紹介されている治療である。同様に，整形外科領域で普遍的に行われている「指尖部損傷のアルミホイル療法」はどうだろうか。これだって治療材料ではない，ただの台所用品である。

もしも「褥瘡のラップ療法」をラップを使っているからという理由で非難するのであれば，皮膚科のODT療法も，整形外科のアルミホイル療法も非難すべきである。これらの治療法を受けている患者数は「褥瘡のラップ療法」の比ではないはずだ。もしも「褥瘡のラップ療法」だけ批判し，皮膚科も整形外科の治療も批判しないというのであれば，それは単なるダブルスタンダードにすぎず，科学者として最も恥ずべき情けない態度である。すなわち「台所用品を治療に使うべきでない」とラップ療法を批判している医師や看護師は，己の無知をさらけ出していることに気がついていないだけである。

最もシンプルな褥瘡治療

ラップ療法はきわめてシンプルである。黒色期，黄色期，赤色期などの病期分類で治療法を変える必要がないからである。また，薬剤も不要であり，せいぜい白色ワセリン（あるいはプラスチベース）をちょっと使う程度であり，初心者でもほとんどトラブルなく治療でき

る。このシンプルさがこの治療の身上であり，おそらくあらゆる褥瘡治療の中で最もシンプルなものだろう。

　では，各種の軟膏や細胞成長因子製剤と比べるとどうだろうか。

　褥瘡は老衰現象の一症状であることは指摘した。つまり，いったん治癒した褥瘡でも「褥瘡が再発しない」状態にはならない。そうであれば，高価な薬剤を使って褥瘡治療することが無意味であることは明らかである。それらの薬剤を使えば褥瘡が再発しないというなら話は別だが，どんなにすばらしい薬効成分を含んでいる薬で治療しても，褥瘡は再発するのである。再発するかどうかは薬剤の効果とは無関係であり，看護者（介護者）の注意一つにかかっている。このように考えれば，褥瘡治療はなるべく安上がりであることが重要なことがわかる。ここにもラップ療法の優越性がある。

　寝たきり高齢者の問題は褥瘡だけではない。褥瘡を治療しても患者が抱える問題（尿失禁，便失禁，意識混濁，皮膚の脆弱性，易感染性…）は何一つ解決していない。褥瘡が治っても「褥瘡のある寝たきり患者」が「褥瘡のない寝たきり患者」になっただけであり，意識が戻るわけでも歩けるようになるわけでもない。まずこの現実を認めるべきである。

　このように考えると，寝たきり患者の褥瘡を手術治療することの愚かしさが見えてくる。褥瘡を治すために全身麻酔をかけ，骨を削り，筋皮弁形成をし，輸血をし，術後の点滴や抗生剤投与をして，患者は何を得るのだろうか。むしろ，麻酔や手術によって生命の危険を強いられているだけではないだろうか。「褥瘡がある寝たきり患者」を「褥瘡のない寝たきり患者」にするだけのために，このような危険な行為をすることは医療倫理上，果たして許されることだろうか。これは単なる外科医の自己満足ではないのだろうか。

ラップの安全性を問う愚

　もちろん，ラップは食品を包装する材料であり，創面に使用した際の安全性も確認されていない。しかし，老衰している寝たきり患者に使用する場合，たとえ発癌性があったとしても癌は絶対に発生しない。「寝たきりで褥瘡のある」患者の1年生存率は限りなくゼロに近いからだ。もしも，このような患者が，癌が発生するまで生き延びられた

ら，それは奇跡であろう。

　また，ラップの製造現場を知れば，それがきわめて清潔な環境で作られていることがわかる。製造過程で細菌が混入する確率はゼロである。一方，褥瘡創面はすでに莫大な数の細菌が常在していることを忘れてはいけない。この膨大な数の「褥瘡面の細菌」の前では，たとえラップに菌が付着していたとしてもそれは大海の一滴にすぎず，それを問題視するほうが異常である。これは小学校低学年レベルの算数がわかっていれば理解できるはずだ。

素人でもできる褥瘡治療を

　「ラップ療法」を一度やってみるとわかるが，きわめて安全，簡単であり，失敗することがない。在宅で家族の方がラップ療法をしている患者の創面はきわめてきれいな状態を保っていて，感染するような症例はない。素人にもできる安全な治療であり，その意味で在宅での褥瘡治療に最善の治療である。

　現在の日本は高齢化が急速に進行している。寝たきりになったり褥瘡ができることは誰にでも起こり得る未来である。そんな社会で，褥瘡治療を「病院だけでしかできない治療，医薬品や医療材料を使って専門家が行う治療」とすることに意味があるのだろうか。誰もがなり得る褥瘡ならば，誰でも家庭で簡単にできる治療として社会に普及させるほうが意義があるのではないだろうか。医療費削減という意味からも，高価な薬剤や治療材料を使わないラップ療法の価値は計り知れないはずだ。

　ラップ療法は，高齢化社会が必然的に抱える問題（＝褥瘡）をきわめて容易に解決する治療法だ。褥瘡を高齢化社会全体の問題として考えた時，褥瘡治療を病院だけに囲い込むのでなく，素人にもできる治療として一般家庭に開放することが最善の選択であり，これこそが21世紀の褥瘡治療なのである。

【資料編】

1. 褥創の予防・治療についての説明と同意書
2. ラップ療法を実施することについて，および検査結果，記録などの学術発表についての同意書
3. 皮下注射による補液（点滴）に関する説明と同意書
4. 誤嚥性肺炎に関する説明と同意書

1. 褥創の予防・治療についての説明と同意書

○○病院 院長
褥創対策委員会

　褥創(瘡)・床ずれとは，ふとんに接触している皮膚が，すれや圧迫によって血のめぐりが悪くなってできる傷です。自力で寝返りを打てない状態になると，一定の部位に力が加わり続け，皮膚には血液が流れなくなり壊死が生じます。これが褥創です。○○病院では褥創対策委員会をつくり，病院内のみならず地域での褥創の予防と治療および研究に取り組んでいます。
　最近褥創の研究が進み，次のようなことがわかってきました。
1．圧力を分散させるエアマットレスや体位変換などによって褥創の発生を減らすことができるが，最大限の努力をしても患者の全身状態が悪ければ発生してしまうことがあります。
2．病院を受診する前にできかかっていた褥創があたかも受診後（入院後）にできたように見える経過を辿ることがあります。
3．褥創の治療法はこの数年間で大きく進歩しましたが，患者さまの全身状態が悪ければ必ずしも治らないこともあります。褥創の治療法はいまだ発展途上です。

　○○病院では褥創の患者さまにプラスチックフィルム（食品用ラップ，穴あきポリエチレンなど）を用いたウエットドレッシング療法を実施しております。（鳥谷部俊一，末丸修三：食品包装用フィルムを用いるⅢ-Ⅳ度褥瘡治療の試み，日本医師会雑誌，123（10）：1605-1611，2000）

　また安全性と有効性を確認するための検査，記録，撮影をしております。許可いただければ結果を外部に発表させていただきます。発表に際して，個人のプライバシーは十分に保護されるよう配慮されます。どのようなかたちで発表されるかについては，担当医または褥創対策委員会担当者にお尋ねください。

説明者
職名
氏名

資料編

(1) ウエットドレッシングによる褥創の治療（材料）

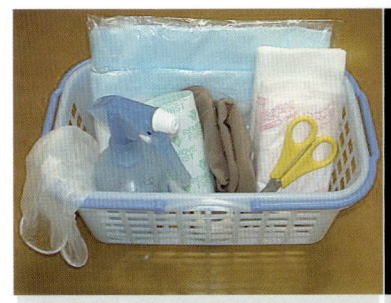

創処置セットを使います。創処置セットは個人専用です。

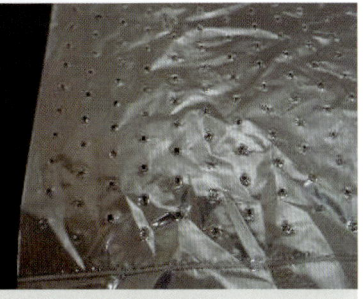

日用品に機能性が優れたものがあります。写真は穴あきポリエチレン袋。

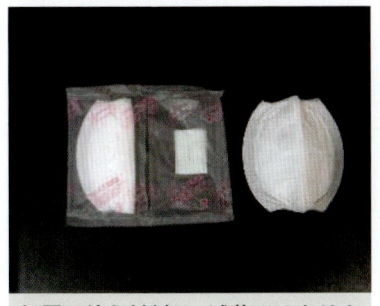

処置に使う材料は，滅菌ではありませんが，清潔なものです。写真は母乳パッド。

(2) ウエットドレッシングによる褥創の治療（方法）

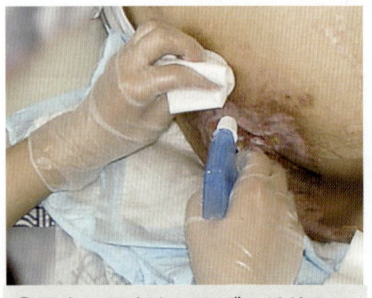

①温水で圧力をかけずに洗浄します。

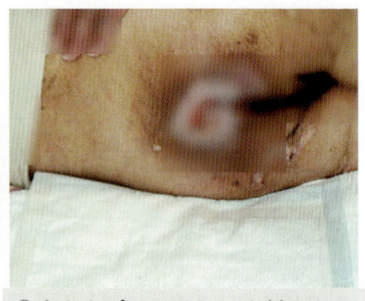

②穴あきポリエチレン＋紙おむつを貼ります。

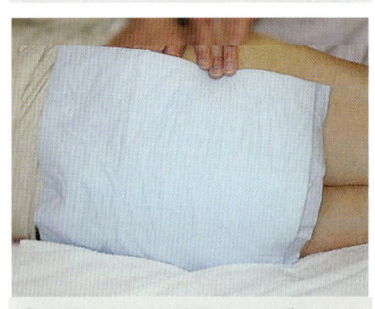

③処置に要する時間は，わずか3分です。

資料編

(3) ウエットドレッシングによる褥創の治療（実例）

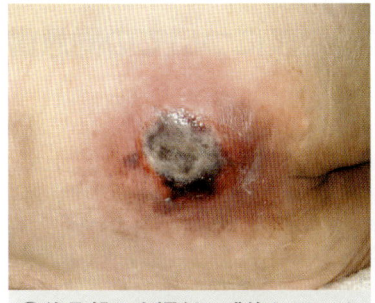

①仙骨部Ⅳ度褥創。感染しています。

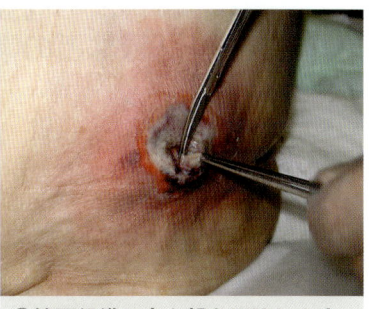

②壊死組織の中心部を切除します。膿が排出されます。

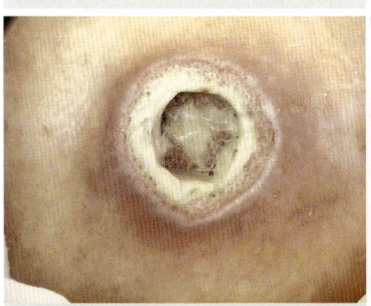

③発症3週経過したところです。

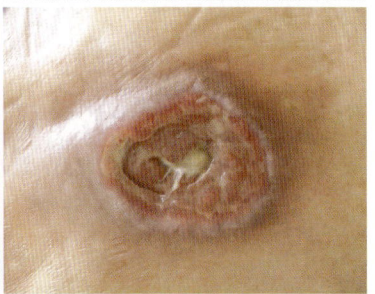

④発症6週目。

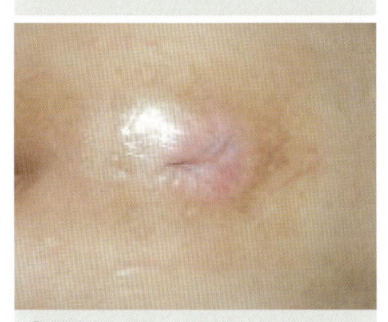

⑤発症24週目。完治しました。

2. ラップ療法を実施することについて，
および
検査結果，記録などの学術発表についての同意書

私は，褥創の治療にラップ療法を実施することについて，および○○病院における診療で得られた検査結果，記録（写真を含む）の学術発表への利用について，口頭および文書を用いて説明を受け，その内容を十分理解いたしました。

私は，次のように判断いたします。
私の褥創の治療においてラップ療法をおこなうことに，

1　同意します。
2　同意しません。

診療後，検査結果，記録（写真を含む）の学術発表への利用について，

1　同意します。
2　同意しません。

　　　　　日付　　　年　　　月　　　日

○○病院　院長

本人
　氏名
　生年月日

代理人
　氏名　　　　　　　　　　　　続柄

説明者
　職名　　　　　　氏名

資料編

3．皮下注射による補液（点滴）に関する説明と同意書

1．あなたの病名は
　［　　　　　　　　　　　　　　　　　　　　　　］です。

2．脱水症の治療の必要性について
　上記の病気のため
　1）摂食不能，嚥下不能
　2）飲み込みがうまくゆかず，誤嚥性肺炎を繰り返す
　3）その他
　［　　　　　　　　　　　　　　　　　　　　　　　　　　］
の理由により十分水分が摂れず，脱水症を生じております。全身状態を改善するため，何らかの方法で水分補給をする必要があります。
　高齢の方は，いろいろな原因（肺炎，脳卒中，癌など）のために経口摂取が困難となり，容易に脱水におちいることがあります。その場合，水分を補給しながら体力を回復させなければいけません。

3．これには以下の方法があります。
　1）経鼻胃管からの水や栄養剤の補給。
　2）胃瘻からの水や栄養剤の補給。
　3）中心静脈からの補液。
　4）末梢静脈からの補液。
　5）皮下注射による補液。

4．皮下注射による補液は，末梢静脈や中心静脈からの補液が普及するようになってからは過去の治療法と考えられておりましたが，最近高齢者の脱水症の治療法としてその簡便性と安全性から再評価されてきております。皮下注射による補液は，諸外国では高齢者の通常の治療法として認められておりますが，日本では最近やっと普及し始めたところです。
　1）○○病院では，皮下注射による補液を実施しております。
　2）皮下注射による補液は，末梢静脈からの補液が管理上困難な場合（血管が見えなくて針が刺せない，自分で針を抜こうとする，在宅，施設入所者等）や，中心静脈からの補液を希望されない場合，その他医学的に不適当と考えられる場合が対象になります。肋間や腹壁皮下に刺したプラスチック留置針から5～24時間で500～1,000 ml程度の補液をします。注射液のため皮膚が少しむくみますが，少し時間をかければ吸収されます。等張液（血液と同じ濃さの注射液）であれば痛

みは少なく副作用も最小限であるといわれています。
3) 皮下注射による補液は，末梢静脈や中心静脈からの補液よりも副作用（出血，感染など）が少ないといわれております。ただし，吸収が緩やかなため，ショックなどの急性の病気には不適とされています。皮下注射による補液は，入院患者さまのみならず，施設や家庭にいる患者さまの治療に有力な手段です。これにより，入院しなくても経口摂取が可能になるところまで体力が回復することがしばしばです。補液で補給される栄養は糖質のみで，しかも必要なエネルギーの10分の1にすぎません（500 ml あたり 100 kcal）。そのため長期にわたる場合は栄養失調になり生命を維持できなくなります。
4) 皮下注射による補液に用いる薬剤は，一般の輸液剤（点滴）と同じものを用います。一般の輸液剤は，本来静脈内に投与するものとして厚生労働省に承認されたものであり，皮下注射薬として安全性と有効性が承認されたものではありません。病状によって，補液にビタミン剤・抗生剤・麻薬（鎮痛剤）などを混注することがあります。そのため患者さま（ご家族）の同意が必要です。同意をいただけない場合は他の方法で治療します。

平成　　　年　　　月　　　日

〇〇病院　院長

私は，私の病気について口頭および文書を用いて説明を受け，さらに皮下注射による補液について説明を受け，内容を十分理解いたしました。
そのうえで以下のように判断いたします。
私の治療において，皮下注射による補液をおこなうことに同意します。

本人
　氏　　名
　生年月日

代理人
　氏名
　続柄

説明者
　職名
　氏名

4. 誤嚥性肺炎に関する説明と同意書

平成　　　年　　　月　　　日

説明者
　職名
　氏名

説明を受けた方
　本人
　生年月日

代理人
　続柄
　氏名
　住所　電話番号
代理人
　続柄
　氏名
住所　電話番号

【診断】あなたの病気は，誤嚥性肺炎，脳血管性痴呆症（認知症）です。
　誤嚥性肺炎は老人性肺炎ともいわれ，高齢者の最大の死因です。しばしば難治性かつ再発性で，呼吸不全や心不全を起こし，人工呼吸器や心臓マッサージなどを含む治療（CPR）が必要になることがあります。このような場合救命率が低いのが通例です。

【誤嚥性肺炎の起こるわけ】高齢者の肺炎は，誤嚥（口のなかの唾液，痰，食物を気管の中に吸い込むこと）により起きます。脳血管性障害（脳梗塞，脳出血）や，パーキンソン症候群，アルツハイマー型痴呆症（認知症）の方は，嚥下障害（喉の神経，筋肉の働きが正常にはたらかない）があり，嚥下反射や咳反射が減弱しているため肺炎を発症しやすいことは，よく知られた事実です。
　一度食べた食事が，胃から食道，喉に逆流して誤嚥して起きることもあります。便秘や大腸がんなどで腸の通過が悪くなって嘔吐したときに吐瀉物を気管に吸い込んで起きることもあります。経鼻経管栄養（鼻から胃に管を入れて栄養剤を入れる）や，胃瘻（胃に穴を開けて管を入れる手術）による

治療をしている場合も高率に発生します。胃瘻のほうが，経鼻経管栄養より肺炎の発生が少ないのは事実ですが，皆無というわけではありません。

　高齢者の肺炎は，夜つくられるといわれます。健康な老人であれば夜ぐっすり寝ていても嚥下反射はあまり低下しないのですが，脳血管性障害のある方や向精神薬（鎮静剤など）を服用している方は，熟睡しているときに嚥下反射が極端に落ちます。すなわち，夜間睡眠中に不顕性誤嚥（胃液が肺の中に入る）を起こしてくるということがあります。

【治療】食事（流動食を含め）を中止し，点滴（末梢静脈注射，中心静脈注射，皮下注射）により水分の補給と抗生剤の投与をします。高齢者には，皮下注射を推奨します。病状に応じて酸素吸入をします。重症化した場合，呼吸不全，心不全を起こして，人工呼吸器や心臓マッサージなどを含む治療（救命処置・ＣＰＲ）が必要になることがありますが，このような場合救命率が低いのが通常です。

　肺炎が改善し，熱が下がったら，食事や流動食を開始します。口腔外科医による嚥下機能評価のための検査VFR（レントゲンに映るようにした特別な検査食による検査と内視鏡による検査）をすることがあります。経口摂取は段階的に行います。経口摂取困難な場合は，経管栄養（胃瘻も含む）で治療することができます。経口摂取，経鼻経管栄養，胃瘻手術のいずれの場合も「肺炎再発」の危険があり，開始，中止，肺炎治療再開，食事や流動食の方法の変更，を繰り返すことがあります。食事や流動食摂取困難な場合，長期間にわたり点滴（末梢静脈注射，中心静脈注射，皮下注射）をすることがあります。合併症として，栄養失調，代謝異常，感染症，出血，カテーテル挿入時の事故があります。いずれの治療法でも，平均余命は1〜3カ月になります。

【経過】高齢者の入院で，留意いただきたいことがあります。それは若い人と違って，入院したら必ずしも良くなるとは限らないことです。高齢者の多くは環境の変化に弱く，病気で入院した場合，それまでしっかりしていた人が夜間に興奮したり，徘徊したりして周囲を困らせたり転倒して骨折することがあります。また入院の原因となった病気が治っても，ほかの病気が出てくることもあります。一旦治った後に，肺炎を再発することがあります。寝たきりでいると褥創（床ずれ）ができて，治療するのに入院期間が長くなったりすることもあります。「お年寄りが入院したら，かえって病気が悪くなった」と言われることがあるのはこのためです。

【治療の選択】ご家族も，医療者も，できるだけ経口摂取させたいという思いは一緒です。食べられなくなった場合，そのままでは衰弱死します。昔は食べられなくなったら，それが最後と考えられていましたが，今日では病院

や施設に入っている場合，経管栄養をするか，中心静脈栄養をするかが選ばれることが多くなりました。

　経管栄養または中心静脈栄養を受けるかどうかを選択・決断する場合，以下の問題についてお考え下さい。

●患者さまご本人が，そのような治療を望んでいたかどうか。
●ご自分が同じような立場であった場合，そのような治療を望むかどうか。
●自分が望まない治療を肉親にさせるのは，倫理的であるかどうか。

　経鼻経管栄養は，チューブが抜けて流動食が気管に入ると，窒息死することがあります。安全確保のために抑制（手袋をはかせる，手を動かせなくするなど）する必要があります。厚生労働省は，介護保険事業において「抑制ゼロ」をうたっております。その精神から考えると，経鼻経管栄養は問題のある方法です。

　医療は，説明と同意で行われるのが正しいあり方とされています。ご本人の意思で決めることが本来ですが，それが無理なら，ご家族が代わりに決めることになります。特定の医療行為（たとえば点滴）をする場合もしない場合も，説明と同意を要します。医療者は，このような処置をすることによって今後どのような状態になるかの正確な情報をご家族に伝えて，判断していただいております。

【救命処置・延命処置）・CPR】老人性肺炎を発症した方は，容態が急変することがあります。救命のために人工呼吸器や心臓マッサージなどを含む治療が必要になることがありますが，このような場合救命率が低く，結果的に苦しみを引き伸ばすだけに終わるのが通例です。救命処置をするかどうか，お話し合いのうえ，あらかじめ決めておいてください。

【救命処置をしないと決めた場合】口の中に食物，痰，異物が詰まった場合はそれを除去し，酸素吸入をします。マスクで呼吸補助をします。同時に，ご家族に連絡します。

【救命処置をすると決めた場合】人工呼吸器や心マッサージなどを含む治療（CPR）をします。一旦人工呼吸器を使用開始した場合は，自分で呼吸できるところまで回復しないかぎり，外すことはできません。

【いま決められない場合】救命処置・CPRをすると決めた場合と同じ治療をします。

索 引

[欧文]

ADL ability of daily living（日常生活能力）　141, 167
DESIGN 分類　76, 78, 192
EBM　222
　——とラップ療法　223
NPUAP 分類　76, 192
NST（栄養サポートチーム）　150
PL 法（製造物責任法）　189
QOL quality of life（生活の質）　170
RCT（無作為臨床試験）　223, 224
Reuler　37
Sackett　223

[和文]

[あ]

アクティブ・ドレッシング（療法）　118, 206
アクリル粘着剤　27
浅いⅡ度褥創　36, 46
圧力　37
アドバン®　140
アトピー性皮膚炎　146
穴あきポリエチレン　90
　——フィルム　128
　——袋入り紙おむつ　92
　——＋紙おむつ　92, 228
アナフィラキシーショック　19
アンテベート®軟膏　147
医業　138
医原性のⅣ度褥創　43
医行為　138
イソジン®（ポビドンヨード）　17, 190
Ⅰ度褥創　45
　——の発症機序　38
イトリゾール®　147
医療行為　137
医療用紙おむつ　86, 188
医療用ドレッシング　8
医療用ラップ　86, 188
胃ろう　150
　——手術　151
　——チューブ　22
　——の局所治療　22
色による分類　76, 192

陰圧閉鎖療法　214
ウエットドレッシング　27
　——材　203
ウエット療法 wet dressing therapy　9
栄養　142
　——，高齢者　150
栄養管理　150
　——，ラップ療法　150
栄養サポートチーム（NST）　150
栄養失調　168
栄養状態が悪い患者　171
壊死組織　30, 65, 110
エビデンス　222
エレース®軟膏　2
塩化ビニリデン　27
嚥下障害　159
　——で注意すべき症状　159
　——の原因　159
円座　142
延命治療　169
黄色壊死組織（スラフ）　66
黄色期　76
オプサイト®　1, 29
おむつ交換　134

[か]

ガーゼ　16, 209
　——タンポン　116
　——ドレッシング　9, 27
　——ドレナージ　115
　——パッキング　74, 116
ガイドライン　226
外胚葉　35, 58
開放性ウエットドレッシング療法　7, 29, 31, 95
開放性ドライドレッシング　10
開放創　65, 115
外用保湿剤　148
かさぶた　16
カデックス®　65
紙おむつ　134
汗管　35, 59
がん患者（がんキャリア，担がん患者）　170, 171
がんキャリア（がん患者，担がん患者）　170, 171
汗腺　36

索引

感染　30, 110, 127
　──制御　115, 127
　──創　115, 121, 206, 209, 213
乾燥環境　27
乾燥性皮膚搔痒症　146
乾皮症　146
緩和ケア　170
気管カニューレ　21
創の評価　76
基底細胞　59
　──層　35
急性外傷　30
キンダーベート®軟膏　147
クリーム　148
車いす生活　130
毛　58
ケアプラン　137, 228
経鼻栄養　150
血管交通枝　40
血管内カテーテル　21
権限委譲　137, 229
抗アレルギー剤　146
高カロリー輸液　152
高機能エアマット　106, 139, 143, 208
抗菌薬　207
口腔管理　150
口腔ケア　151, 161
　──の方法　164
　──の利点　163
抗生物質　19, 68, 71
高張液　153
抗ヒスタミン剤　146
高齢者　152
　──医療　172
　──終末期医療　167
　──終末期ケア　167, 170
　──の栄養　150
　──の栄養状態　172
　──の脱水症　153
　──の便秘　160
誤嚥性肺炎　150, 159
　──に関する患者への説明・同意書　163
　──の治療　161
　──の発症機序　160
　──の予防　161
誤嚥防止　161
黒色壊死組織　65
黒色期　76
ココナッツグローブ大火　27
コロニゼーション　72, 106

根拠（証拠）に基づいた医療（EBM）　223

[さ]

在宅　130
サイトカイン　71
細胞培養　212
避けられない褥瘡　168
避けられる褥瘡　169
酸性水　219
Ⅲ度褥瘡　49
Ⅲ-Ⅳ度褥瘡の発症機序　40
死腔（ポケット）　43, 66, 68, 110, 117, 128, 197, 209
自己融解　175
持続陰圧吸引療法　73
持続皮下注射　152
　──の長所　154
膝関節の拘縮　142
湿潤　37
　──環境　30, 70
　──治療　27
湿疹　146
自動体位変換機能　142
脂肪組織の壊死　127
事務用テープ　105
循環ショック　168
除圧　139, 143
消毒　209
　──とガーゼ　209
　──薬　16, 17, 18, 209
商用ドレッシング　70, 134, 135, 140, 210
褥瘡裁判　168
褥瘡とは　34
褥瘡の再発予防　144
褥瘡の深達度分類　National Pressure Ulcer Advisory Panel（NPUAP）　42, 57
褥瘡の治癒過程　35, 57
褥瘡の発症機序　35
褥瘡の予防　139
食道裂孔ヘルニア　161
除湿　141
人工表皮　39
浸出液　67, 70, 116
真皮　35, 58
水圧　212
水上スキー効果　73, 128, 208
水疱　40, 60, 102
スキンケア　199

325

ステロイド剤　146
ステロイド軟膏　147
スラフ　112
ずり応力　37, 93, 205
製造物責任法（PL法）　189
赤色期　76
接触角　116
セラミド　146
線維芽細胞　68
全国自治体病院学会　4
穿通枝閉塞　175
浅部動脈叢　38
創感染　66
創床形成 would bed preparation　59, 73
創処置セット　83
ソープサン®　2, 128
組織間液　71

[た]
体位交換　139, 208
大量皮下注射　153
担がん患者　cancer carrier（がんキャリア）　171
担褥創患者　pressure-ulcer carrier（担創キャリア）　171
蛋白分解酵素　66
中心静脈栄養　150
中心静脈カテーテル（CV）　152
　──刺入後の処置　22
中胚葉　35, 58
腸ろう　150
治療ガイドライン　78
爪切り　137
爪白癬症　147
手荒れ　146
低酸素血症　160
デブリドマン　121, 127
電動歯ブラシ　164
等張液　153
トップドレッシング　118
ドライスキン　146
ドレーン　21
ドレッシングの4分類　10
ドレナージ　65, 115
　──ガーゼ　116
　──，ラップ療法による　115

[な]
内胚葉　35
軟膏　147, 148
　──ガーゼ（軟膏ガーゼパッキング）

　　117, 135, 140
難治性褥創　130
肉芽　63
　──組織　68
Ⅱ度褥創の発症機序　38
入浴　142
尿素含有クリーム　148
尿素製剤　146
認知症　152
濡れた紙おむつ　142
熱傷　27
膿　116
膿瘍　115

[は]
肺炎　168
敗血症　127
ハイドロコロイド　66, 199, 203
ハイドロサイト®　29
白色期　76
白色ワセリン　147
白癬症　147
　──，体部　147
白血球　71
非医療行為　137
皮下脂肪層　35
皮下注射　152
　──による補液─説明と同意書　155
　──による補液の適応　154
　──用法の実際　154
皮脂欠乏症　146
皮脂膜　146
皮膚欠損　71
皮膚全層欠損　36
皮膚の解剖　35
皮膚の構造　57
皮膚の再生　35
皮膚の修復　35
皮膚の清潔　142
皮膚の微小循環　70
皮膚の保護　142
皮弁手術　130, 197
表皮　35, 58
　──角質　39
　──形成　64
　──細胞　36, 63
フィブリン層　36, 59, 63, 68, 73, 107, 212
フィルムドレッシング　29
深いⅡ度褥創　36, 48

複数のステージをもつ創　53
プラスチックフィルム　7, 134
プラスチベース®　65, 147
ブラッシング（歯磨き）　164
　　──の実際　164
　　──の体位と誤嚥防止　165
不良肉芽　59, 68
分界 demarcation　175
ヘアレスマウス　222
閉鎖性ウエットドレッシング　10
閉鎖性ドライドレッシング　10
閉鎖性ドレッシング療法 occulusive dressing therapy（ODT）　3, 9
閉鎖療法　207, 213
閉塞性動脈硬化症（ASO）　41, 178
ヘパリン類似物質製剤　146
膀胱洗浄　18
ホウ酸ワセリン・ガーゼ　27
補液（点滴）　152
ホームヘルパー　134
ポケット（死腔）　43, 67, 110, 117, 128, 197, 209
　　──の切開　117
保湿　146
　　──剤　148
ホスピス　180
ポビドンヨード（イソジン®）　17, 190
ホメオスターシス　70
ポリウレタンフォーム　29, 66, 203
ポリエチレンフィルム　27

[ま]
マクロファージ　71

摩擦　37
末梢静脈栄養　150
慢性創傷　30
無作為臨床試験（RCT）　223, 224
毛細管現象　116
毛細血管　39, 60
毛包　35, 58, 59
モラルハザード　169

[や]
ユーパスタ®　65
陽圧　71
ヨードホルムガーゼ　209
Ⅳ度褥創　50

[ら]
ライダー，コートニー　140
ラップ療法と栄養管理　150
ラップ療法によるⅡ度褥創の治癒過程　59
ラップ療法によるⅢ度褥創の治癒過程　63
ラップ療法によるⅢ-Ⅳ度褥創の治癒過程　65
ラミシール®　147
療養担当規制　227
鱗屑　146

[わ]
ワセリン　65

特別付録
Food-wrap as wet dressing for pressure ulcers : Open Wet-dressing Therapy (OWT)

TORIYABE/Shunichi M. D.*

---

*Center for Pressure Ulcer, Aizawa Hospital
2-5-1, Honjo, Matsumoto, Japan 390-8510
Tel : +81(0)263 33 8600　Fax : +81(0)263 32 6763
E-mail : toriyabeshunich@yahoo.co.jp
Website for pressure ulcer treatment
http://www.pressure-ulcer.net/

Introduction :
As the population ages, pressure ulcers are a growing health issue, leading to clinical, financial, and emotional challenges. Numerous treatment modalities have been proposed, and Occlusive Dressing Therapy (ODT) has been one of the answers, maintaining a moist environment and facilitating healing[1,2]. However, this technique is not indicated for wounds with abundant exudate and infection. Not only may dressings melt or be peeled off by the exudate, but the dressing may stick, incurring the risk of impregnating the wound with purulent material.

Food-wrap dressing may be a solution[3]. Unlike commercially available dressings such as polyurethane foam (e.g., Hydrosite) and hydrocolloid, food wrap (polyvinylidine film) does not adhere to the skin.

The author coined the term "open wet-dressing therapy (OWT)" to describe this type of wound treatment. The name of the game is to keep the wound open (not occluded) and wet.

The first patient with multiple ulcers was treated with a food-wrap dressing in 1996[3], and OWT has since been widely adopted in hundreds of medical institutions and nursing homes in Japan.

Following is an introduction to OWT and case reports of patients treated in this way. The patients gave informed consent to participation.

1. Materials and methods

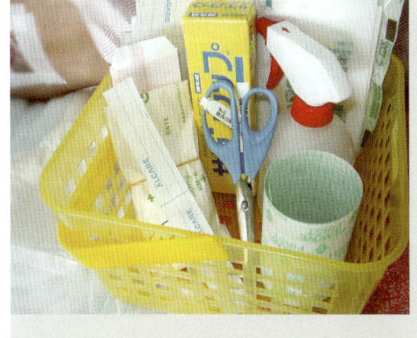

Figure 1a. Each patient is assigned his/her own plastic basket containing a roll of food wrap, film dressing, adhesive tape, an atomizer containing tap water, scissors, gauze, plastic gloves, and pantyhose. To avoid contamination of supplies, do not use multipatient treatment carts that are taken to the bedside. Use clean gloves for each patient.

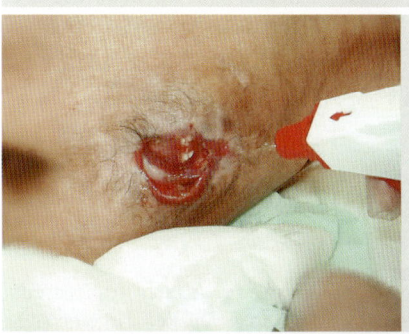

Figure 1b. Rinse wound and surrounding skin gently with tap water. Showering with an atomizer is preferable to irrigation. Take care NOT to injure the wound surface or to remove epithelia.

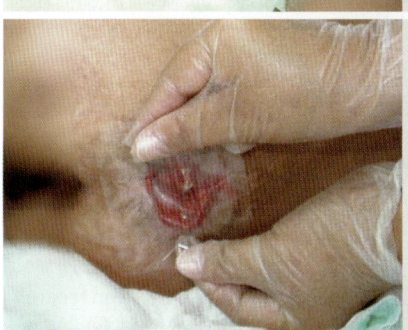

Figure 1c. Dry surrounding skin with gauze or paper towel. Do not scrub wound surface. Dress wound with transparent film or food wrap.

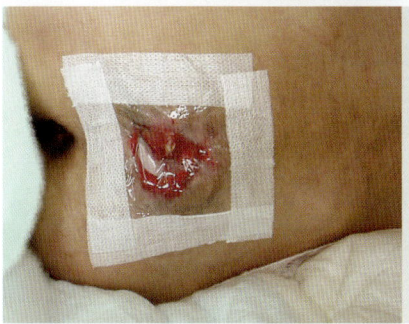

Figure 1d. This procedure takes only 3 minutes.

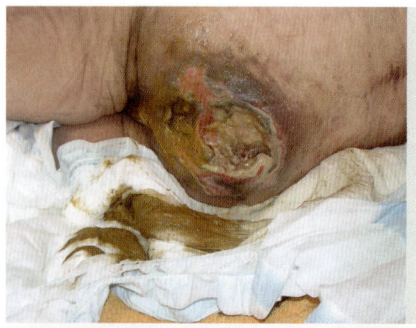

Figure 1e. Caring for wounds in coccygeal area poses a challenge, as dressings will come off easily and become soiled with feces.

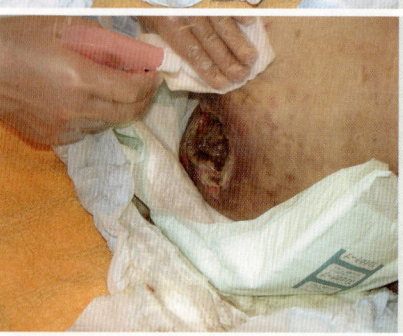

Figure 1f. Just rinse wound and buttocks with tap water and dry skin with paper towel.

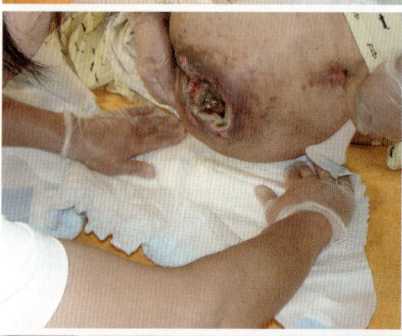

Figure 1g. Attach transparent film (e.g., Opsite) large enough to cover entire area to paper diaper.

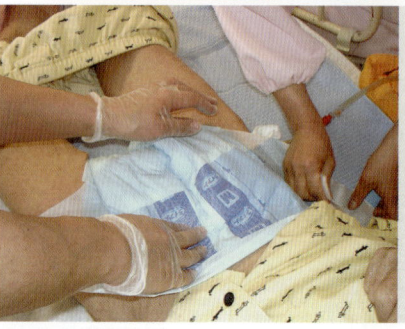

Figure 1h. Apply film-coated diaper. This takes only 2 minutes.

2. Case Report
<Case 1>

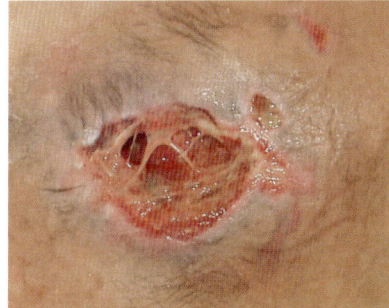

Figure 2a. A female patient in her 20s developed a 3.5×4.5-cm pressure ulcer (NPUAP Stage 3) in sacral region. It was dressed with food wrap. The soft necrotic tissue was allowed to self-digest under dressing. (Week 0)

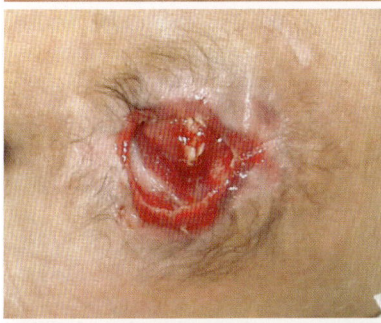

Figure 2b. Necrotic tissue became digested. Smooth surface of wound bed is characteristic of OWT. (Week 1)

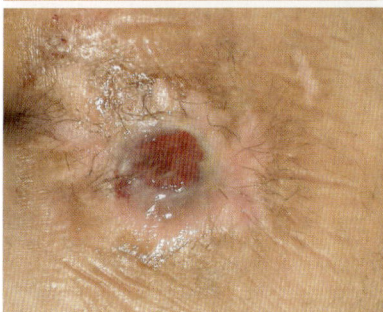

Figure 2c. As wound margin flattened, epidermis started covering wound surface. (Week 20)

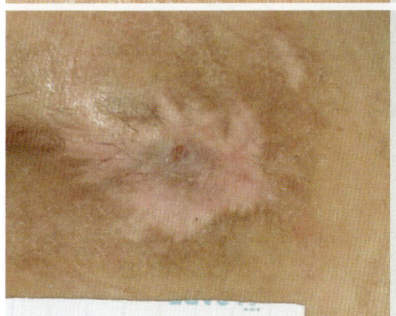

Figure 2d. Entire area is covered with epidermis. (Week 24)

<Case 2>

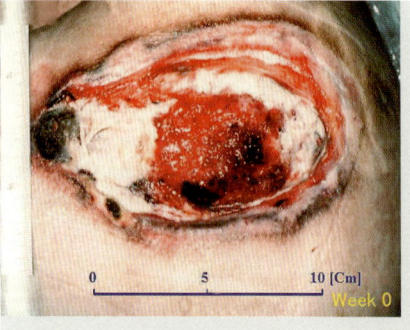

Figure 3a. A man in his 70s developed Stage 3-4 pressure ulcers in sacral and both trochanteric areas after a brain infarction. Photo depicts 14x9-cm left trochanteric ulcer before OWT. Wound had been treated with iodofor disinfectant and povidone-iodine-soaked gauze packing. Note that wound is covered with eschar, yellow necrotic tissue, and rough-surfaced granulation. Center of wound was damaged by compression, and necrosis started.

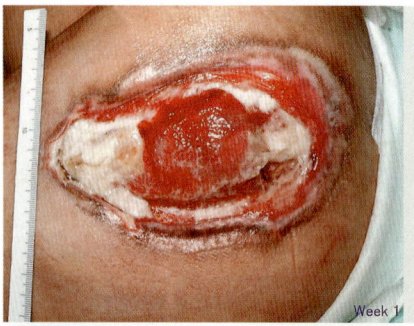

Figure 3b. Necrotic tissue was allowed to self-digest under food-wrap dressing. As time passed, it turned into yellow slough, which became soft and was easily removed. Rough-surfaced granulation turned into smooth-surfaced red granulation. (Week 1)

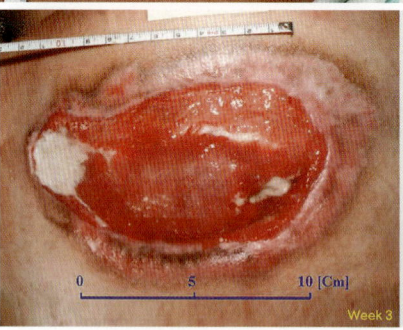

Figure 3c. Necrotic tissue is mostly dissolved. Granulation fills wound, and its margin is flattened. (Week 3)

特別付録

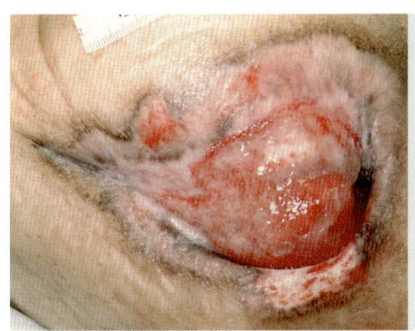

Figure 3d. Wound has thin surface layer of epidermal cells, which were NOT scrubbed off under film dressing. (Week 4)

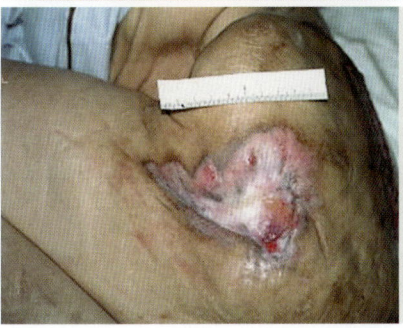

Figure 3e. By Week 16, about 80% of wound surface was covered with epidermis. Film-dressing therapy should be continued to prevent fragile epidermis from being scrubbed off. (Week 32)

<Case 3>

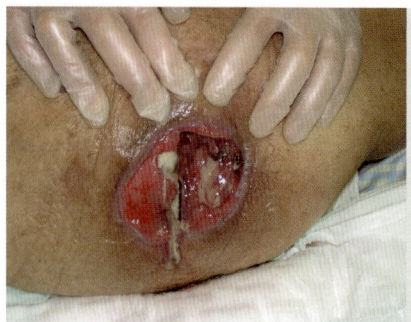

Figure 4a. A patient in her 80s developed a right trochanteric ulcer. During treatment, infection developed inside wound cavity. Purulent fluid was abundant. (Day 0)

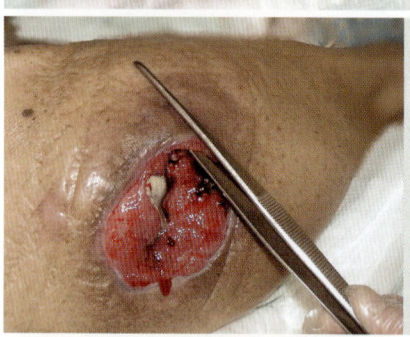

Figure 4b. Undermining (4-10 cm) was performed, and wound was dressed with thin paper diaper. The diaper could soak up the abundant purulent material and keep wound wet. Antibiotics were administered systemically for 3 days to control infection. Disinfectant was not used for cleansing the wound.

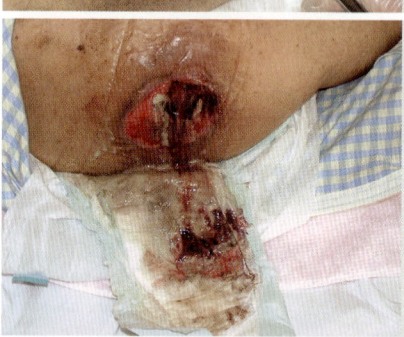

Figure 4c. This picture was taken 24 hours after dressing change. Massive amount of purulence was absorbed by the diaper. Necrotic tissue was removed piecemeal, and resection was kept to a minimum so as not to cause bleeding.

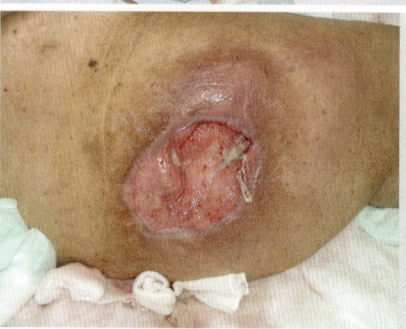

Figure 4d. Picture taken on Day 13 of treatment with paper diaper shows that infection had been controlled, and granulation filled wound bed. Rinsing with tap water and dressing with diaper had cleaned entire cavity. Dead space was finally filled with granulation.

3. Cross-sectional diagram of pressure ulcer of sacral region that explains how pressure ulcer heals under film dressing

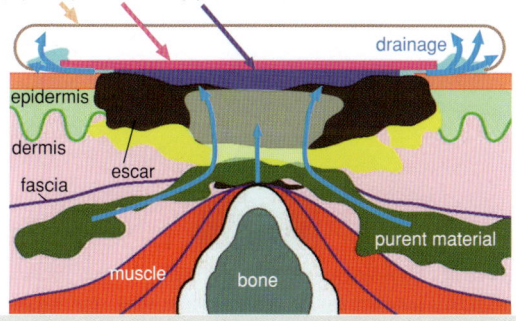

Figure 5a. Deep pressure ulcers (Stages 3-4) involving subcutaneous adipose tissue, muscles, and fascia have thick dry necrotic tissue/eschar. If wound is closed with eschar, apply small amount (1-3 gram) of petroleum ointment to keep it moist. Allow several days for dry eschar to soften; demarcation from live tissue will become apparent. Necrotic tissue is then cross-hatched or removed with scissors. Remaining slough is allowed to self-digest.

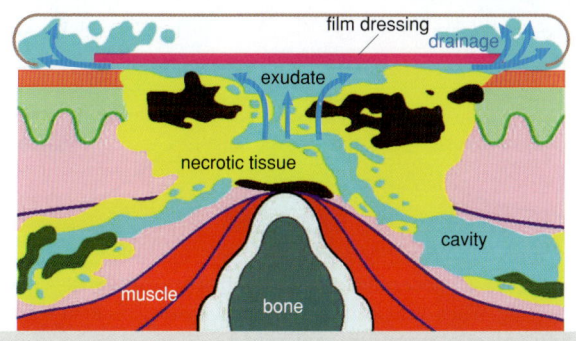

Figure 5b. Autolytic debridement and wound healing under film dressing or food wrap. Film keeps wound moist and maintains drainage; note outward flow of exudate, which supplies humoral and cellular components essential to wound healing. Compression of wound bed or obstruction of drainage can delay healing and raise the risk of infection. Pressure ulcers often have cavities, which usually contain necrotic tissue and, sometimes, purulent material. Although healing of cavities requires clearing their interior and filling with granulation tissue, the conventional therapeutic strategy mandates packing the wound with iodophor-soaked gauze or dressing materials, which results in wound damage and increases risk of infection. Open wet-dressing therapy (OWT) takes quite the opposite approach. Nothing is stuffed into the wound, which is kept open and wet. The cavities are eventually cleared of necrotic tissue and filled with granulation.

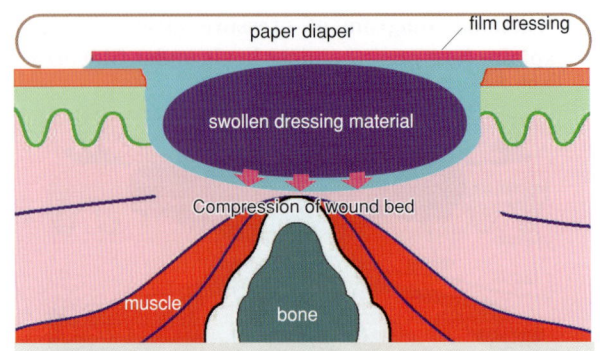

Figure 5c. Dressings such as hydrocolloid with substantial absorptive potency swell when they soak up excessive exudate. They can then compress the wound bed and retard granulation. Film dressing, on the other hand, wicks drainage away from its margin and causes NO compression.

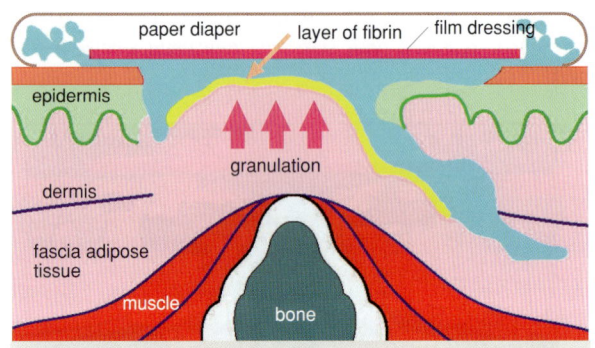

Figure 5d. Wound bed with extensive tissue deficit is less compressed under film dressing so that granulation develops rapidly. When wound margin flattens, epithelialisation starts and extends toward center of wound.

4. Discussion

The basics of wound treatment are keeping the wound moist and open for drainage at the same time. Open wet-dressing therapy (OWT) satisfies both requirements and thus has proved to be a versatile solution for pressure ulcers at all stages: infected/uninfected, with/without necrotic tissue, and with/without cavities or undermining. OWT is NOT occlusive dressing therapy (ODT) in that OWT does NOT close the wound. A food-wrap-or a transparent-film-coated diaper keeps the wound surface wet and open. Excessive fluid is wicked away from the margin of the film and soaked up by the diaper. Because fluid leaks away from the wound/dressing interface, exudate or purulent material is not trapped in the wound bed. Containment of exudate is undesirable, as it creates ideal conditions for bacterial growth and increases the risk of topical infection and septicemia, which is the reason surgeons incise a boil for drainage. Pressure ulcers with infection may be given a minimal incision to drain the purulent material and then treated with OWT. Antibiotics should be given systemically, and the infection will subside in a few days.

Wounds in the coccygeal area, which is adjacent to the anus, pose yet another challenge. Dressings will come off easily and be soiled with feces. A film-coated diaper is a solution. Place a transparent film (e.g., Opsite), large enough to cover the entire area of the lesion, on the paper diaper for the patient to wear. The reverse (non-sticky) side of the film serves as a wet dressing. If the wound becomes smeared with feces, just rinse it and the buttocks with tap water and reapply a film-coated diaper. Observation of patients has shown that contamination with feces poses no greater risk of infection provided the wound is neither occluded nor compressed such as by thick dressing materials.

The initial period of the treatment may be accompanied by an excessive amount of exudate and odor, which are NOT indicators of infection unless there are classic signs of inflammation (e.g., erythema, heat, pain, induration).

References:
1) Bolton LL, van Rijswik L. Occlusive dressings. In: Parish LC, Witkowski JA, Crissey JT (eds): The Decubitus Ulcer in Clinical Practice, New York, Springer-Verlag; 1997. pp.131-44.
2) Bergstrom N, Bennett MA, Carlson CE, et al. Ulcer Care. In: Treatment of Pressure Ulcers. Clinical Practice Guideline, No. 15. Rockville, MD: U. S. Department of Health and Human Services. Public Health Service, Agency for Health Care Policy and Research. AHCPR Publication No. 95-0652. December 1994.
3) Toriyabe S. Use of a food wrap as a dressing material. Adv Wound Care 1999 Oct: 405-6.

著者略歴

鳥谷部　俊一（とりやべ　しゅんいち）

1979 年	東北大学医学部医学科卒業
1996 年	鹿島台町国民健康保険病院に勤務中，褥創のラップ療法を考案
1997 年	第 36 回全国自治体病院学会（山形市）で最初のラップ療法治療症例を発表
2001 年	ウェブサイト「褥創のラップ療法」を開設
2004 年 4 月	特定医療法人慈泉会　相澤病院総合診療部統括医長
2004 年 11 月	特定医療法人慈泉会　相澤病院褥創治療センター統括医長
2005 年	開放性湿潤療法 OpWT を提唱
2010 年	たかせクリニック顧問
2011 年	大崎市民病院鹿島台分院

著者のウェブサイト　http://www.geocities.jp/pressure_ulcer/

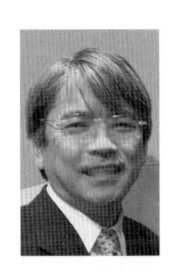

褥創治療の常識非常識
ラップ療法から開放性ウエットドレッシングまで

発　行	2005 年 8 月 25 日　第 1 版第 1 刷 2013 年 2 月 14 日　第 1 版第 5 刷Ⓒ
著　者	鳥谷部俊一
発行者	青山　智
発行所	株式会社 三輪書店 〒113-0033 東京都文京区本郷 6-17-9 ☎ 03-3816-7796　FAX 03-3816-7756 http://www.miwapubl.com
印刷所	三報社印刷 株式会社

本書の内容の無断複写・複製・転載は，著作権・出版権の侵害となることがありますのでご注意ください．

ISBN978-4-89590-234-2　C3047

JCOPY ＜(社)出版者著作権管理機構 委託出版物＞

本書の無断複写は著作権法上での例外を除き禁じられています．複写される場合は，そのつど事前に，(社)出版者著作権管理機構（電話 03-3513-6969, FAX 03-3513-6979, e-mail: info@jcopy.or.jp）の許諾を得てください．

■「傷を消毒して、ガーゼを当てる」それは、反医療行為です!!

創傷治療の常識非常識
[消毒とガーゼ] 撲滅宣言

夏井　睦　石岡第一病院傷の治療センター

医療行為とは何かを問いつめると、「病気や怪我の苦痛を取り除くこと」「病気や怪我を早く治すこと」の二つに尽きる。この意味で、「苦痛を与え」「回復を遅らせる」行為は、反医療行為と見なされるべきである。しかし、現在の日本の医療現場（そして世界中の医療現場）では、その反医療行為が日常的に平然と行われている。それが「傷を消毒してガーゼを当てる」行為だ。「傷を消毒してガーゼを当てる」ことで、傷の治癒を遅らせて患者さんに経済的損害を与え、無用の身体的苦痛を与えている。すなわち、医療行為として行われているものの中で最も意味がなく非科学的で野蛮な行為といえる。

本書は「傷とガーゼ」に替わる最新の創傷治療を紹介し、医療職にある人にも参考になり、一般の方々にも容易に理解してもらうべく、専門的な用語をなるべく避け、明快に解説された革新的な創傷治療の書である。

●定価(本体2,800円+税)　〒380　A5変型　頁160　2004年
ISBN978-4-89590-202-1

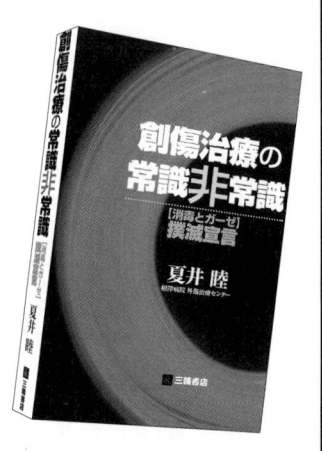

■主な内容

第1章 創傷治療の基礎知識
第2章 創傷治療の常識非常識
　創に細菌がいれば感染？/Colonization=Infection?/異物・壊死組織と感染？/外傷に消毒は必要？/消毒薬は細菌を殺す？/創面はガーゼで覆う？/創の閉鎖で感染が増える？/細菌はカテーテルをつたわって感染する？/注射前のアルコール消毒は有効？/手術後の縫合創はガーゼで覆う？/術後の縫合創には消毒が必要？/手術創には無菌操作が必要？/傷が化膿したら消毒は必要？/関節穿刺後の入浴はいけない？/手術前の手洗いは滅菌水で？/術後の創離開は縫合不全？/市販されている外傷治療用創傷被覆材は使えない？/食品包装用ラップは外傷治療に使えない？/褥瘡洗浄は生理食塩水か水道水？/褥瘡洗浄にはカテキン効果？/褥瘡からMRSAが出たら、さあ大変？/断端形成術は必要？/切断指にはアルミホイル法？/皮膚欠損には植皮術？/強い緊張した創は丈夫な糸で結紮？/ボーンワックスは最良の止血材料？/褥瘡があれば細菌検査？/手術創のMRSA感染は院内感染？/眼瞼下垂症には眼瞼吊り上げ術？/バイオクリーンルームは細菌感染を防ぐ？/骨折固定プレート感染に閉鎖療法？/慢性骨髄炎治療には持続洗浄？/口腔内手術後は絶食？/1日に1回、1週間に1回？/除菌原理主義？/擦過創と褥瘡は別物？/皮膚外傷学？/人間五十年,下天のうちを比ぶれば？
第3章 閉鎖療法による治療症例
第4章 創傷治療のQ&A
第5章 資料
　新鮮外傷の治療に有用な創傷被覆材/創傷被覆材の成績表/皮膚欠損用創傷被覆材の機能区分と製品リスト
索引

お求めの三輪書店の出版物が小売書店にない場合は，その書店にご注文ください．お急ぎの場合は直接小社に．

〒113-0033
東京都文京区本郷6-17-9 本郷網ビル

三輪書店

編集 03-3816-7796　FAX 03-3016-7756
販売 03-6801-8357　FAX 03-3816-8762
ホームページ：http://www.miwapubl.com